国家卫生健康委员会"十三五"规划教材

全国高等学校应用型创新规划教材

供基础、临床、预防、口腔医学类等医学相关专业用

Fundamentals of Computer Application in Medicine

医学计算机应用基础

主　　编　蔡永铭　王　丽

副主编　罗玉军　崔金梅　谢招犇

编　　者　（以姓氏笔画为序）

王　丽　西安医学院　　　　曹弘毅　西安医学院

谷凌雁　广东药科大学　　　崔金梅　山西医科大学汾阳学院

张　建　哈尔滨医科大学　　谢招犇　赣南医学院
　　　　　（大庆）　　　　詹秀菊　广州中医药大学

林　巍　河北医科大学　　　蔡永铭　广东药科大学

罗玉军　川北医学院

编写秘书　谷凌雁（兼）

人民卫生出版社

图书在版编目（CIP）数据

医学计算机应用基础/蔡永铭,王丽主编. —北京：
人民卫生出版社,2020
临床医学专业应用型本科创新规划教材
ISBN 978-7-117-29612-0

Ⅰ.①医…　Ⅱ.①蔡…②王…　Ⅲ.①计算机应用-
医学-医学院校-教材　Ⅳ.①R319

中国版本图书馆 CIP 数据核字（2020）第 035648 号

人卫智网	www. ipmph. com	医学教育、学术、考试、健康， 购书智慧智能综合服务平台
人卫官网	www. pmph. com	人卫官方资讯发布平台

医学计算机应用基础

主　　编：蔡永铭　王　丽
出版发行：人民卫生出版社（中继线 010-59780011）
地　　址：北京市朝阳区潘家园南里 19 号
邮　　编：100021
E - mail：pmph @ pmph. com
购书热线：010-59787592　010-59787584　010-65264830
印　　刷：人卫印务（北京）有限公司
经　　销：新华书店
开　　本：850×1168　1/16　印张：19
字　　数：523 千字
版　　次：2020 年 6 月第 1 版　2020 年 7 月第 1 版第 2 次印刷
标准书号：ISBN 978-7-117-29612-0
定　　价：52.00 元
打击盗版举报电话：010-59787491　E-mail：WQ @ pmph. com
质量问题联系电话：010-59787234　E-mail：zhiliang @ pmph. com

全国高等学校临床医学专业首轮应用型创新规划教材
编写说明

为了贯彻落实习近平总书记在全国卫生与健康大会上的重要讲话精神,全面落实《国务院办公厅关于深化医教协同进一步推进医学教育改革与发展的意见》,教育部、国家卫生健康委员会、国家中医药管理局出台了《关于加强医教协同实施卓越医生教育培养计划2.0的意见》等文件,就推动医学教育改革发展作出重要部署,强调探索符合新时代需求的新医科人才培养体系的重要性。同时指出要坚持高等教育"以本为本",把本科教育放在人才培养的核心地位,在《国家职业教育改革实施方案》中进一步提出"一大批普通本科高等学校向应用型转变"的发展目标,鼓励一批地方医学类本科高校向应用技术类高校转型,以满足服务基层卫生健康需求,实现优质医疗资源下沉,推动城乡基本公共服务均等化,实现全民健康。

应用型医学院校已逐渐在五年制本科教育中形成具有鲜明特色的教育体系,为适应其教学学时、授课内容、学习方式等方面的改变,人民卫生出版社经过近两年的调研、论证,于2017年底正式启动了临床医学专业首轮应用型创新规划教材的编写工作。本套教材的编写,既符合国家对医学人才培养总体规划的要求,也是完善临床医学本科教材体系的需要。

首轮应用型创新规划教材编写指导思想如下:

1. **定位明确,整体规划突出特色** 本套教材主要为应用型本科医学院校的教学服务。作为临床医学专业"干细胞"教材的有益补充,首轮编写的科目以临床医学专业通识课、基础课为主,重视医学人文素养提升,新增《医学生创新创业教程》和《大学生心理健康》两种教材。强调基础与临床相结合,编委中增加有临床经验的教师,内容中根据学科特点编写与临床相关知识或案例,实现"早临床、多临床、反复临床"。

2. **以学生为中心,打造符合教学需求的优质教材** 以严格遵循"三基、五性、三特定"的教材编写原则为基础,以培养学生的创新精神和实践能力为重点,强调"三结合",即与"5+3"临床住院医师规范化培训相结合、与临床执业医师资格考试相结合、与硕士研究生招生考试相结合,内容全面覆盖相应学科的知识要点。同时根据教学需要凝练内容,精简篇幅,提升教材的适用性和实用性。

3. **树立大教材观,充分发挥教材的"指挥棒"作用** 在本套教材的规划、出版和使用过程中,充分调动编写者的主观能动性,总结教学经验,融合各方特色,发现和解决应用型医学人才培养中的问题,为各学科各院校间的碰撞、交流与合作提供平台,促进教学模式的改进和创新,提高师资水平,带动教学改革创新。

4. 质量为先,探索新时代医学教材新模式　本套教材重视内容质量,贯彻"以德为先、全面发展、面向人人、终身学习、因材施教、知行合一、融合发展、共建共享"的八大基本理念。充分应用现代化教学手段,以纸数融合教材形式,发挥数字资源的优势,助力医学教育现代化进程,探索符合新时代医学教育改革和人才培养规律的教材模式。

本套教材共 30 种,计划于 2020 年秋季出版发行,全部数字资源内容同步上线。

希望广大院校在使用过程中提供宝贵意见,为完善教材体系、提高教材质量及第二轮应用型创新规划教材的修订工作建言献策。

首届全国高等学校临床医学专业应用型创新规划教材
评审委员会名单

主 任 委 员 杨宝峰　哈尔滨医科大学

副主任委员 崔慧先　河北医科大学　　　　　赵炜明　齐齐哈尔医学院

郑建中　长治医学院　　　　　　刘　星　牡丹江医学院

邓世雄　重庆医科大学　　　　　解　军　山西医科大学

杜　勇　川北医学院　　　　　　何　涛　西南医科大学

樊均明　成都医学院　　　　　　黎锦城　广东药科大学

委　　　员（以姓氏笔画为序）

王　涛　广州中医药大学　　　　张玉妥　河北北方学院

王春艳　承德医学院　　　　　　张海松　河北大学医学院

刘永年　青海大学　　　　　　　陈振文　山西医科大学汾阳学院

刘永琦　甘肃中医药大学　　　　官成浓　广东医科大学

刘志宏　宁夏医科大学　　　　　钱中清　蚌埠医学院

李春江　佳木斯大学　　　　　　徐名颂　广州医科大学

李祥子　皖南医学院　　　　　　唐　宏　赣南医学院

李雪萍　西安医学院　　　　　　黄文华　南方医科大学

杨景锋　陕西中医药大学　　　　潘润存　甘肃医学院

宋焱峰　兰州大学

全国高等学校临床医学专业首轮应用型创新规划教材
目　录

序　号	书　名	主　编	
1	医学计算机应用基础	蔡永铭	王　丽
2	医学生创新创业教程	杜　勇	
3	大学生心理健康	唐　宏	
4	医用高等数学	夏　蔚	
5	医学物理学	李宾中	张淑丽
6	基础化学	李祥子	
7	有机化学	石秀梅	
8	系统解剖学	崔慧先	黄文华
9	局部解剖学	刘　星	刘学敏
10	组织学与胚胎学	王春艳	余　鸿
11	生物化学与分子生物学	赵炜明	宋高臣
12	生理学	武宇明	祁文秀
13	医学微生物学	王　琦	
14	人体寄生虫学	王光西	
15	医学免疫学	徐　雯	刘永琦
16	病理学	张晓杰	文　彬
17	病理生理学	田　野	
18	药理学	宋晓亮	许超千
19	医学细胞生物学	潘克俭	
20	医学遗传学	李　莉	
21	医学心理学	崔光成	唐　平
22	预防医学	唐焕文	
23	卫生法	蒋　祎	
24	流行病学	王金桃	
25	医学统计学	王　彤	姚应水
26	中医学	赵春妮	罗庆东
27	医学伦理学	边　林	
28	医学文献检索与论文写作	管　进	
29	医学导论	郑建中	
30	全科医学概论	樊均明	

主编简介

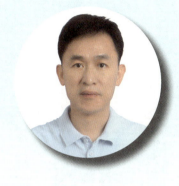

蔡永铭

男,博士,教授,南粤优秀教师,美国得克萨斯州立大学达拉斯分校访问学者,广东药科大学公共卫生信息学硕士研究生导师。现任广东药科大学医药信息工程学院(信息中心)院长(主任),广东省中医药精准医学大数据工程研究中心主任,中山大学健康医疗大数据国家研究院副理事长,广东省"千百十工程"培养对象。兼任世界中医药学会信息专业委员会常务理事,世界中医药学会联合会中医药大数据产业分会常务理事,全国高等院校计算机基础教育研究会医学专业委员会常务理事,中国民族医药学会信息与大数据分会常务理事,广东省计算机学会食品网络安全专委会副主任,广东高等教育学会信息网络专业委员会常务理事,广东省中医药学会信息管理专业委员会常委等学术团体职务。主持和参与包括国家自然科学基金,国家留学归国人员基金项目,教育部、广东省自然基金,广东省科技计划项目等各类基金 20 多项;主编和副主编各类教材 10 余部。曾获国家留学基金委"2015 年 CSC-IBM 中国奖研金"、广东省教学成果二等奖等奖项。长期从事医药计算机教学工作,在医工交叉领域研究 20 多年,主要研究方向包括生物信息学、网络药理学、智能医学与健康大数据处理等。

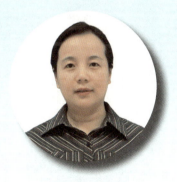

王　丽

女,计算机科学与技术专业,工学硕士,副教授。1963 年出生,1986 年毕业于西安电子科技大学(原名西北电讯工程学院)。1996 年起任西安医学院计算机教研室主任。中国高等学校电子教育学会第六届常务理事。在西安医学院从事一线教学及科研工作近 30 年,致力于计算机与医学相结合的基础教学改革,具有较丰富的教学工作经验,曾多次被评为校教学质量优秀奖。负责计算机教研室的大学计算机基础及应用、数据库原理与应用、计算机网络与应用、C++程序设计、医学影像图像处理、Visual Basic 程序设计、Web 技术应用、多媒体技术及应用等多门课程的规划及教学管理工作。主持及参与省级、校级的科研和教改课题共 10 余项,其中主持的"计算机基础课程教学改革"课题获校级教学成果二等奖。发表教学和科研论文 20 余篇,曾主编、副主编或参编计算机类教材 7 部。

副主编简介

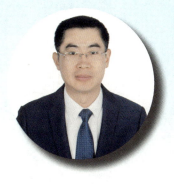

罗玉军

男，硕士，副教授，川北医学院计算机与数学教研室主任，川北医学院基础医学院教学督导专家，四川省卫生信息学会军民融合卫生信息专委会常委，四川省高等院校计算机基础教育研究会常务理事，CMOOC联盟四川省工作委员会理事。从事教学工作20余年，先后主讲大学计算机基础、计算机原理与接口、Visual Basic 语言程序设计、Python语言程序设计等课程，主编高等学校规划教材7部，指导学生参加中国大学生计算机设计大赛，获全国二等奖1项、三等奖2项。获川北医学院"学生心目中的优秀教师""三育人先进个人""优秀中青年骨干教师"等荣誉称号。

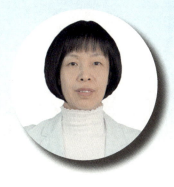

崔金梅

女，副教授，山西省计算机学会理事、中国医院协会病案管理专业委员会委员、山西省医院协会病案管理专业委员会常务委员。从事医院信息化、病案信息技术和医学数据挖掘等有关计算机医学应用的教学科研工作28年，发表论文9篇，出版教材13本，主持省级教改项目2项并获省级教学成果二等奖，主持校级科研项目3项，参与中华职业教育社重点子课题1项。

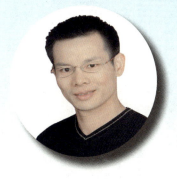

谢招犇

男，副教授，硕士生导师，赣南医学院信息工程学院计算机应用学教研室主任。本科毕业于赣南师范大学数学教育专业，硕士毕业于广东工业大学计算机应用技术专业，并获工学硕士学位。从事高校教学与研究工作24年，多年承担本专科、研究生的计算机基础课程教学，主编教材（著作）10部，副主编9部，主持省级课题3项，市厅级课题3项，校级重点课题1项。在核心期刊发表学术论文5篇。

前　言

随着云计算、大数据、物联网、移动互联和人工智能等信息新技术的迅速发展，计算机信息技术在医药领域的应用广度和深度呈现了前所未有的景象。因此，高等医药院校医学相关专业学生在计算机应用知识需求方面也提出新的要求，根据这一特点和要求，本教材在选材上做了大胆的尝试，在适应医药类专业学生计算机应用基础教学需要的基础上增加了大数据、云计算、物联网、人工智能和网络安全等在医学领域应用的最新知识。本教材着重突出计算机信息技术的实用技能和技巧，采用医学案例为主，把办公软件一些高级应用技能纳入本教材。医学相关专业的学生通过学习本教材之后，能对计算机在医药领域的应用进一步了解，并激发他们的学习兴趣，为将来在工作中更好地利用计算机技术解决实际工作问题做好准备。本书最突出的特色是内容新颖，与医药行业的发展紧密相结合，实例丰富，通俗易懂，对学生有一定的启发作用，使之能举一反三。全书内容简明扼要，一般简单操作不再赘述，突出重点和难点内容，方便读者快速掌握学习内容。

全书分为九章，第一章介绍了计算机基础知识以及大数据、云计算和人工智能的基本概念和知识。第二章概述计算机操作系统和 Windows 操作系统。第三章介绍中文 Word 软件的使用。第四章介绍中文 Excel 软件的使用。第五章介绍 PowerPoint 演示文稿软件的使用。第六章介绍医学图像处理技术，包括 Photoshop 软件等的使用。第七章介绍计算机网络基础知识。第八章介绍医学信息系统基础知识。第九章介绍程序设计基础。为便于师生的教与学，本书有配套的数字教学资源供学习使用。

本书可作为高等医药院校本科专业的计算机应用课程教材，也可供各类计算机应用培训班和技术人员自学使用。各院校可以根据教学学时数等实际情况选用本教材部分章节。

参与本书编写的作者都是来自全国医药院校的专家学者，具有丰富的教学和实践经验，在此向参加本教材研究和编撰工作的各位专家学者，以及所有在本书编写过程中付出辛勤劳动与汗水的各界朋友表示诚挚的感谢！

由于时间仓促，加上作者水平有限，书中难免有不当之处，敬请读者批评指正。

蔡永铭　王　丽

2020 年 4 月

目　录

第一章　计算机基础知识

本章将介绍计算机的诞生与发展历史、计算机中数据的表示、计算机系统、云计算、大数据与精准医疗、人工智能与医学等相关知识。

第一节　计算机概述

计算机是指具有存储功能和逻辑判断能力,由程序控制进行自动运算的装置。

一、计算机的发展

（一）计算机的诞生

1936 年,英国数学家阿兰·麦席森·图灵(Alan Mathison Turing)发表了一篇名为《论可计算数及其在判定问题中的应用》的论文,奠定了电子计算机的理论和模型。为纪念计算机学科理论奠基人阿兰·麦席森·图灵,1996 年美国计算机协会(association for computing machinery,ACM)决定设立"图灵奖",图灵奖也被称为计算机界的诺贝尔奖。

1945 年 6 月,美籍匈牙利数学家冯·诺依曼(J. Von Neumann)与戈德斯坦、伯克斯等人联名提出了电子计算机的逻辑结构设计,其核心要点为:计算机的结构应由 5 大部件组成,分别是运算器、控制器、存储器、输入设备和输出设备。计算机中应采用二进制形式表示数据和指令。采用"存储程序"和"程序控制"的工作方式。

1946 年 2 月,美国宾夕法尼亚州立大学在冯·诺依曼的理论指导下,研制出了人类历史上第一台电子计算机 ENIAC(electronic numerical integrator and computer),它的诞生对人类文明的发展产生了极其深远的影响。

（二）计算机的发展

从 ENIAC 诞生到现在的 70 多年中,计算机技术的发展非常迅猛,按照计算机的逻辑元件可划分为 4 个发展阶段。

第 1 代计算机:1946 年至 20 世纪 50 年代后期,计算机的逻辑元件采用电子管,因此称为电子管计算机,使用机器语言作为编程语言,主要应用于科学计算,其特点是体积较大,运算速度较低,存储容量小。

第 2 代计算机:20 世纪 50 年代后期至 20 世纪 60 年代中期,计算机的逻辑元件采用晶体管,开始使用汇编语言进行程序设计,应用范围扩展到数据处理和事务处理及工业控制,其运算速度比第 1 代计算机提高了近百倍,体积为原来的几十分之一。

第 3 代计算机:20 世纪 60 年代中期至 20 世纪 70 年代初期,计算机采用中小规模集成电路作为主要电子器件,在软件方面操作系统开始出现,计算机的功能越来越强,应用范围越来越广。

第 4 代计算机：20 世纪 70 年代初期至今，计算机采用大规模集成电路和超大规模集成电路作为主要电子器件。计算机的体积大大缩小，操作系统不断完善，应用软件层出不穷，逐步形成软件产业。

（三）微型计算机的发展

计算机在社会生活、生产各个领域的广泛应用得益于微型计算机（personal computer，PC）的发展。微型计算机因为其体积小、价格低、使用方便、可靠性高等优点而被迅速普及应用，广泛地影响了人类生活、生产、文化、精神等各个领域。

半导体集成技术的迅速发展使得大规模和超大规模集成电路可以集成在面积非常小的区域，这为制造计算机微处理器提供了条件。大容量存储设备和各种通用接口电路的出现使微型计算机产业进一步成熟。微型计算机的性能主要取决于其核心部件中央处理器（central processing unit，CPU）的性能。所以，微型计算机的发展历程也就是微处理器的发展历程。微处理器的主要性能指标为其核心参数"字长"。"字长"指 CPU 一次能处理的实际二进制位数。微处理器的发展经历了"字长"从 4 位、8 位、16 位到现在的 32 位和 64 位。目前，市面上微型计算机的微处理器以 64 位为主，内存储器容量从 KB 级别发展到 GB 级别，外部存储器甚至达到了 TB 级别。现在微型计算机的性能已经完全超过了过去的大型机。可视化操作系统的出现使得微型计算机的操作变得异常简单，层出不穷的应用软件使得微型计算机应用场景越来越多，几乎渗透到了人们生活、生产、学习各个领域的各个环节。世界上生产微型处理器的公司主要有 Intel、AMD 等。

（四）超级计算机的发展

超级计算机（super computer）指拥有超快的运算速度，超大的存储容量，超强的应用功能的计算机。超级计算机异常昂贵、制造能力要求极高，多用于国防、气象、海量数据处理、密集计算、制药、先进制造、人工智能等国家高科技和尖端技术研究领域的大规模、复杂计算和任务处理。超级计算机对国家安全、经济和社会发展具有重大意义，是一个国家科技发展水平和综合国力的反映。

1976 年美国克雷公司推出每秒运算速度达 2.5 亿次的计算机是世界上首台超级计算机。2009 年我国国防科技大学的"天河一号"超级计算机每秒可运算 1.206 千万亿次，使我国成为美国之后第二个可以独立研制千万亿次超级计算机的国家。2016 年"神威·太湖之光"的诞生标志着我国在超算领域已经处于世界领先地位。2019 年 6 月 17 日，第 53 届"国际超算大会"公布全球超算 500 强名单，美国能源部旗下橡树岭国家实验室及利弗莫尔实验室的两台超级计算机"顶点（Summit）"和"山脊（Sierra）"排名第一和第二，中国"神威·太湖之光"和"天河二号"排名第三和第四。"神威·太湖之光"全部采用国产处理器构建，持续性能可达 9.3 亿亿次／s，峰值性能可以达到 12.5 亿亿次／s。

二、计算机的发展趋势

根据目前计算机的发展和应用，结合计算机硬件制造工艺的极限和挑战，计算机的发展趋势涉及两个方面的问题。

（一）计算机的发展方向

从计算机的制造技术和当今社会生活各个领域所发挥的作用来看，今天计算机正在向巨型化、微型化、智能化、网络化等方向发展。

1. 巨型化　计算机巨型化并不是指计算机的体积大，而是指运算速度高、存储容量大、功能完善。研制和应用巨型机是各个国家始终追求的目标和方向。它不仅是一个国家综合科技能力的象征,更是国家科技发展在尖端研究领域的应用所需。如在航空航天、气象卫星、地质地矿勘探、海洋测绘等领域的应用。

2. 微型化　计算机微型化得益于大规模和超大规模集成电路制造技术的飞速发展。现在除了台式微型机和笔记本计算机外,还有掌上电脑、智能手机等。人们始终在追求电脑的超级微型化,从而能便捷地使用电脑。

3. 智能化　计算机智能化要求计算机具有类似人的智能,能够进行图像识别、定理证明、学习研究、探索联想、启发和理解人的语言等,它是新一代计算机要实现的目标。

4. 网络化　计算机网络化是当今计算机发展和应用最广的领域。它极大地加快了人类社会全面进入信息时代的步伐。如今新一代的 PC 机在硬件和软件方面集成了越来越多的网络功能。

（二）未来的新型计算机

计算机的核心部件是 CPU。CPU 制造技术的不断进步是 60 年来推动计算机技术发展最根本的动力。计算机的体系结构也一直遵循着冯·诺依曼的体系结构。但是随着制造工艺进入纳米级水平,半导体材料本身的磁场效应,热效应,量子效应严重制约了 CPU 制造技术的进一步发展,因此开拓新的制造技术成为必然。从目前研究情况看,未来新型计算机可能在以下几个方面取得革命性的突破。

1. 光子计算机　光子计算机利用光子取代电子进行数据运算传输和存储,在光子计算机中不同波长的光表示不同的数据。光学晶体管采用一条光束来控制另一条光束。与传统的硅芯片计算机相比,光子计算机有超高的运算速度、强大的并行处理能力、大存储量、非常强的抗干扰能力、与人脑相似的容错性等优点。目前,光子计算机制造技术虽未成熟,但是光存储技术、光存储器制造技术、光电子集成电路制造技术等许多关键技术都已取得重大突破。

2. 生物计算机　生物计算机是采用由生物工程技术产生的蛋白质分子构成。生物信号在这种芯片中以信息波的形式传播,但速度比现在最新一代计算机快 10 万倍,能量消耗仅相当于普通计算机的 1/10,且拥有巨大的存储能力。蛋白质分子能够自我组织,再生新的微型电路,而生物计算机具有生物体的一些特点。如能发挥生物本身的调节机制,自动修复芯片发生的故障,还能模仿人脑的思考机制。

目前,在生物计算机研究领域已有新的进展,美国已制造出 5mm 小的机器人,人们将赋予它自我修复能力。生物计算机有望与医学结合,进入人类的血液中对付癌症、艾滋病、先天性免疫功能丧失综合征等疾病,帮助人类战胜病魔,延年益寿。

3. 量子计算机　量子计算机是指一种基于量子力学原理,利用处于多现实态下的原子进行运算的计算机。在量子计算机中最小的信息单元是一个量子比特。量子比特是原子世界中原子在某种条件下表现出的不同原子状态,其原子和亚原子粒子可以同时存在于此处和彼处,可以同时表现出高速和低速,可以同时向上和向下运动,我们可以用这些不同的原子状态分别代表不同的数字或数据,与传统计算机相比,量子计算机有速度快、存储量大、搜索能力强、安全性高等优势。

目前,量子计算机的研究已经取得了一些突破。例如,美国的研究人员已经成功地实现了 4 个量子位逻辑门,取得了 4 个锂离子的量子缠结状态的成就,我国已发布世界首台光量子计算机,实现 10 个超导量子比特纠缠。量子计算机尽管离现实还很遥远,但前景不容小觑。

第二节　计算机中数据的表示

一、计算机中的数制

在日常生活中常用十进制表示事物的数量,即逢十进一。此外,也用到其他进制,例如六十进制(1 小时等于 60 分钟,1 分钟等于 60 秒)。无论哪种进制都是记录事物数量的方式。在计算机内部则采用二进制,这是因为组成计算机核心部件的电子元件一般只有两个稳定状态,用高、低两个电位表示"0"和"1"在物理上最容易实现。

(一)数制计数法

1. **基数**　某数制中所用的记数符号的个数称为该数制的基数,例如,十进制数的基数是 10。

2. **权**　某数制中数字所在位置的数量级成为"位权",简称"权"。例如,十进制数 327.58 可表示为:

$327.58 = 3×10^2+2×10^1+7×10^0+5×10^{-1}+8×10^{-2}$,在这个展开式中 10^2、10^1、10^0、10^{-1}、10^{-2} 就是权。

在计算机内部所有数据,包括数值、文字、图形、声音、动画等都用二进制表示。二进制书写一般较长,容易出错,因此计算机中常用的数制还有八进制、十六进制和十进制。各数制之间的相互转换由计算机内部自动完成。

任何数制都是记录事物数量的一种方法,不同数制之间的区别仅在基数、计数符和进位规则不同。例如:十进制有 0、1、2、3、4、5、6、7、8、9 共 10 个计数符,基数为 10,进位规则为"逢十进一"。

二进制有 0、1 共两个计数符号,基数为 2,进位规则为"逢二进一"。

八进制有 0、1、2、3、4、5、6、7 共 8 个计数符号,基数为 8,进位规则为"逢八进一"。

十六进制有 0、1、2、3、4、5、6、7、8、9、A、B、C、D、E、F 共 16 个计数符号,基数为 16,进位规则为"逢十六进一"。

单个数字在不同数制中所表示的值大小相同。例如,数字 7 在十进制、八进制、十六进制中表示的数值大小都是相同的。十六进制中的 A、B、C、D、E、F 表示的数值大小分别对应 10、11、12、13、14、15。

(二)数制的表示方法

各种数制的表示通常采用括号外面加下标或者在数字后面后缀相应英文字母的方法进行区别。

例如,十进制数 397.625 表示为 $(397.625)_{10}$ 或者 (397.625)D(decimal)。

表示成二进制数为 $(110001101.101)_2$ 或者 (110001101.101)B(binary)。

表示成八进制数为 $(615.5)_8$ 或者 (615.5)O(octal)。

表示成十六进制数为 $(18D.A)_{16}$ 或者 (18D.A)H(hexadecimal)。

(三)数制之间的转换

人们的日常生活、生产、学习、计算中习惯使用十进制,而计算机内部由于受到元器件的限制只能表达二进制。因此,人们希望计算机能够实现十进制与二进制之间的相互转换,整个转换由计算机自动完成,用户与计算机交互时只需要使用十进制。其相互转换的方法如下：

1. 二进制数转换成十进制数　　二进制数转换成十进制数的方法是把二进制数按其位权展开求和,即可得到相应的十进制数。

例如：$(1101.101)_2 = 1×2^3+1×2^2+0×2^1+1×2^0+1×2^{-1}+0×2^{-2}+1×2^{-3} = (13.625)_{10}$

2. 十进制数转换成二进制数　　十进制数转换成二进制数要分整数部分和小数部分分别转换。十进制整数部分转换采用"除 2 取余"法,十进制小数部分的转换采用"乘 2 取整"法。

例如：将十进制数 13.625 转换成二进制数。整数部分 13 转换如图 1-1 所示,每一次相除所得余数从上到下就是所对应的二进制数从低位到高位的排列。小数部分 0.625 转换如图 1-2 所示,每一次相乘所得整数部分从上到下就是所对应的二进制数从高位到低位的排列。需要注意的是每一次都是与小于 1 的小数相乘。若相乘数大于 1,需要将整数部去掉,只与该数的小数部分相乘。

图 1-1　整数部分的转换　　　　　　　图 1-2　小数部分的转换

3. 二进制数转换成八进制数、十六进制数　　二进制数转换成八进制数时因为 $2^3 = 8$,且 3 位的二进制基数任意组合能表示八进制基数 0 到 7,而任意数制的基数所表示的数值大小一致,所以 3 位二进制基数对应 1 位八进制基数。将任意二进制数转化为八进制数时,以小数点为中心分别向两边进行分组,每 3 位分为 1 组,位数不够分成一组,末位补零。同理,将任意二进制数转化为十六进制数时,以小数点为中心分别向两边进行分组,每 4 位分为 1 组,位数不够分成 1 组,末位补零。

例如：将二进制数 $(110001101.101)_2$ 转换成八进制数和十六进制数。

$(110001101.101)_2$ 每 3 位分成 1 组变成 $(110,001,101.101)_2$,每组二进制数展开求和变成 $(6,1,5.5)_8$,即 $(110001101.101)_2 = (615.5)_8$。

$(110001101.101)_2$ 每 4 位分成 1 组,位数不够末位补零变成 $(0001,1000,1101.1010)_2$,每组内二进制数展开求和变成 $(1,8,D.A)_{16}$,即 $(110001101.101)_2 = (18D.A)_{16}$。

4. 八进制数、十六进制数转换成二进制数　　八进制数、十六进制数转换成二进制数,只需要将每位基数拆分成对应的 3 位、4 位的二进制基数即可。

二、数据存储与字符编码

(一) 数据存储

计算机的内存储器由数以亿计的微型电子线路组成,每个电子线路的一个状态被赋予表示一个 0 或 1,存储于计算机内部的数据都以二进制的形式存储,实际上存储的是数以亿计的微型电子线路组成的状态。位、字节、字、字长是计算机存储的最基本概念。

1. 位 (bit)　　指二进制数中的一位数,即一个"0"或"1",是计算机中存储数据的最小单位。计算机采用二进制,数据和程序存储、指令表示和执行、数据运算、网络上数据通信和传输都表示成二进制数。

2. 字节（byte）　字节通常用"B"表示，1 个字节由 8 位二进制数组成。字节是计算机存储的基本单位。

计算机采用二进制来表示字母、数字、汉字、各种专用符号。一个英文字符用一个字节来存储，如"A"的 ASCII 为"0100000"，一个汉字用 2 个字节存储，如"中"表示为"1011011010110000"。计算机的存储容量单位有 KB、MB、GB、TB、PB、EB、ZB、YB。它们之间的进位关系是，1KB = 1 024B，1MB = 1 024KB，1GB = 1 024MB，1TB = 1 024GB，1PB = 1 024TB，1EB = 1 024PB，1ZB = 1 024EB，1YB = 1 024ZB。

3. 字（word）　它是计算机内部作为一个整体参与运算、处理和传送的一串二进制数，是计算机进行信息交换、处理、存储的基本单元。通常字由一个或几个字节组成，在信息表示上类似于自然语言中的英文单词。人类用单词组成的语句表达思想和交流信息，计算机用字组成的语句执行命令和传输信息。

4. 字长　计算机 CPU 一次能处理的二进制位数称为字长，是衡量计算机性能的重要指标。字长越长，则一次可处理的二进制位数越多，表明计算机运算能力越强，计算精度就越高。微型计算机的 CPU 字长经历了从 8 位到 16 位，再到 32 位和 64 位的演进过程。目前，绝大多数微型计算机 CPU 字长是 64 位。

（二）字符编码

在计算机中，二进制数不仅要表示数值型数据，也要表示字母、汉字等非数值型数据。为便于数据在计算机中存储和通过通信网络传递，国际上定义固定的二进制字符串对应特定的符号，不同的二进制字符组合代表不同的符号。定义二进制字符串与符号一一对应的集合称为编码。常见的符号编码如下。

1. ASCII　大多数小型机和全部个人计算机都使用 ASCII（American standard code for information interchange）码，即美国标准信息交换码。1961 年，美国为了在不同计算机硬件和软件系统中实现数据传输标准化定义了 ASCII。此码有两个集合：128 个字符的标准码和 128 个字符的扩充码。

ASCII 使用 8 个二进制位进行编码，最多可以编 256 个字符。标准 ASCII 只用到一个字节的低七位，最高位闲置未用。扩展 ASCII 将字节的最高位也纳入编码中，成为 8 位扩展 ASCII。标准码有 96 个可打印字符，包括常用的字母、数字、标点符号等，另外还有 32 个控制字符。标准码编码简单清晰，只要记住一个字母或数字，知道大小写字母之间顺序差为 32，就可以推算出其他字母、数字的编码。例如，A 的 ASCII 为 65，0 的 ASCII 为 48 就可以推算出其余字母、数字的编码。

标准的 ASCII 字符集编码如表 1-1，其中编码从 0~31 为控制字符。

ASCII 字符集字符个数有限。因此，国际标准化组织（International Organization for Standardization，ISO）又制定了 ISO2022 标准，该标准与 ASCII 保持一致，同时也包含 ASCII。

2. 汉字编码　汉字如何简单快捷地输入计算机一直是人们研究的热门课题。汉字能被计算机输入、存储、编辑、输出和传输对汉字编码是关键。

1981 年，国家标准局公布了《信息交换用汉字编码字符集基本集》（简称汉字标准交换码），国家标准代号为 GB2312-80，也被称汉字国标码。国标码共有两级汉字 6 763 个，图形 682 个。其中，一级是常用汉字 3 755 个字，二级是不常用汉字 3 008 个字。这种汉字标准交换码是计算机的内部码，可以为各种输入输出设备的设计提供统一的标准，使各种系统之间的信息交换有一致性，从而使信息资源的共享得以保证。

表 1-1　ASCII 码字符编码表

b6-b4 (b3-b0)	000	001	010	011	100	101	110	111
0000	NUL	DLE	SP	0	@	P	`	p
0001	SOH	DC1	!	1	A	Q	a	q
0010	STX	DC2	"	2	B	R	b	r
0011	ETX	DC3	#	3	C	S	c	s
0100	EOT	DC4	$	4	D	T	d	t
0101	ENQ	NAK	%	5	E	U	e	u
0110	ACK	SYN	&	6	F	V	f	v
0111	BEL	ETB	`	7	G	W	g	w
1000	BS	CAN	(	8	H	X	h	x
1001	HT	EM	)	9	I	Y	i	y
1010	LF	SUB	*	:	J	Z	j	z
1011	VT	ESC	+	;	K	[	k	{
1100	FF	FS	,	<	L	\	l	|
1101	CR	GS	_	=	M	]	m	}
1110	SO	RS	.	>	N	^	n	~
1111	SI	US	/	?	O	–	o	DEL

3. **Unicode 编码**　1991 年美国跨国公司成立 Unicode Consortium，并于 10 月与国际标准组织达成协议，对各国文字、符号进行统一性编码，采用同一编码字符集，即 Unicode 字符集（简称为 UCS）。

在计算机科学领域中，Unicode 是业界的一种标准，它可以使电脑同时显示世界上数十种文字，它使用 4 字节的数字来表达每个字母、符号或者文字。每个数字代表唯一的符号。每个字符对应一个数字。目前，Unicode 还不断在扩增，每个新版本增加更多新的字符。2005 年的第六版 Unicode 就已经包含了超过十万个字符。

Unicode Consortium 是一个非营利性的机构，它主导 Unicode 的后续发展，其目标是将既有的字符编码方案以 Unicode 编码方案来加以取代。

第三节　计算机系统

一、计算机系统的组成

计算机由硬件和软件两部分构成。能够摸得着、有具体物理形态的部分统称硬件系统，包括显示器、主机、键盘、鼠标等。以数据的形式存储在计算机内，用来指挥计算机运行的指令集或程序统称为软件系统。计算机的基本组成如图 1-3 所示。

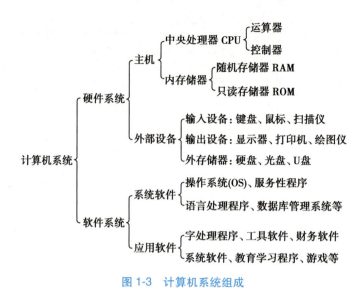

图 1-3 计算机系统组成

二、硬件系统

从计算机诞生至今,尽管计算机性能有了质的飞跃,但其体系结构没有发生变化,其硬件系统均由 5 大部分构成,分别是运算器,控制器,存储器,输入设备和输出设备。各个部分通过系统总线完成指令和数据的传送。所以计算机也称为"冯·诺依曼"机,其逻辑结构如图 1-4 所示。

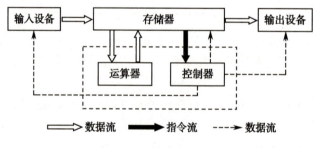

图 1-4 计算机逻辑结构

(一) 运算器

运算器(arithmetic unit)和控制器(controller)都被集成在中央处理器中(central processing unit,CPU)。运算器的功能是进行数据的算术和逻辑运算,运算器的核心部件是加法器和高速寄存器,前者用于实施运算,后者用来存放参加运算的各类数据和运算结果。

(二) 控制器

控制器的功能是发出各种指令控制整个计算机的运行,指挥和协调计算机各部件工作。计算机之所以能自动连续的工作,就是依靠控制器的统一指挥,控制器通常是由一套复杂的电子电路组成。

(三) 存储器

存储器(memory)是用来存放计算机中的数据。存储器分为内存储器和外存储器。内存储器容量小、速度快、价格高,用于存放正在运行的程序和相关数据。

内存储器按其存储信息的方式可以分为只读存储器(read only memory,ROM)、随机存储器(random access memory,RAM)和高速缓冲存储器(cache)3 种。ROM 中的信息只能读取,不能随意改写,断电后信息不丢失,容量一般很有限。如主板上的 BIOS 芯片。

RAM 是行业中通常所说的"内存"。工作状态下,内存中的数据可以任意"读"和"写",断电后内存中的数据全部丢失。内存的功能是给高速运算的 CPU 提供和暂存数据。

Cache 通常用于芯片中加速芯片的运算速度。Cache 存取速度非常快,但价格也异常贵,所以一般的计算机只配备很少容量的 Cache。例如,微型计算机的 CPU 和显卡当中配有很少容量 Cache。

外存储器的容量大、速度慢,用于存放计算机中暂时不用的数据。外存储器中的数据可以任意"读"和"写",断电后数据不会丢失。常用的外存储器有硬盘、光盘、U 盘等。

(四) 输入设备

人们向计算机输入数据的设备称为输入设备。键盘、鼠标、摄像头、录音笔等都属于输入设备。输入设备由输入接口电路和输入装置组成。例如,微型计算机主板上的键盘接口和鼠标接口就是典型的输入接口电路,鼠标和键盘就是输入装置。

(五) 输出设备

计算机处理数据的中间过程和最终结果以人们能够识别的字符、表格、图形或图像等形式表示出来的设备称为输出设备。显示器、打印机等都属于输出设备。输出设备由输出接口电路和输出装置组成。例如,微型计算机主板上的显示器接口和打印机接口就是典型的输出接口电路,显示器和打印机就是输出装置。

三、软件系统

计算机之所以能够连续自动地完成一系列任务,是执行一系列指令的结果。一系列有序指令的集合被称为程序。众多程序的集合组成软件。没有软件的计算机被称为"裸机",裸机不能完成任何任务。计算机完成任何任务都需要硬件和软件的配合。一个软件一般完成某一类任务。如 Windows 是其他软件在计算机上运行的平台,Office 是用户处理文档的工具等。软件分为系统软件和应用软件。

(一) 系统软件

系统软件是指控制和调度计算机硬件及外部设备,支持应用软件开发和运行的软件。系统软件的主要功能是调度、监控和维护计算机软件,管理计算机中各个独立的硬件,使得它们可以协调工作。

系统软件中最重要的是操作系统。操作系统(operating system,OS)是管理和控制计算机硬件与软件资源的计算机程序,用户和计算机的接口,同时也是计算机硬件和其他软件的接口。此外,有数据库系统、程序开发语言、网络系统和服务性程序等。

(二) 应用软件

应用软件是为了解决用户的各种实际问题而编制的软件,分为应用软件包和用户程序,应用软件包供多用户使用。例如,QQ、美图秀秀、高德地图等。

第四节　云　计　算

自然界中的云指无处不在的水蒸气和小水滴形成的聚合物。在计算机的结构图中常常用云状图来表示电信网、互联网和底层基础设施的抽象。因此,计算机中的云是互联网的一种比喻说法。云计算(cloud computing)指在我们生产、生活中无处不在的数据存储、计算资源和应用程序等。云计算的产生最初是基于节约资源的需要。2007 年 10 月谷歌与 IBM 开始在美国大学校园推广云计算计划,希望能够为大学提供共享的计算机硬件设备和技术支持。学生通过网络终端的输入、输出设备即可获得所需的计算资源。这就像市民家庭只要接入市政自来水管就可以按需享用自来水一样,而不必每家都配备蓄水缸。市政蓄水设备市民共享,市政按量计费,市民按需取用。云服务也按照这个理念设计,由云服务供应商提供云计算硬件设施、应用程序和系统维护,用户按需购买,按量计费,减少闲置冗余资源建设,降低成本。

一、云计算的概念

云计算到目前为止没有一个公认的权威定义,科普中国对云计算的定义为:云计算是分布式计算的一种。云计算通过网络将巨大的数据计算处理程序分解成许多小程序,再通过多部服务器组成的系统处理和分析这些小程序,并将得到的结果返回给用户。

云计算早期就是分布式计算,现阶段所说的云服务已经包含分布式计算、效用计算、负载均衡、并行计算、网络存储、热备份冗余和虚拟化等计算机技术。

二、云计算的特点

1. **超大规模**　提供云服务的公司一般拥有数量极为庞大的服务器在支撑云计算。例如,谷歌云计算有 100 多万台服务器。一般大型企业的私有云也有数百台甚至上千台服务器。所以提供云服务的公司能够为普通用户提供超强的计算和存储服务。

2. **虚拟化**　用户在需要计算和存储资源时只需向云服务平台提出需求即可,用户无需关心哪台服务器、什么应用在为自己提供服务,所以虚拟化技术突破了时间、空间的界限。

3. **动态扩展**　用户需求规模增长时无需增添新设备,云服务可随时为用户扩展计算能力、存储空间、应用服务项目。

4. **高可靠性**　单台服务器故障时,云服务平台会自动通过虚拟化技术将任务在另外的服务器上恢复,或者将任务重新分配给其他服务器。所以使用云计算比使用本地计算机可靠。

5. **资源节约**　超大规模的物理资源集中统一管理,按需部署分配,既节约了管理成本,又共享了资源,还降低了用户建设成本,为用户提供了更为丰富多样的应用服务和强大的计算能力。

三、云计算服务类型

用户通常通过网络浏览器访问互联网上的应用程序取得云计算服务,云计算服务主要包括以下几类:

1. **软件即服务**　用户使用应用程序,云计算提供商托管、管理、维护应用程序,并允许用户通过全球互联网连接到应用程序上访问。用户不掌握操作系统、硬件和网络基础架构,云计算提供商以租赁而非购买的形式提供服务。

2. **平台即服务**　用户操作应用程序,云计算提供商通过互联网构建应用程序和服务的平台。用户掌握运作应用程序的环境,但不掌握操作系统、硬件和网络基础架构。一般用于开发环境服务,协助中间商对程序进行升级与研发,同时完善用户下载功能,用户通过互联网下载快捷、高效。

3. **基础资源即服务**　用户掌握操作系统,硬件和网络基础架构,但不掌握云基础架构。云计算提供商向用户提供虚拟化计算资源,如虚拟机、存储、网络和操作系统。

按照基础资源的服务方式,云计算分为公有云、私有云、混合云 3 种。

（1）公有云：指由第三方云服务提供商搭建，供用户通过 Internet 网络使用的云服务形式，能够为用户提供基础的计算、存储和带宽等服务。公有云作为一个公共的服务支撑平台，能够整合上游的服务提供者的资源，使资源得到充分、有效的利用，也能够细分下游的最终用户，为不同类型的用户群匹配更精准高效的服务。公有云作为最开放、最廉价的云服务形式，在行业内能获得最广泛的用户，从而打造新的价值链和生态系统。百度云、阿里云是其中的典型代表。

公有云的优点是使用价格低廉，无需为安全担心，不用维护系统。其缺点是服务个性化响应低。公有云的服务器通常部署在多个地区和国家，对于安全、个性化服务要求高的用户，可能因为网络安全法规和流量峰值等因素，使得个性化的服务需求无法及时满足。

（2）私有云：指用户自己搭建或者委托第三方为用户单独搭建的云平台。私有云用户完全拥有云平台的基础设施和基础设施上软件系统的部署权。因此，用户对云平台的数据、安全性和服务质量能够做到最有效的控制。私有云大多数部署在企业内部，或者企业委托部署在安全的主机托管机构。其优点是数据安全性高，需求部署灵活，个性化服务响应及时。用户是私有云平台的唯一使用者，无需考虑资源分配问题，软件部署简单，还能够根据需要随时调整部署，以满足个性化的需求。

私有云的缺点是成本较高，资源扩展不便，远程访问不及公有云。私有云单独部署，闲置资源不能共享，需要承担运行和维护费用，因而成本较高。私有云的资源扩展不能从闲置的公共资源中随时划分，要另行部署，所以资源扩展没有公有云方便。私有云高度的安全要求会使远程访问困难。

（3）混合云：指给用户提供私有云和公有云搭配成类似套餐的服务模式。企业用户使用云服务首先要考虑数据的安全，其次要考虑使用成本，再次是对云服务资源的控制和云应用软件部署的便捷、个性化需求的响应等。因此，大部分企业用户会选择使用混合云，将核心应用部署在私有云上，把公有云作为私有云的灾难备份或者弹性扩充空间，既降低了成本，又满足了个性化的需求，数据和应用的安全也由自己掌握。例如，提供就业咨询的企业，云服务所需的存储空间会在毕业季出现暴增，而公有云只收取资源占用费。咨询企业将咨询应用分配给客户的云空间部署在公有云上，能有效降低企业的运营成本。

混合云的优点是节约成本，应用部署灵活，资源控制和数据安全由用户掌握。其缺点是应用部署和设置比较复杂，维护难度增加。

四、云计算关键技术

实现云计算要求系统能够快速响应，自动智能调配资源，给用户提供虚拟化的界面，因此，必须解决好以下关键技术。

1. 资源调度和任务快速部署技术　云环境中资源的变化范围大，速度快，将用户下达的任务快速部署并匹配恰当的资源，才能够保证任务快速完成。云计算更快、更高效，更灵活的任务部署和资源调配是云计算始终追求的目标。

2. 大规模数据处理技术　云计算平台会频繁地涉及众多大规模数据处理任务。如何将一个大规模数据任务分解成众多子任务，利用云平台的空闲资源完成子任务，最后将整合处理的结果反馈给用户是体现云平台节约资源，提高效率的重要标志。

3. 分布式存储技术　云计算资源规模庞大，服务器数量众多并分布在不同的地方，同时要支撑数目庞大的应用部署，而云计算又是海量的异构数据。解决好大规模数据的分布式存储，是云平台提供服务的基础。

4. 虚拟化技术　用户使用云平台服务就像使用本地计算机资源一样方便快捷，是云平台用户体验的关键。虚拟化技术的目的首先是整合硬件资源、虚拟服务器和其他基础设施,以解除上、下层资源的绑定和约束关系,提升资源使用率,发挥资源聚合效能。其次是通过高效的管理和调度为上层可伸缩应用提供云资源,以满足云计算按需部署、随需扩展、即需即用的需求,为用户提供个性化使用环境。但是虚拟化技术的内存开销较大,制约着虚拟化技术的发展和应用。

第五节　大数据与精准医疗

大数据对国家治理、企业决策和个人生活都产生了深远的影响。未来十年将是"大数据"引领的智慧科技时代、随着社交网络的逐渐成熟,移动带宽的迅速提升、云计算、物联网应用更加丰富、更多的传感设备、移动终端接入到网络,海量数据的产生将为人类描绘出一幅幅更为清晰、精确的人类"社会地图"。大数据也将在各个领域为人类社会和生产力发展发挥出巨大价值,成为推动人类文明进步的有力工具。

一、大数据概述

(一)大数据的概念

麦肯锡全球研究所给出大数据(big data)的定义是:一种规模大到在获取、存储、管理、分析方面大大超出了传统数据库软件工具能力范围的数据集合,具有海量的数据规模、快速的数据流转、多样的数据类型和价值密度低四大特征。

(二)大数据的数据格式特征

1. **结构化数据**　这种数据可以通过常规的软件系统进行处理,有固定的格式并可以进行排序和查询。简单说就是可以通过表格方式记录的数据。例如,银行账单、消费记录等。

2. **非结构化数据**　由图像像素点转换成数据。简单说就是不适合用表格方式记录,但可以定义数据模型记录的数据。例如,所有格式的办公文档、图片和音频、视频等。据互联网数据中心(internet data center,IDC)的一项调查报告指出:企业中80%的数据都是非结构化数据,这些数据每年都按指数增长60%。

3. **半结构化数据**　不能将数据简单地组织成文件按照非结构化数据处理,也不能建立表记录的数据。这类数据是自描述的,它携带了关于其模式的信息,并且这样的模式可以随时间在单一数据库内任意改变。半结构化数据包括电子邮件、文字处理文件以及大量保存和发布在网络上的信息。半结构化信息是以内容为基础,可以被百度、谷歌等搜索引擎搜索。

(三)大数据的特点

1. **多样化**　大数据种类繁多,在编码方式、数据库格式、应用特征等多个方面存在差异性,多信息源并发形成大量的异构数据。

2. **海量化**　通过各种设备产生的海量数据,其数据规模极为庞大,远大于目前互联网上的信息流量。

3. **时效性**　大数据对实时处理有极高的要求。从数据的生成到消耗,时间窗口非常小。例如,数据价值的变化速率从以前的按天计变成现在的按秒甚至毫秒计。

4. **价值密度**　大数据价值密度很低,真正有价值的数据只是其中很少的一部分。只有合理利用数据并对其进行准确地分析才会带来很高的价值回报。

(四)大数据关键技术

大数据通过相关性分析,将客户、产品和服务进行关系串联,对用户的偏好进行定位,从而提供更精准、更有导向性的产品和服务。例如,电商通过大数据分析能够非常精准的把握消费者的消费偏好,为消费者提供最适合的商品和最满意的服务。除了电商,大数据在能源、影视、证券、金融、农业、工业、交通运输、公共事业等领域都有巨大的价值。发挥大数据的价值需要利用好大数据采集、预处理、存储及管理、分析挖掘等关键技术。

1. **大数据的采集技术**　大数据的特点是体量大、结构多样、增长速度快、价值密度低,又来源于射频终端、传感器终端、社交网络、移动互联网等多种途径。采用传统技术无法完成大数据的采集任务。大数据采集根据数据的来源和特点,对不同的数据采用不同的方法进行采集,目前主要有数据库采集、网络数据采集、文件采集3种方法。

2. **大数据预处理技术**　为了便于在海量的数据中挖掘数据价值,必须对采集到的半结构化和非结构化数据进行预处理,使之变为易于处理的结构。大数据的预处理主要是对数据进行清洗、填补、平滑、合并、规格化以及检查一致性等。大数据预处理技术分为数据清理、数据集成、数据转换和数据规约4部分。

3. **大数据存储技术**　大数据在多种存储设备之间被频繁调动,大数据又存在结构多样,数量庞大的特点,因此传统的数据存储和管理技术无法实现对大数据的高效管理和有效存储。目前,大数据存储有大规模并行处理,架构数据库集群、基于分布式计算技术扩展和封装、大数据一体机3种典型技术路线。

大数据安全技术也是大数据存储和管理的重要内容,包括对数据销毁、透明加解密、分布式访问控制、数据审计、隐私保护、数据真伪识别、数据持有完整性验证等技术。

4. **大数据分析挖掘技术**　大数据价值密度低,但是把海量的大数据集中起来进行分析和挖掘,找出有用信息,发现隐藏在数据背后的复杂关系,揭示数据所代表事物的内在规律,发挥出数据的巨大价值,是大数据分析挖掘的目的。大数据分析挖掘技术有可视化分析、数据挖掘算法、预测性分析、语义引擎和数据质量5个方面。

（五）大数据应用

大数据应用是大数据创造价值的关键。随着大数据技术日益成熟,大数据应用越来越广泛,已经成为服务产业、提高生产力、赋能社会管理的巨大力量。大数据产业已成为信息技术和服务新业态。我国大数据应用技术的发展将涉及机器学习、多学科融合、大规模应用开源技术等领域。

大数据的应用场景包括为政府智慧管理社会赋能,帮助患者预测患病风险,为企业开发客户提供准确的客户群画像,帮助媒体快速把握舆论动态,帮助金融企业提高风险防控能力,降低成本提高效率等。

二、医学大数据应用

大数据除在社会管理、生产,商务、社交等领域发挥巨大作用外,在医疗领域的应用同样创造了不菲的价值。主要有三个方面,第一是革新医学研究方法;第二是促进精准医疗发展;第三是提高医疗系统的运行效率,降低成本。

1. **革新医学研究方法**　在大数据技术出现之前,受数据采样、整理、分析的技术限制,传统的医学研究方法是进行抽样。医学研究对象的每个个体复杂而独特,通过抽样研究得出的规律与样本个体实际情况存在误差,可能导致疾病诊断与治疗的误判与失效。大数据技术的出现,使得医学研究对象的全样本数据采样、整理、分析成为可能,研究结果更接近真实情况。例如,2011年到2012年英国感染百日咳死亡的婴儿比之前明显增多。英国疫苗及免疫接种委员会建议孕妇于孕晚期接种百日咳疫苗。但是,孕妇们顾虑此疫苗缺少孕期安全性评价数据且该疫苗并未正式获准用于孕妇。于是,英国开始对接种疫苗的孕妇进行大样本的大数据追踪调查,以实时评价疫苗的安全性。英国临床实践研究数据库纳入超过650个初级卫生保健中心,覆盖超过1250万人口。研究者通过与未接种疫苗的孕妇进行比较,发现孕晚期接种百日咳疫苗不会增加孕妇或新生儿死亡率及产科并发症的发生率。基于大样本和多维度的数据结果比抽样研究的结论要可靠得多。这个研究结论很快消除孕妇对孕期接种百日咳疫苗的安全顾虑,使得该疫苗在英国乃至全世界向孕妇推广。

2. 促进精准医疗发展　精准医疗(precision medicine)是将个人基因、环境与生活习惯差异考虑在内的疾病预防与处置的新兴方法。

随着基因组测序技术进步和生物信息与大数据科学的交叉应用,通过基因组、蛋白质组等组学技术和医学前沿技术,对于大样本人群与特定疾病类型进行生物标记物的分析与鉴定、验证与应用,从而精确寻找到疾病的原因和治疗靶点,并对一种疾病不同状态和过程进行精确分类,最终实现对于疾病和特定患者进行个性化精准治疗。

三、精准医疗

(一) 精准医疗发展概述

21世纪,心脑血管等慢性病成为威胁人类健康的主要杀手,但是,通过长期服药对抗慢性病的治疗,对于不同个体的患者表现出的疗效差异明显。由于个体的差异性,同一种药物对不同个体效果不同。因为每个个体都是独特的存在,每个人都期望尽快恢复健康,所以超过疾病实际需要的诊断和治疗在临床治疗中非常普遍。医生无法对每个独特个体的药物反应做出准确的判断,临床中患者吃了很多不该吃的药,做了很多不需要的治疗,很多手术的后遗症比疾病本身对健康的危害更严重,但依然在做。例如,长期服用抗高血压药物对于预防和治疗高血压的疗效难以证实,甚至众多患者反映治疗无效,说明治疗很不精准。但临床上依然让患者长期服药,以不断观察用药是否有效,再调整治疗方案。抗癌,降血脂,降血糖等治疗也不精准。

20世纪,人类遗传物质脱氧核糖核酸(deoxyribo nucleic acid,DNA)的双螺旋结构解开了人类遗传的密码。DNA测序可以发现疾病的易感基因,扩大可预防疾病的种类,预防的精准程度达到疫苗的水平。还能发现对治疗产生反应的相关基因,把治疗做得更精准有效。20世纪70年代基因测序的成本大幅下降,效率大幅提高,为攻克癌症和心血管病预示了无限的前景。

2006年,中国首先提出了"精准外科"的概念,国际、国内的医学界将这一理念应用到了肿瘤放疗、妇科疾病的治疗。这一理念的提出是期望在最小的投入下获得最理想的治疗效果,方法是合理资源调配和全流程的成本控制。精准外科通过将精密仪器、生命科学等先进的现代技术与经验整合,在手术中实现精准切除,相比传统经验外科手术大大降低了风险。

2011年,美国首次提出了"精准医学"的概念,2015年1月20日,奥巴马在美国国情咨文中提出"精准医学计划",希望精准医学可以引领一个医学新时代。美国财政预算计划在2016年拨付给美国国立卫生研究院(National Institutes of Health,NIH)、美国食品药品监督管理局(Food and Drug Administration,FDA)、美国国家医疗信息技术协调办公室(Office of the National Coordinator for Health Information Technology,ONC)等机构共2.15亿美元用于资助精准医学的研究与创新发展。

(二) 精准医疗的应用

任何科技成果造福普通民众都离不开产业力量的推动,在科学研究、投资孵化,商业运作下,最后形成规模庞大的产业才能够使普通民众受惠。目前,全球孵育并形成较为成熟的精准医疗产业是对肿瘤的早期筛查、辅助诊断、伴随诊断、精准治疗等。

近年来,我国肿瘤和癌症的发病率和死亡率不断攀升,精准医疗技术不断取得新的突破,政府对精准医疗产业的指导和扶持力度明显加大。在政策引导和扶持下,一大批掌握精准医疗领域高科技的精英人才纷纷依托自身技术成立高科技企业,积极推动我国的精准医疗产业走向成熟。全国已经形成以北京、上海、广州、山东、浙江为中心的精准医疗研发和孵化企业聚集。这些企业主要在基因测序、聚合酶链式反应(polymerase chain reaction,PCR)和抗体药物三个精准医疗的细分领域发展。PCR 和抗体药物产业发展最为成熟,基因测序产业近年增长最快。通过精准医疗创业企业的投融资数据判断,2015 年是我国精准医疗产业布局的起步之年,其后几年的业务数据反映基因测序、液体活检(liquid biopsy)、抗体药物三领域技术应用规模增长最快。

1. **基因测序** 基因大数据是精准医疗的基础,是国家的战略资源。基因测序服务商在测序服务中涉及大量临床样本的基因组信息,这些信息的积累、基因组信息的深度挖掘对于未来个性化医疗的实现具有重大价值。

我国是人类基因组计划(human genome project,HGP)参与国,虽然基因测序技术发展迅速,但与发达国家相比依然落后。同时,我国的基因测序产业需求旺盛,国内的基因测序产业上游被外企垄断,内资企业多集中在中下游,内资龙头企业正努力向上游试剂盒等仪器部分延伸。基因测序产业从疾病早筛、伴随诊断往辅助诊断、疾病确诊不断延伸。生殖健康领域是基因测序技术目前最成熟的应用领域,主要包括婚前孕前检测、胚胎移植筛查、无创产前诊断、新生儿单基因遗传病检测;其中,无创产前筛查应用最为普及。

2. **液体活检** 液体活检通过抽取血液检测罹患癌症风险的方法,与传统的手术活检和穿刺活检相比,是非介入性的检测,极大地方便了检测的实施,被越来越多的医疗机构用来替代组织活检,用于进行肿瘤的早期筛查。

3. **抗体药** 抗体药是用细胞、基因工程技术为主题的抗体工程技术制备的生物制剂药。该类药物与靶抗原结合具有高特异性、有效性和安全性,临床用于恶性肿瘤、自身免疫病等重大疾病。人类从最初发现抗体到现在成功制备抗体药已经走过了 100 多年的历史。1986 年全球首个单克隆抗体药获得美国食品和药物管理局批准上市,经过三十多年的快速发展,特别是在大数据的支撑下抗体工程技术日趋成熟。

精准医疗的发展是一个多学科交叉的庞大的系统工程。造福人类的前景非常可期,未来精准医疗将有望实现对每个个体全生命周期的健康管理和诊疗辅助决策。人工智能、大数据和云计算等科技手段对精准医疗的快速发展起基础性的推动作用。

第六节 人工智能与医学

基因工程、纳米科技、人工智能被誉为 21 世纪自然科学领域的三座高峰。人工智能是计算机学科的一个分支,在多学科交叉融合发展的推动下,已经逐渐成为独立的学科。1997 年 5 月 11 日,IBM 的"深蓝"计算机击败了国际象棋世界冠军卡斯帕罗夫,2016 年 3 月 15 日,谷歌人工智能系统 AlphaGo 以总比分 4 比 1 战胜世界围棋冠军李世石,成为人工智能发展史上的标志性事件,引起了普通民众对人工智能发展的广泛关注。人工智能是否会超越人类智慧?人工智能在造福人类的同时,是否会成为统治甚至毁灭人类的力量,成为科学和社会广泛讨论的话题。

一、人工智能的概念

人工智能(artificial intelligence,AI)是研究、开发用于模拟、延伸和扩展人的智能的理论、方法、技术及应用系统的新学科。人工智能的研究涉及哲学、认知科学、数学、神经生理学、心理学、计算机科学、信息论、控制论、不定性论等众多学科,其范围已远远超出了计算机科学的范畴。目前,人工智能主要研究领域为计算机智能原理、制造类似于人脑智能的计算机,计算机智能应用等。人工智能通过计算机进行逻辑判断、推理的研究已经取得较大进展,但人类智能的形象思维、灵感思维、自我意识才是人类智能的核心,这方面的研究进展缓慢。近年来,人工智能使用数据工具研究语言、思维、生物等成为了重要的研究方向。

二、人工智能的发展历史

20 世纪初,数理逻辑研究的突破是现代意义人工智能的开始。1913 年罗素和怀特海基于布尔的《思维的定律》与弗雷格的《概念文字》理论,出版了巨著《数学原理》,其对数学的基础给出了形式化描述。1950 年,图灵发表了一篇预言创造出具有真正智能机器可能性的论文。提出了著名的图灵测试:如果一台机器能够与人类展开对话而不能被辨别出其机器身份,那么称这台机器具有智能。1956 年夏季,以约翰·麦卡锡等为首的一批年轻科学家在美国的达特茅斯学院开会,探讨用机器模拟智能相关问题,并首次提出了"人工智能"的概念,它标志着"人工智能"这门新兴学科的正式诞生。

20 世纪 50 年代后期到 60 年代,涌现了大批成功的人工智能程序和新的研究方向。计算机可以解决代数应用题,证明几何定理,学习和使用英语。20 世纪 70 年代人工智能的研究遭遇了瓶颈,这主要是受计算机硬件技术发展的制约。21 世纪,越来越多的科学家开发和使用复杂的数学工具研究人工智能。人工智能的许多问题已经成为数学、经济学和运筹学领域的研究课题。目前,人工智能研究解决了大量的难题,在数据挖掘、工业机器人、专家系统、自动规划、定理证明、博弈、自动程序设计、语言和图像识别、遗传编程、物流、银行业软件、医疗诊断和搜索引擎等领域都发挥了关键作用。但是,人工智能的研究仍然没有统一的原理或范式指导。

三、人工智能的应用

人工智已经在越来越多的领域参与人类的生产、生活、文化、娱乐并发挥了巨大的作用,其中,应用广泛的场景主要包括以下几个。

1. **智能制造**　流水线生产方式极大地提高了人类的生产效率。人工智能在流水线生产装备中应用到了自动识别、人机交互系统、工业机器人、数控机床,在工厂中应用到了智能设计、智能生产、智能管理和集成优化,在制造服务方面应用到了大规模个性化定制、智能维护。这些应用对于降低成本,提高效率,控制质量发挥了巨大作用。智能制造是制造业未来发展的大方向。

2. **智能医疗**　人工智能在医学领域的应用包括辅助诊断、辅助影像阅片、助力药物研发、智能健康管理、情绪识别、智能营养学等;其中,辅助诊断和辅助医学影像阅片在医疗领域的应用范围最广。

3. **智能教育**　人工智能的图像识别应用到教育领域可以进行机器批改试卷、识题答题等,智能语音识别能够纠正、改进语言学习者的发音,智能人机交互可以进行在线答疑解惑等。人工智能和教育的结合能够替代教师批改作业、试卷,解答常见问题,讲授基础知识等简单重复劳动。但是教育有很多人文、情感因素发挥关键作用。人工智能通过替代教师简单重复工作,使教师有更多的精力与学生交流互动,了解学生具体情况,针对不同学生采取个性化的施教方案,实现"因材施教"的教育理想。

4. **智能交通**　人工智能通过采集行车流量、速度、路况等实时数据实现对交通进行实时监控和调度,能有效提高道路的通行效率,降低交通管理成本,减少环境污染。人工智能在交通领域的热门应用是无人驾驶技术。无人驾驶技术目前还处于测试阶段。无人驾驶技术一旦成熟,将对人类的出行方式、生产、生活、居住产生颠覆式的影响。无人驾驶的交通工具不仅提供出行服务,还可能变为移动家居、移动办公室、移动能源、移动仓储等。

5. 智能安防　人工智能在安防领域的应用主要是通过图像识别、大数据、视频结构等技术,进行人体、车辆、行为、图像的分析,为公安、交通、社区、金融、工业提供全天候的安防保障。近年来,中国的安保装备行业发展迅速。随着中国天网工程的实施,城市的公共区域密布的网络电子监控设备,极大提高了社会的安保水平。

四、人工智能与医学

随着人工智能与医学学科交叉研究的深入,人工智能在医学领域出现辅助诊断、辅助医学影像阅片、药物挖掘、生物技术、医院管理、健康管理、精神健康辅助诊断等多个应用场景。人工智能在医疗领域的广泛应用将使人类健康保障和医疗服务水平大幅提高,医疗服务成本快速降低。医生借助人工智能的辅助诊断疾病更准确快速,治疗手段更先进,效果更显著,民众享受医疗服务更便捷、便宜。疑难病、罕见病的药物研发更快。癌症、慢性病患者的存活期更长、生活质量更高,健康管理服务惠及更多民众。

20世纪70年代初,美国斯坦福大学开发的霉菌素系统是人工智能在医学领域开始应用的代表。使用该系统时患者按顺序依次回答问题,系统自动判断出患者所感染细菌类别,并为其开出相应处方。支撑系统运行的是其内部的500多条规则。经测试,该系统对败血症、肺部感染、颅脑感染等方面的诊疗水平已超过了该领域的专家,但也仅限于几个病症的诊断。20世纪80年代,商业化的人工智能医疗系统开始出现,这些系统主要是根据临床病症提供诊断方案供医生参考。由于医学过于复杂,人工智能在医学领域早期的应用探索不太成功。2006年 IBM 启动研发 Watson 人工智能问答系统,并于2007年开始在医疗领域部署。

五、人工智能在医学领域的应用场景

1. 辅助诊断　人工智能在疾病诊断中的应用是对患者的医疗数据进行分析和挖掘,通过大数据和深度数据挖掘等技术分析患者特征数据,比对病例数据库,自动识别患者的临床变量和指标并给出治疗方案。人工智能通过对海量病例特征数据的"学习",模拟医生的思维进行诊断推理。IBM 开发的 Watson 癌症治疗系统是人工智能在医学诊断领域应用的代表。

2. 辅助医学影像阅片　人工智能在医学影像领域的应用是数字医疗产业的一部分。影像诊断大夫的阅片诊断能力需要长时间专业经验的积累,不断出现的新影像病例使影像大夫需要不断学习才能适应岗位需要,人工智能对影像光片的检测效率比专业医生更快。

(1)人工智能提高医学影像诊断的准确率:X线照片上的恶性肿瘤图像面积极小,经验丰富的影像诊断大夫从中找出阴影状物并判断是否是恶性肿瘤,也会由于疲劳,注意力不集中,精神状态不佳而极容易造成漏诊。人工智能会对图像中每一块区域进行遍历扫描并提取图像的特征值与数据库进行比对,判断阴影是否呈现阳性。而且随着扫描光片数量的增加,人工智能还可以将已经确诊的特征数据存入对比数据库进行"学习",不断提高诊断的准确度。

(2)人工智能提高医学影像诊断效率:影像诊断大夫阅片是人工搜索病变影像然后进行判断并给出诊断报告。人工智能可以快速将可能的病变的影像特征提供给影像诊断大夫供其筛选、判断。使用人工智能影像阅片系统的大夫是人工阅片大夫工作效率的2倍。人工智能还可以帮助患者完成影像光片的检查,帮助医院建立影像诊断数据库从而降低成本。

3. **助力药物研发** 传统方法开发一种新药需要十多年的时间,耗资几十亿甚者上百亿美元还可能遭受失败,这是因为新药研发首先要确认药物靶点,然后筛选大型化学库,以得到活性数据结合化合物结构的初步构效关系,若效果不理想则重新合成。化合物的合成成功率通常为万分之一左右。药品除了要求疗效外,还需要保证其安全性,必须经过动物实验和Ⅰ、Ⅱ、Ⅲ期临床试验。即便Ⅲ期临床试验后批准上市,还有Ⅳ期临床研究,即新药上市后的再评价。在药物研发的漫长流程中,人工智能可参与其中多个环节,缩短时间,提高效率,降低成本。例如,在药物筛选时先让人工智能通过深度学习,进行成千上万化合物构效关系模拟,对化合物可能的活性做出预测,快速缩小药物筛选范围,再根据模拟结果将合成可能性高的化合物进行实体合成。从而可以极大地减少药物开发成本。在新药安全性检测环节已经成功开发出人工智能药物安全检测专家系统。每一种药物作用的靶向蛋白和受体都并不专一,如果作用于非靶向受体和蛋白就会引起副作用。人工智能药物安全检测专家系统通过对数千种已知药物的副作用进行筛选搜索,判定其是否会有副作用,或副作用的大与小,由此推断新药副作用产生的概率和严重程度,挑选副作用产生概率最小,危害最轻的药物进入动物实验和人体试验,能极大地提高新药研发成功的概率,节约时间和降低成本。在药物疗效评估环节,通过人工智能可以模拟和检测药物进入体内的吸收、分布、代谢和排泄、给药剂量、浓度、效应之间的关系等。目前,人工智能药物开发热点领域是抗肿瘤药、心血管药。

4. **智能健康管理** 人工智能算法通过分析餐后血糖水平与肠道菌群特征,给出个性化的营养均衡方案,比传统的营养专家针对不同人群给出的营养方案准确、有效。视频采集设备采集的面部表情、语意、语气数据通过人工智能的分析和评估,能够识别出人的情绪状态,长期的数据跟踪还能分析出心理问题。人群睡眠、饮食习惯、生活规律的大数据被人工智能"学习"后,个人的数据通过与数据库进行比对,能够预测可能的患病风险,并根据患病风险给出健康管理方案。人工智能在健康管理方面的应用还包括虚拟护士、在线问诊、健康干预以及基于精准医学的健康管理。

营养专家给出的传统营养方案是针对不同特征的人群制订的,实践证明标准的营养餐对于不同的人的营养效果差异较大。从微观角度看,人类细胞能量的主要来源是葡萄糖,血糖是健康最重要的基础,血糖异常将可能导致多种严重疾病。2015 年 11 月的 *Cell* 封面文章阐释了机器学习应用于营养学的积极作用。研究者通过采集 800 名食用标准营养套餐志愿者的血样、粪便、血糖数据、肠道菌群、锻炼以及睡眠等多项数据,证明同样食品不同人的反应差异巨大。接着研究者开发了一套"学习"分析血样、肠道菌群特征与餐后血糖水平之间关联的人工智能算法,并用上述 800 名志愿者的数据"训练"该算法,使算法能够预测食物对人体血糖水平的影响。算法成熟后研究者用 100 名志愿者的数据进行了验证,预测模型效果非常好。最后,研究者征集了 26 名志愿者进行"双盲"试验,这 26 名志愿者被分成两组,一组按照营养专家给出的方案严格饮食两周,另一组按照人工智能算法给出的方案严格饮食两周。试验结果表明,人工智能算法给出建议比营养专家给出的建议更成功地控制了餐后血糖水平。这为人工智能在健康管理领域的应用开辟了广阔的天地。随着人类饮食水平的不断提高,对营养和健康饮食的需求越来越大。食品产业也将因为人工智能技术的应用面临重大变革。柏林的 Nuritas 公司是人工智能在营养学领域应用的代表。该公司能为食品制造企业提供基于机器学习的数据挖掘服务,指导食品生产企业产品设计,也能为消费者制订出个性化的营养方案。

5. **情绪识别** 人的情绪是通过人的面部表情和说话语气来表达的。人工智能通过对人面部表情、说话声音的高低、语速、用词、举止动作等数据的"学习"来形成自己的判断标准。人工智能情绪识别就是通过摄像头等终端视频设备,捕捉人的表情、声音、行为判断人的情绪到底是兴奋还是沮丧。人工智能判断人情绪的能力甚至超过了人类。因为人可以控制自己的面部表情、语气和行为动作,以掩饰自己内心的情绪变化,但是当人的表情和内心不一致的时候,总会在不经意的一瞬间透露出来"不协调",这些细微的神情与动作差异人可能注意不到,但是人工智能不会放过任何一个神态和动作的细节。通过给人工智能"喂养"故意掩饰表情和行为的数据"训练",人工智能很容易捕捉和识别这类细微特征表情,从而识别人真实的内在情绪。

（曹弘毅）

第二章　计算机操作系统

本章首先从操作系统的定义、功能和分类等方面进行简要概述,然后以 Windows 7 为例,具体介绍 Windows 操作系统的功能和使用方法。内容由浅入深,知识覆盖面广,注重对实际操作能力的培养。

第一节　计算机操作系统概述

一、操作系统概述

(一) 操作系统的定义

操作系统(operating system,OS)是管理计算机硬件与软件资源、控制程序执行、合理组织计算机工作流程和为用户使用计算机提供良好运行环境及人机界面的一种系统软件。计算机运行不能缺少操作系统,正如人不能没有大脑一样,而且操作系统的性能在很大程度上决定了整个计算机系统的性能。操作系统直接运行在裸机上,是对计算机硬件系统的第一次扩充,在操作系统的支持下,计算机才能运行其他的软件。从用户的角度看,操作系统为用户构建了一个方便、有效和友好的使用环境。因此可以说,操作系统不但是计算机硬件与其他软件的接口,也是用户和计算机的接口。

(二) 操作系统的基本功能

操作系统作为计算机系统的管理者,它的主要功能是对系统所有的软硬件资源进行合理而有效的管理和调度,如管理与配置内存、决定系统资源供需的优先次序、控制输入与输出设备、操作网络与管理文件系统等基本事务,同时操作系统也提供一个让用户与系统交互的操作界面。具体地说,操作系统具有处理器管理、存储管理、作业管理、文件管理和设备管理等功能。

(三) 操作系统的分类

经过 60 多年的迅速发展,操作系统多种多样,功能也相差很大,已经发展到能够适应各种不同的应用环境和各种不同的硬件配置。操作系统按不同标准可分为以下不同类型。

1. 按人机交互界面分类　可分为命令行界面操作系统(MS-DOS、Novell)、图形界面操作系统(Mac OS、Windows)。

2. 按能够支持的用户数目分类　可分为单用户操作系统(MS-DOS、Windows 3. x 和 OS/2等)、多用户操作系统(UNIX、Linux、VAX-VMS)。

3. 按能够运行任务数量分类　可分为单任务操作系统(DOS)、多任务操作系统(WindowsNT、Windows 2000/XP、Windows 7/10、UNIX)。

4. 按使用环境和对作业处理方式分类 可分为批处理操作系统(MVX、DOS/VSE)、分时操作系统(UNIX、XENIX)、实时操作系统(iRMX、VRTX)。

5. 按硬件结构分类 可分为网络操作系统(Netware、Windows NT、OS/2 warp)、分布式系统(Amoeba)、多媒体系统(Amiga)等。

二、典型操作系统

(一) DOS 操作系统

1. DOS 的功能 DOS 磁盘操作系统(disk operating system),它是配置在 PC 上的单用户命令行界面操作系统。其功能主要是进行文件管理和设备管理。

2. DOS 的文件 文件是存放在外存中、有名字的一组信息的集合。每个文件都有一个文件名,DOS 按文件名对文件进行识别和管理,即所谓的"按名存取"。文件名由主文件名和扩展名两部分组成,其间用圆点"."隔开。主文件名用来标识不同的文件,扩展名用来标识文件的类型。主文件名不能省略,扩展名可以省略。主文件名由 1~8 个字符组成,扩展名最多由 3个字符组成。DOS 对文件名中的大小写字母不加区分,字母或数字都可以作为文件名的第 1个字符。一些特殊字符[如:$、~、–、&、#、%、@、(、)等]可以用在文件名中,但不允许使用"!"","""\""空格"等。

对文件操作时,在文件名中可以使用具有特殊作用的两个符号"＊"和"?",称它们为"通配符"。其中"＊"代表在其位置上连续且合法的零个到多个字符,"?"代表它所在位置上的任意一个合法字符。利用通配符可以很方便地对一批文件进行操作。

3. DOS 的目录和路径 磁盘上可存放许多文件,通常各个用户都希望自己的文件与其他用户的文件分开存放,以便查找和使用。即使是同一个用户,也往往把不同用途的文件互相区分,分别存放,以便于管理和使用。DOS 系统采用树形结构来实施对所有文件的组织和管理(图 2-1),要指定 1 个文件,DOS 必需知道 3 条信息:文件所在的驱动器(即盘符)、文件所在的目录和文件名。路径即为文件所在的位置,包括盘符和目录名,如 C:\PRG\P。

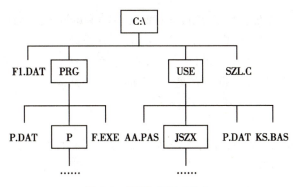

图 2-1　DOS 的树形结构

(二) Windows 操作系统

Microsoft Windows 操作系统是美国微软公司研发的一套操作系统,是目前最常见的计算机操作系统之一。从 1983 年 Windows 1.0 的问世到 2009 年 Windows 7 的推出,微软公司共发布了 10 多款操作系统。

2012 年 10 月,微软公司正式推出 Windows 8 系统,微软将其称为触摸革命将开始。2015年 7 月 29 日,微软公司公布了 Windows 10 系统,主要应用于计算机和平板电脑的操作系统,Windows 10 操作系统在易用性和安全性方面有了极大的提升,除了针对云服务、智能移动设备、自然人机交互等新技术进行融合外,还对固态硬盘、生物识别、高分辨率屏幕等硬件进行了优化完善与支持。

(三) 其他操作系统

UNIX 广泛地使用在工作站、中小型机、大型机和巨型机上,具有结构紧凑、功能强、效率高、使用方便及移植性好等特点。

Linux 是服务器上的主流操作系统,在嵌入式方面也得到广泛应用。

移动操作系统主要有两种:一种是基于 Linux 的自由及开放源代码的 Android 操作系统,主要使用于移动设备,如智能手机和平板电脑,由 Google 公司和开放手机联盟领导及开发。另外一种是苹果公司开发的 iOS 操作系统,属于类 Unix 的商业操作系统。

第二节　Windows 7 操作系统

一、Windows 7 概述

Windows 采用一致的图形用户界面和操作使用方法,用户只要掌握了 Windows 7 的一些基本操作知识和操作方法,在使用不同版本的 Windows 系统时,就不会遇到困难。下面我们将主要介绍 Windows 7 的基本功能和用法。

Windows 7 操作系统继承部分 Vista 特性,在加强系统的安全性、稳定性的同时,重新对性能组件进行了完善和优化,部分功能、操作方式也回归质朴,在满足用户娱乐、工作、网络生活中的不同需要等方面达到了一个新的高度。因此,虽然推出已有 10 年,Windows 7 仍然是目前非常流行的操作系统。

二、Windows 的基本操作

启动 Windows:打开主机电源,系统自动检测并启动 Windows,启动后在屏幕上会出现相应对话框,按提示输入相关信息后,即可进入 Windows 操作系统。

关闭 Windows:单击桌面左下角的【开始】按钮,然后选择"关闭",即开始关机过程。在关闭过程中,若系统中有需要进行保存的程序,Windows 会询问用户是否强制关机或者取消关机。

(一) Windows 7 的桌面

在第一次启动 Windows 7 时,首先看到桌面,即整个屏幕区域。为了简洁,桌面只保留了"回收站"图标。"开始"菜单带有用户的个人特色,由两个部分组成,左边是常用程序的快捷列表,右边为系统工具和文件管理工具列表。

桌面由桌面背景、图标、任务栏、"开始"菜单、语言栏和通知区域组成。桌面上放置有各式各样的图标,例如,可以从"开始"菜单里把"计算机""我的文档""网上邻居""Internet Explorer"发送到桌面上。图标的多少与系统设置有关。

1. 快捷图标的创建　快捷方式图标用来方便启动与其相对应的应用程序(快捷方式图标只是相应应用程序的一个映像,它的删除并不影响应用程序的存在)。在桌面上建立快捷方式有以下几种方法:

方法一:右击桌面,在弹出的快捷菜单中选择"新建"→"快捷方式"来建立。

方法二:通过鼠标左键的"拖放"功能来建立。

方法三:通过鼠标右键的"拖放"功能来建立。

2. **"开始"菜单**　单击"开始"按钮会弹出"开始"菜单。开始菜单集成了 Windows 7 中大部分的应用程序和系统设置工具,可用键盘或鼠标进行选择某一项来执行相应的操作。显示的具体内容与计算机的设置和安装的软件有关。

（二）Windows 7 窗口

Windows 7 窗口在屏幕上呈一个矩形,是用户和计算机进行信息交换的界面。窗口一般分为应用程序窗口、文档窗口和对话框窗口。每种窗口都有一些共同的组成元素,如工作区、标题栏、状态控制按钮等。

三、Windows 的资源管理

Windows 7 的基本资源主要包括磁盘以及存放在磁盘上的文件,下面就这两个方面分别介绍。先介绍如何对文件和文件夹进行操作,再介绍磁盘的操作以及有关系统设置等内容。

在 Windows 中,系统的整个资源呈一个树形层次结构。它的最上层是"桌面",第二层是"计算机"和"网络"等。

打开资源管理器窗口(图 2-2)常用以下 2 种方法:双击桌面上的"计算机"图标,打开资源管理器窗口;右击"开始"按钮,选择"打开 Windows 资源管理器(P)",打开资源管理器窗口。

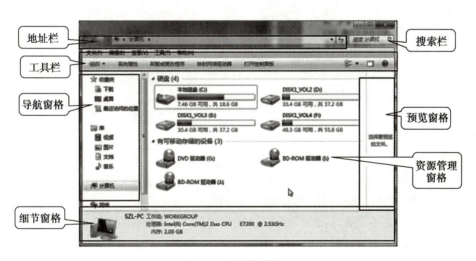

图 2-2　"计算机"窗口

（一）文件和文件夹的操作

1. **文件的含义**　文件是通过名字(文件名)来标识的存放在外存中的一组信息。在 Windows 7 中,文件是存储信息的基本单位。

2. **文件的类型**　在计算机中储存的文件类型有多种,如图片文件、音乐文件、视频文件、可执行文件等。不同类型文件的扩展名是不同的,如音乐文件有 .MP3、.WMA 等,视频文件有 .AVI、.RMVB、.RM 等,图片文件有 .JPG、.BMP 等,不同类型的文件在显示时的图标也不同(图 2-3)。Windows 7 默认会将已知的文件扩展名隐藏。

3. **文件夹**　用来存放文件或文件夹,与生活中的"文件夹"相似。在文件夹中还可以再存储文件夹。相对于当前文件夹来说,它里面的文件夹称为子文件夹。文件夹在显示时,也用图标显示,包含内容不同的文件夹,在显示时的图标是不一样的。

4. **文件的选择操作**　在 Windows 中,对文件或文件夹操作之前,必须先选中它。根据选择的对象,选中分单个的、连续的多个、不连续的多个 3 种情况。

图 2-3　不同文件类型示意图

方法一:选中单个文件。用鼠标单击即可。

方法二:选中连续的多个文件。先选第一个(同方法一),然后按住【Shift】键的同时单击最后一个,则它们之间的文件就被选中了。

方法三:选中不连续的多个文件。先选中第一个,然后按住【Ctrl】键的同时再单击其余的每个文件。

如果想把当前窗口中的对象全部选中,可选择"编辑"→"全部选中"命令,也可按【Ctrl】+<A>组合键。

如果多选了,则可取消选中。单击空白区域,则可把选中的文件全部取消;如果想取消单个文件或部分文件,则可在按住【Ctrl】键的同时,再单击需要取消的文件即可。

5. 复制文件

方法一:先选择"编辑"→"复制"(也可用【Ctrl】+<C>组合键),然后转换到目标位置,选择"编辑"→"粘贴"(也可用【Ctrl】+<V>组合键)。

方法二:用鼠标直接把文件拖动到目标位置松开即可(如果是在同一个磁盘内进行复制的,则在拖动的同时按住【Ctrl】键)。

方法三:如果是把文件从硬盘复制到软盘、U 盘或移动硬盘则可右键单击文件,在弹出的快捷菜单中选择"发送到",然后选择一个盘符即可。

6. 移动文件

方法一:先选择"编辑"→"剪切"(也可用【Ctrl】+<X>组合键),然后转换到目标位置,选择"编辑"→"粘贴"命令(也可用【Ctrl】+<V>组合键)。

方法二:用鼠标直接把文件拖动到目标位置松开即可(如果是在不同盘之间进行移动的,则在拖动的同时按住【Shift】键)。

7. 文件的删除　对于不需要的文件,可以从磁盘上清除,以便释放它所占用的空间。

方法一:直接按【Delete】键。

方法二:右键单击图标,从快捷菜单中选择"删除"命令。

方法三:选择"文件"→"删除"命令。

执行以上 3 种方法中的任何 1 种时,系统会出现一个对话框,让用户进一步确认,此时把删除的文件放入回收站(在空间允许的情况下),用户在需要时可以从回收站还原。

若在删除文件的同时按住【Shift】键,文件则被直接彻底删除,而不放入回收站。

8. 文件重新命名　文件的复制、移动、删除操作一次可以操作多个对象。而文件的重命名只能一次操作一个文件。

方法一:右键单击图标,从快捷菜单中选择"重命名",然后输入新的文件名即可。

方法二:选择"文件"→"重命名"命令,然后输入新的文件名即可。

方法三:单击图标标题,然后输入新的文件名即可。

方法四:按【F2】键,输入新的文件名即可。

9. 修改文件的属性　在 Windows 7 中,为了简化用户的操作和提高系统的安全性,只有

"只读"和"隐藏"属性可供用户操作。

修改属性的方法如下。

方法一：右键单击文件图标，从快捷菜单中选择"属性"命令。

方法二：选择"文件"→"属性"命令。

以上两种方法都会出现"属性"对话框，分别在属性前面的复选框中加以选择，然后单击【确定】按钮。

在文件属性对话框中，还可以更改文件的打开方式，查看文件的安全性以及详细信息等。

10. 文件夹的操作　在 Windows 中，文件夹是一个存储区域，用来存储文件和文件夹等信息。

文件夹的选中、移动、删除、复制和重命名与文件的操作完全一样，在此不再重复。在这里，主要介绍与文件不同的操作。要特别注意：文件夹的移动、复制和删除操作，不仅仅是文件夹本身，而且还包括它所包含的所有内容。

(1)创建文件夹：先确定文件夹所在的位置，再选择"文件"→"新建"，或者在窗口中的空白处单击鼠标右键，在弹出的快捷菜单中选择"新建"→"文件夹"，系统将生成相应的文件夹，用户只要在图标下面的文本框中输入文件夹的名字即可。系统默认的文件夹名是"新建文件夹"。

(2)修改文件夹选项："文件夹选项"命令用于定义资源管理器中文件与文件夹的显示风格，选择"工具"→"文件夹选项"命令，打开"文件夹选项"对话框，它包括"常规""查看"和"搜索"选项卡。

1)"常规"选项卡。"常规"选项卡中包括 3 个选项："浏览文件夹""打开项目的方式"和"导航窗格"。分别可以对文件夹显示的方式、窗口打开的方式以及文件和导航窗格的方式进行设置。

2)"查看"选项卡：单击"文件夹选项"→"查看"选项卡。

"查看"选项卡中包括了两部分的内容："文件夹视图"和"高级设置"。

"文件夹视图"提供了简单的文件夹设置方式。单击"应用到所有文件夹"按钮，会使所有的文件夹的属性同当前打开的文件夹相同；单击"重置所有文件夹"按钮，将恢复文件夹的默认状态，用户可以重新设置所有的文件夹属性。

在"高级设置"列表框中可以对多种文件的操作属性进行设定和修改。

3)"搜索"选项卡："搜索"选项卡可以设置搜索内容、搜索方式等。

（二）库

在 Windows 7 系统中，有视频库、图片库、文档库和音乐库等，集中管理视频、文档、音乐、图片和其他文件。库可以收集存储在任意位置的文件，但实际上并没有真实存储的数据，它只是采用索引文件的管理方式，监视其包含项目的文件夹，并允许用户以不同的方式访问和排列这些项目。

（三）磁盘管理

磁盘是计算机用于存储数据的硬件设备。随着硬件技术的发展，磁盘容量越来越大，存储的数据也越来越多，因此，对磁盘管理越发显得重要了。Windows 7 提供了管理大规模数据的工具。各种高级存储的使用，使 Windows 7 的系统功能得以有效的发挥。

Windows 7 的磁盘管理任务是以一组磁盘管理实用程序的形式提供给用户的，包括查错程序、磁盘碎片整理程序和磁盘整理程序等。

在 Windows 7 中没有提供一个单独的应用程序来管理磁盘，而是将磁盘管理集成到"计算机管理"程序中。执行"开始"→"控制面板"→"系统和安全"→"管理工具"→"计算机管理"命令（也可右击桌面上的"计算机"，在弹出的菜单中选择"管理"），选择"存储"中的"磁盘管理"，打开"计算机管理"窗口（图 2-4）。

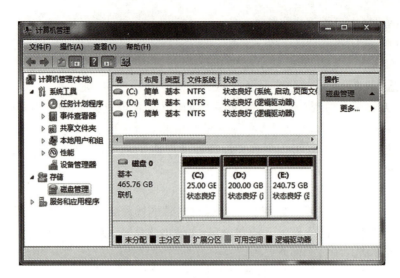

图 2-4 "计算机管理"窗口

在 Windows 7 中,几乎所有的磁盘管理操作都能够通过计算机管理中的磁盘管理功能来完成,而且这些磁盘管理大多是基于图形界面的。

1. 分区管理 在 Windows 7 中提供了方便快捷的分区管理工具,用户可在程序向导的帮助下能够轻松地完成删除已有分区、新建分区、扩展已有分区大小的操作。

(1)删除已有分区:在磁盘分区管理的分区列表或者图形显示中,选中要删除的分区,单击鼠标右键,从快捷菜单中选择"删除卷",会弹出系统警告,单击"是",即可完成对分区的删除操作。删除选中分区后,会在磁盘的图形显示中显示相应分区大小的未分配分区。

(2)新建分区:新建分区的操作步骤如下。

1)见图 2-4 所示的"计算机管理"窗口中选中未分配的分区,单击鼠标右键,从快捷菜单中选择"新建简单卷",弹出"新建简单卷向导",单击"下一步"。

2)弹出"指定卷大小",为简单卷设置大小,完成后单击"下一步"。

3)弹出"分配驱动器号和路径",开始为分区分配驱动器号和路径,这里有 3 个单选钮,"分配以下驱动器号""装入以下空白 NTFS 文件夹中"和"不分配驱动器号或驱动器路径"。根据需要选择相应类型后,单击"下一步"。

4)弹出"格式化分区",单击"下一步",在弹出的窗口中单击"完成"铵钮,即可完成新建分区操作。

(3)扩展分区大小:这是 Windows 7 新增加的功能,可以在不用格式化已有分区的情况下,对其进行分区容量的扩展。扩展分区后,新的分区仍保留原有分区数据。在扩展分区大小时,磁盘需有一个未分配空间才能为其他的分区扩展大小。其操作步骤如下。

1)见图 2-4 所示的"计算机管理"窗口中右键单击要扩展的分区,在弹出的菜单中选择"扩展卷",弹出"扩展卷向导",单击"下一步"。

2)进行可用磁盘选择,并设置要扩展容量的大小,单击"下一步"。

3)完成"扩展卷向导",单击"完成"铵钮即可扩展该分区的大小。

2. 格式化驱动器 格式化过程是把文件系统放置在分区上,并在磁盘上划出区域。通常可以用 FAT、FAT32 或 NTFS 等类型来格式化分区,Windows 7 系统中的格式化工具可以转化或重新格式化现有分区。

在 Windows 7 中,使用格式化工具转换一个磁盘分区的文件系统类型,其操作步骤如下。

(1)见图 2-4 所示的"计算机管理"窗口中选中需要进行格式化的驱动器盘符,用鼠标右键打开快捷菜单,选择"格式化"命令,打开"格式化"对话框。也可在"计算机"窗口中(见图 2-2)选择驱动器盘符,用鼠标右键打开快捷菜单,选择"格式化"命令。

(2)在"格式化"对话框中,先对格式化的参数进行设置,然后单击"开始"按钮,便可进行格式化。

注意:格式化操作会把当前盘上的所有信息全部抹掉,请谨慎操作。

3. **磁盘操作**　系统能否正常运转,能否有效利用内部和外部资源,并使系统达到高效稳定,在很大程度上取决于系统的维护管理。Windows 7 提供的磁盘管理工具使系统运行更可靠、管理更方便。

(1)磁盘备份:为了防止磁盘驱动器损坏、病毒感染、供电中断等各种意外故障造成的数据丢失和损坏,需要进行磁盘数据备份,在需要时可以还原,以避免出现数据错误或丢失造成的损失。在 Windows 7 中,利用磁盘备份向导可以快捷地完成备份工作。

在"计算机"窗口中右击某个磁盘,选择"属性"→"工具"→"开始备份",系统会提示备份或还原操作,用户可根据需要选择一种操作,然后再根据提示进行操作。在备份操作时,可选择整个磁盘进行备份,也可选择其中的文件夹进行备份。在进行还原时,必须要有事先做好的备份文件,否则无法进行还原操作。

(2)磁盘清理:用户在使用计算机的过程中进行的大量地读写及安装操作,会使磁盘上存留许多临时文件和已经没用的文件,其不但会占用磁盘空间,而且会降低系统的处理速度,降低系统的整体性能。因此,计算机要定期进行磁盘清理,以便释放磁盘空间。

选择"附件"→"系统工具"→"磁盘清理"命令,打开"磁盘清理"对话框,选择 1 个驱动器,再单击"确定"按钮(或者右击"计算机"窗口中的某个磁盘,在弹出的菜单中选择"属性",再单击"常规"选项卡中的"磁盘清理"按钮)。在完成计算和扫描等工作后,系统列出了指定磁盘上所有可删除的无用文件,然后选择要删除的文件,单击"确定"按钮即可。

在"其他选项"选项卡中,用户可进行进一步的操作来清理更多的文件以提高系统的性能。

(3)磁盘碎片整理:在计算机使用过程中,由于频繁地建立和删除数据,将会造成磁盘上文件和文件夹增多,而这些文件和文件夹可能被分割放在一个卷上的不同位置,Windows 系统需额外时间来读取数据。由于磁盘空间分散,存储时把数据存在不同的部分,也会花费额外时间,所以要定期对磁盘碎片进行整理。

1)磁盘分析:选择"开始"→"所有程序"→"附件"→"系统工具"→"磁盘碎片整理程序"→选择逻辑驱动器→"分析磁盘"。对驱动器的碎片分析后,系统自动激活查看报告,单击该按钮,打开"分析报告"对话框,系统给出了驱动器碎片分布情况及该卷的信息。

2)磁盘碎片整理:选择"开始"→"所有程序"→"附件"→"系统工具"→"磁盘碎片整理程序"→选择逻辑驱动器→"磁盘碎片整理",系统自动完成整理工作,同时显示进度条。

四、Windows 的控制面板

(一) Windows 7 的控制面板

控制面板(control panel)集中了用来配置系统的常用应用程序,它允许用户查看并进行计算机系统软硬件的设置和控制,因此,对系统环境进行调整和设置的时候,一般都要通过"控制面板"进行。如添加硬件、添加/删除软件、控制用户帐户、外观和个性化设置等。Windows 7 提供了"图标视图"和"分类视图"两种控制面板界面,其中,"图标视图"有两种显示方式:大图标和小图标。"分类视图"允许打开父项并对各个子项进行设置。

（二）添加或删除程序

1. 添加程序　从网站上下载好所需的程序后,双击打开其安装程序文件,按照其提示步骤完成程序安装即可。

2. 删除程序　单击"开始→控制面板"(小图标查看方式)→"程序和功能"→"卸载或更改程序",在列表中选中需要卸载的程序,单击"卸载"按钮。

（三）帐户管理

Windows 7 支持多用户管理,多个用户可以共享一台计算机,并且可以为每一个用户创建一个用户帐户以及为每个用户配置独立的用户文件,从而使得每个用户登录计算机时,都可以进行个性化的环境设置。在控制面板中,单击"用户帐户和家庭安全",打开相应的窗口,可以实现用户帐户、家长控制等管理功能。在"用户帐户"中,可以更改当前帐户的密码和图片、管理其他帐户,也可以添加或删除用户帐户。在"家长控制"中,可以为指定标准类型帐户实施家长控制,主要包括时间控制、游戏控制和程序控制。在使用该功能时,必须为计算机管理员帐户设置密码保护,否则一切设置将形同虚设。

添加新用户:只有系统管理员才有用户帐户管理的权限。

(1)在"控制面板"中单击"用户帐户和家庭安全"中的"添加或删除用户帐户",显示"管理帐户"窗口。

(2)单击"创建一个新帐户",在之后显示的窗口中输入新帐户的名称"kevin_jsj",使用系统推荐的帐户类型,即标准帐户(图 2-5)。

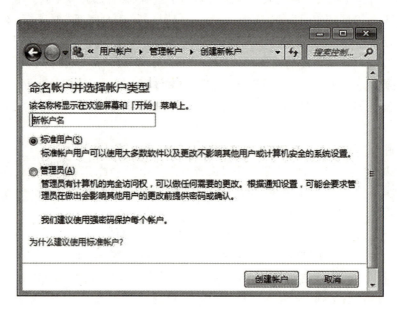

图 2-5 "创建新帐户"窗口

(3)单击"创建帐户"按钮后返回到"管理帐户"窗口。

(4)单击帐户列表中的新建帐户"kevin_jsj",在之后显示的窗口中单击"创建密码",显示"创建密码"窗口。

(5)分别在"新密码"和"确认新密码"框中输入"123456"后,单击"创建密码"按钮。

设置完成后,打开"开始"菜单,将鼠标移动到"关机"菜单项旁的箭头按钮上,单击选择弹出菜单中的"切换用户",则显示系统登录界面,此时已可以看到新增加的帐户"kevin_jsj",单击选择该帐户后输入密码就可以以新的用户身份登录系统。

在"管理帐户"窗口选择一个帐户后,还可以使用"更改帐户名称""更改密码""更改图片""更改帐户类型"及"删除帐户"等功能对所选帐户进行管理。

五、常用系统设置

（一）设置中文输入法

添加和删除汉字输入法，单击"开始"→"控制面板"→"时钟、语言和区域"→"更改键盘或其他输入法"命令，打开"区域和语言"对话框。

选择"键盘和语言"选项卡，单击"更改键盘"，根据需要，选中（或取消选中）某种输入法前的复选框，单击【确定】或【删除】按钮即可。

对于计算机上没有安装的输入法，可使用相应的输入法安装软件直接安装即可。

（二）设置日期和时间

日期、时间和语言是计算机常用的元素，用户可以根据需要调整，设置不同的形式。

1. 设置日期和时间　单击"控制面板"（小图标查看方式）→"日期和时间"→"更改日期和时间"实现。

2. 设置日期和时间的显示格式　单击"控制面板"（小图标查看方式）→"区域和语言"→"格式"选项卡，可以设置"日期和时间"的显示格式。

（三）回收站的使用和设置

回收站是一个特殊的文件夹，主要功能是临时存放用户删除的文件和文件夹（这些文件和文件夹从原来的位置移动到"回收站"这个文件夹中），此时它们仍然存在于硬盘中。用户既可以在回收站中把它们恢复到原来的位置，也可以在回收站中彻底删除它们以释放硬盘空间。

（四）外观和个性化设置

Windows 系统的外观和个性化包括对桌面、窗口、按钮、菜单等一系列系统组件的显示设置，系统外观是计算机用户接触最多的部分。

在"控制面板"中单击"外观和个性化"图标。界面包含"个性化""显示""桌面小工具""任务栏和开始菜单""轻松访问中心""文件夹选项"和"字体"7 个选项。

1. 个性化　可以更改主题、桌面背景、半透明窗口颜色和屏幕保护程序。

2. 显示　可以设置屏幕上的文本大小以及其他项。单击"调整屏幕分辨率"，可以更改显示器，调整显示器的分辨率以及屏幕显示的方向。

3. 任务栏和开始菜单　可以对任务栏、开始菜单、工具栏进行设置。

4. 字体　在 Windows 系统的"fonts"文件夹中安装了多种字体，用户可以添加和删除字体。字体文件的操作方式和其他文件系统的对象执行方式相同，用户可以在"C:\Windows\fonts"文件夹中移动、复制或者删除字体文件。系统中使用最多的字体主要有宋体、楷体、黑体、仿宋等。

在"字体"窗口中可以删除字体，选中希望删除的字体，并选择"文件"→"删除"命令，弹出警告对话框，询问是否删除字体，单击"是"按钮，所选择的字体被删除。

（五）文件共享和网络设置

1. 网络设置　任何网络，除了需要安装一定的硬件外（如网卡），还必须安装和配置相应的驱动程序。如果在安装 Windows 7 前已经完成了网络硬件的物理连接，Windows 7 安装程序一般都能帮助用户完成所有必要的网络配置工作。但有些时候，仍然需要进行网络的手工配置。

（1）IP 地址的配置：执行"控制面板"→"网络和 Internet"→"网络和共享中心"→"查看网络状态和任务"→"本地连接"，打开"本地连接状态"对话框，单击"属性"，在弹出的"本地连接属性"对话框中，选中"Internet 协议版本 4（TCP/IP）"选项，然后单击"属性"按钮，出现如图

2-6所示的"Internet协议版本4(TCP/IPv4)属性"对话框,在对话框中填入相应的IP地址,同时配置DNS服务器。

（2）选择网络位置:初次连接网络时,需要选择网络位置的类型,为所连接的网络类型自动设置适当的防火墙和安全选项。在家庭、本地咖啡店或者办公室等不同位置连接网络时,选择一个合适的网络位置,可以确保将计算机设置为适当的安全级别。

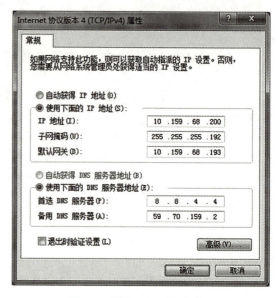

图2-6　TCP/IP属性对话框

2. 文件夹共享设置

（1）计算机中的资源共享可分为以下3类。

1）存储资源共享:共享计算机系统中的软盘、硬盘、光盘等存储介质,以提高存储效率,方便数据的提取和分析。

2）硬件资源共享:共享打印机或扫描仪等外部设备,以提高外部设备的使用效率。

3）程序资源共享:网络上的各种程序资源。

（2）共享资源可以采用以下3种类型访问权限进行保护。

1）完全控制:可以对共享资源进行任何操作,就像是使用自己的资源一样。

2）更改:允许对共享资源进行修改操作。

3）读取:对共享资源只能进行复制、打开或查看等操作,不能对它们进行移动、删除、修改、重命名及添加文件等操作。

（3）文件夹共享设置的方法:在Windows 7中,用户主要通过配置家庭组、工作组中的高级共享设置实现资源共享,共享存储在计算机、网络以及Web上的文件和文件夹。

首先要执行"控制面板"→"网络和Internet"→"网络和共享中心"→"更改高级共享设置",选择"公共网络"并选择"启动网络发现"、"启动文件和打印机共享"、"启用共享以便可以访问网络的用户可以读取和写入公用文件夹中的文件"（可以不选）、"关闭密码保护共享"（其他选项默认即可）,然后点击"保存修改"按钮。

接下来就是选择需要共享的文件夹（例如2019编写教材）右击→属性→共享,选择"共享(S)",在弹出对话框中添加"Everyone",点击"共享"按钮,再点击"完成"。

在同一个工作网络中,通过计算机地址栏里输入:\\共享文件夹的IP,即可访问共享文件夹(图2-7)。

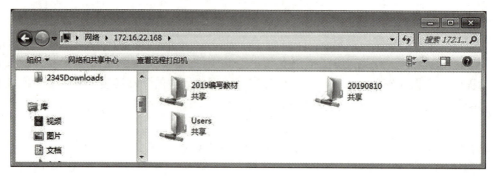

图2-7　文件夹共享

（六）打印机的添加、设置和管理

打印机是日常办公中常用的设备,单纯地将打印机连接到电脑上是无法正常使用的,此时还需要安装打印机的驱动程序。

1. 添加打印机

(1)单击"控制面板"(小图标查看方式)→"设备和打印机"→"添加打印机"按钮,弹出"要安装什么类型的打印机"对话框,单击"添加本地打印机"(这里以此为例)。

(2)在"选择打印机端口"对话框中,根据需要选择或创建新的端口(此处以添加 LPT 打印机为例)。这里一般不需要改变或创建新的端口,建议使用系统默认设置。

(3)在"安装打印机驱动程序"对话框中,在左侧的列表框中选中打印机的厂商(即打印机的品牌),在右侧列表框中选中打印机的型号。

(4)单击"下一步"按钮,在"输入打印机名称"对话框中设置打印机的名称,一般使用默认设置即可。

(5)单击"下一步"按钮,开始安装打印机驱动程序,安装完成后会弹出"打印机共享"对话框,选择是否共享打印机。

(6)单击"下一步"按钮,在打开的对话框中单击"完成"按钮即可完成打印机的添加。单击"打印测试页"即可打印测试。

2. 删除以及设置打印机　系统中已安装的打印机不需要了,可以将其删除。方法很简单,只需在"设备和打印机"窗口中,右键单击该打印机图标,在弹出的快捷菜单中单击"删除设备"命令,在弹出的"删除设备"对话框中单击"是"按钮即可。

六、附件应用程序

（一）画图工具

画图工具是 Windows 自带的绘图工具。在 Windows 7 中,画图工具采用"Ribbon"界面,界面更加美观,同时内置的功能也更加丰富、细致。

选择"开始"→"所有程序"→"附件"→"画图"命令,打开"画图"应用程序窗口(图 2-8),可以进行图形的绘制、修改、查看和保存。

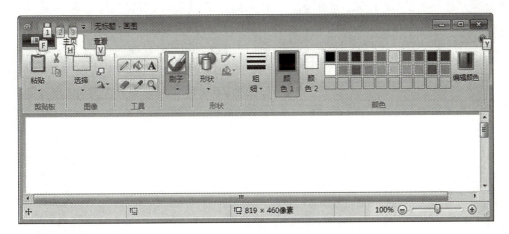

图 2-8　"画图"应用程序窗口

（二）计算器

Windows 7 中的计算器已焕然一新,拥有多种模式,并且拥有非常专业的换算、日期计算、工作表计算等功能,还有编程计算、统计计算等高级功能,完全能够与专业的计算机器媲美。

选择"开始"→"所有程序"→"附件"→"计算器"命令,打开"计算器"窗口,默认的是"标准型"。选择"查看"菜单中的"标准型""科学型""程序员"和"统计信息"可实现不同功能计算机间的切换。

在"查看"菜单中,还有以下功能。

(1)单位换算:可以实现角度、功率、面积、能量、时间等常用单位的换算。

(2)日期计算:可以计算两个日期之间相关的月数、天数以及一个日期加(减)某天数得到另外一个日期。

(3)工作表:可以计算抵押、汽车租赁、油耗等。

(三)记事本

记事本是 Windows 自带的一个文本编辑程序,可以创建并编辑文本文件(文件扩展名为 .txt)。由于 .txt 格式的文件格式简单,可以被很多程序调用,因此在实际中经常被使用。选择"开始"→"所有程序"→"附件"→"记事本"命令,打开记事本窗口。

如果希望对记事本显示的所有文本的字体格式进行设置,可以选择"格式"→"字体"命令,会出现"字体"对话框,可以在对话框中设置字体、字形和大小。单击"确定"按钮后,记事本窗口中显示的所有文字都会显示为所设置的格式。**注意:**只能对所有文本进行设置,而不能对一部分文本进行设置。

记事本的编辑、排版等功能相对 Word 是比较简单的。如果在记事本文档的第一行输入".LOG",那么以后每次打开此文档,系统会自动地在文档的最后一行插入当前的日期和时间,以方便用户自动打上时间戳。

(四)截图工具

在 Windows 以前的版本中,截图工具只有非常简单的功能。例如,按【Print Screen】键可截取整个屏幕,按【Alt】+【Print Screen】组合键可截取当前窗口。在 Windows 7 中,截图工具的功能变得非常强大,可以与专业的屏幕截取软件相媲美。

选择"开始"→"所有程序"→"附件"→"截图工具"命令,打开截图工具(图 2-9)。

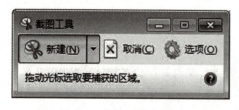

图 2-9 截图工具示意图

单击"新建"按钮右边的下拉菜单,选择一种截图方法(默认是窗口截图),即可移动(或拖动)鼠标进行相应的截图。截图之后,截图工具窗口会自动显示所截取的图片。可以通过工具栏对所截取的图片进行处理,可以进行复制、粘贴等操作,可以把它保存为一个文件(默认是 .PNG 文件)。

(五)DOS 命令窗口

为了方便用户通过 DOS 命令使用计算机,在 Windows 7 中通过"命令提示符"功能模块保留了 DOS 的使用方法。

选择"开始"→"所有程序"→"附件"→"命令提示符",进入"命令提示符"窗口。也可以在"开始"菜单的"搜索框"中输入"cmd"命令进入"命令提示符"窗口(图 2-10),在此窗口中,用户只能使用 DOS 命令操作计算机。

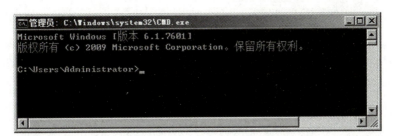

图 2-10　DOS 命令窗口

（谢招犇）

第三章　中文 Word

电子文档的编排是信息时代的重要素养,优秀的文字处理软件能方便自如地编排出不同风格、符合要求的精美作品。办公自动化软件包 Microsoft Office 家族中的 Word 组件是目前流行的字处理软件之一,采用以任务为导向的用户界面,具有丰富的文字处理功能,如图文表混排,邮件合并,样式与模板等。所见即所得的特点,易学易用,创建并编辑具有专业外观的文档、信函、论文等,用户能够实现文字、方案、想法等的计算机巧妙表达。

第一节　Word 的基本操作

在 Windows 操作系统下,启动、创建或打开一个 Microsoft Word 文档后,Word 字处理软件便提供了直观的图形工作界面,操作便捷灵活,保存 Word 文档到指定位置,完成 Word 的基本操作。

一、文档的基本操作

(一) Word 的启动与退出

1. 启动　可根据需要灵活选择多种启动方法,下面介绍两种最常用的方法:

方法一:打开"开始→所有程序→Microsoft Office→Microsoft Word 2010",或双击桌面快捷方式图标,都可以启动 Word 并创建一空白 Word 文档。

方法二:在任何窗口中双击 Word 文档,启动 Word 同时打开所选已存在的文档。

2. 退出　有以下两种方法:

方法一:单击 Word 主窗口右上角"关闭"按钮,或单击左侧控制菜单图标,选择"关闭"命令均可关闭当前 Word 文档,重复以上操作,直到关闭所有打开的文档,方可退出 Word 程序。

方法二:打开主窗口"文件→关闭"命令也可关闭当前 Word 文档,或直接选择"退出"命令,快速退出 Word 程序。

(二) Word 的新建与打开

1. 新建文档　在输入文本之前首先要创建一个新文档,就如同拿来一张白纸,准备工作,操作方法如下:

方法一:单击"快速访问工具栏"上的 按钮(如果快速访问工具栏中显示有"新建"按钮,否则需要在自定义快速访问工具栏中选择"新建")。

方法二:使用快捷键【Ctrl+N】即可建立一个新的文档。

方法三:选择"文件→新建"命令项,在"可用模板"对话框中,默认"空白文档"类型,单击【创建】按钮即可。

使用模板可以快速创建出外观精美、格式专业的文档,Word 2010 提供了多种模板,用户可以根据具体的应用需要选用不同的模板。

2. **打开文档**　打开已有文档的方法有如下三种:

方法一:单击"快速访问工具栏"上的 按钮(如果快速访问工具栏中没有显示"打开"按钮,则首先得将"打开"命令添加到快速访问工具栏中)。

方法二:使用快捷键【Ctrl+O】。

方法三:选择"文件→打开"命令项。

不管使用上述哪种方法,均能打开"打开"对话框,然后选择文档位置、文档类型以及文档名,单击【打开】按钮,所选文档即被打开。

方法四:利用"文件→最近所用文件"命令项,列出最近打开过的文档列表(默认 25 个,最多可设 50 个文件),单击文件名即可。

(三) Word 的保存与发送

1. **保存文档**　保存文档的操作方法有如下几种:

方法一:单击"快速访问工具栏"上的 按钮。

方法二:选择"文件→保存"命令项。

方法三:直接使用快捷键【Ctrl+S】。

方法四:选择"文件→另存为"命令项或按【F12】键,保存已命名的文档,如图 3-1 所示。在"另存为"对话框中,要注意选择文档位置、文档类型以及文档名,然后单击【保存】按钮,回到 Word 窗口。

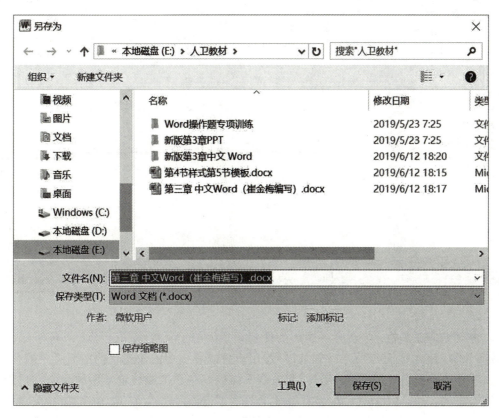

图 3-1　文档保存对话框

需要注意的是:在保存新建的文档时,如果在文档中已输入了一些内容,Word 自动将输入的第一行内容作为文件名,我们常常修改这个文件名,输入新的文件名后再存盘,这时标题栏中的"文档"会变成所设定的文件名;如果是已存在文件,标题栏中的文件名称会变成所设定的存盘名称,而旧文件名的文件仍然保留在磁盘中。

2. **自动保存** 为避免计算机的意外故障引起文档内容的丢失,最好随时对正在编排的文档作保存文档操作。另外,可以对文档进行自动保存设置。

方法一:在"另存为"对话框的右下角单击【工具】按钮,在弹出下拉菜单中选择"保存选项"命令,弹出"保存选项"对话框,在对话框中可以设置"保存自动恢复信息时间间隔",文本框中输入一个数字(默认时间间隔为 10min)。另外,还可以设置文件保存的格式默认为 . docx)。

方法二:在 word 选项对话框的左侧窗格选择"保存"选项卡,在右侧窗格中选择时间间隔。

3. **保存为 PDF 文档** 选择"文件→保存并发送"命令,在打开的窗格中选择"创建 PDF/XPS 文档",单击【创建 PDF/XPS】按钮,在"发布为 PDF/XPS"对话框中,选择文档位置、文档类型以及文档名,然后单击【发送】按钮,即可将 Word 文档(. docx)转换为 PDF 文档(. pdf),方便用户对外发布。

(四) Word 的应用界面

Word 提供了以工作结果为导向的应用界面,主要由快速访问工具栏、选项卡、功能区、导航窗格、编辑区、文档视图工具栏、显示比例控制栏等部分组成,是可以按照日常事务处理流程方式操作的文字处理软件,如图 3-2 所示。

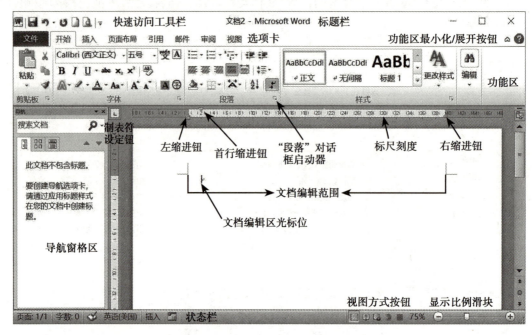

图 3-2 Word 窗口界面

1. **快速访问工具栏** 它包含一组用户使用频率高的工具按钮,除了默认"保存""撤销"和"恢复"的按钮之外,还有很多按钮被隐藏,用户可以通过单击快速访问工具栏中右侧的倒三角,在弹出的"自定义快速访问工具栏"命令下拉列表中添加或设置常用的命令,如"新建"命令被勾选,快速访问工具栏中会显示按钮,再次单击该命令,"√"取消则按钮被隐藏。

如果自定义访问工具栏的下拉列表中没有需要的按钮,可以在列表中单击"其他命令…"选项,通过"Word 选项"对话框,在"从下列位置中选择命令"中添加"不在功能区的命令",例如,选择"发送到 Microsoft PowerPoint"添加到右侧列表中,如图 3-3 所示,单击【确定】按钮,相应的"发送到 Microsoft PowerPoint"按钮便添加到快速访问工具栏中。

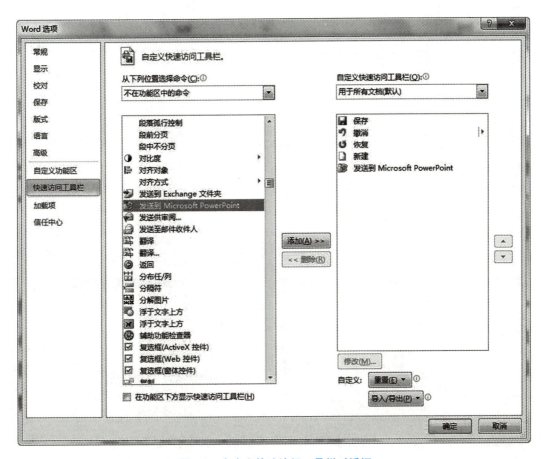

图 3-3 自定义快速访问工具栏对话框

2. 选项卡及功能区 Word 2010 默认情况下显示有"文件""开始""插入""页面布局""引用""邮件""审阅"和"视图"8 组选项卡,单击某一选项卡,就能打开对应的功能区。有些选项卡只有在编辑和处理某些特定对象时才会在功能区显示出来,叫上下文选项卡。

Word 2010 选项卡中的命令在排列方式上与用户所要完成任务顺序相一致,各选项卡功能区对命令进行分组显示,组的右下角通常都会有一个对话框启动器按钮,用于打开与该组命令相关的对话框,以便用户进一步操作和设置。通过单击主窗口右上方的 ⌃【功能区最小化】按钮/⌄【展开功能区】按钮,达到工作区的相对扩大和缩小,方便用户编排文档。

通过功能区可以实现对各种文档的操作,为了文档编辑的方便,功能区显示的内容并不是一成不变的,我们可以对功能区进行自定义,Office 2010 其他组件功能区的设置方法相似。

在功能区中任意位置单击鼠标右键,在弹出的快捷菜单中选择"自定义功能区"命令,弹出"word 选项"对话框的"自定义功能区"选项,如果用户需要在功能区显示"开发工具"选项卡,只需要在"主选项卡"列表中选中"开发工具"复选框即可。

进一步可以添加新组或新按钮,如在"插入"选项卡中添加"计算"新组,并添加"自动求和"按钮,具体操作方法是:

打开"word 选项"对话框的"自定义功能区"选项,在"从下列位置选择命令"下拉列表中选择"不在功能区的命令",从左侧列表框中找到"求和"命令,在右侧的"自定义功能区"的"主选项卡"列表中选择要添加位置"插入",单击【新建组】按钮,出现新建组(自定义),单击【重命名】按钮,显示名称为"计算"组,如图 3-4 所示,然后单击【添加】按钮后,求和工具 Σ 显示在"计算"(自定义)组中,单击【删除】可以取消添加。

3. 视图 Word 共有五种视图模式,分别是页面视图、阅读版式视图、Web 版式视图、大纲

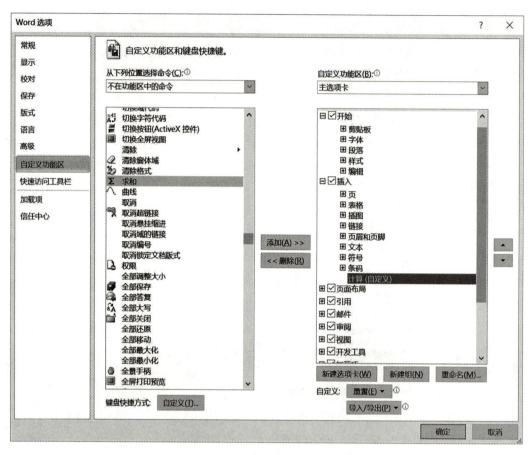

图 3-4　自定义功能区对话框

视图和草稿视图。文档编排主要使用页面视图,用户可以使用"视图"功能区中的命令选择需求的视图模式,但更简洁的方法是使用 Word 文档窗口右下方的视图按钮切换。

(1)页面视图:页面视图是以实际打印形式显示的文档视图,这正是 Word"所见即所得"功能的体现。在页面视图中,除了显示普通视图包含的信息外,还可以查看和编辑页眉和页脚,调整页边距,处理分栏、图形和边框等全面信息。

(2)阅读版式视图:阅读版式视图是以图书分栏样式显示文档,整个屏幕仅显示正文,方便阅读文档内容。通过窗口左上方的"工具"下拉菜单中的命令或右上方"视图选项"下拉菜单中的命令,可以对使用各种阅读工具或设置所阅读内容显示状态。

(3)Web 版式视图:Web 版式视图是为了满足用户利用 Internet 发布信息和创建 Web 文档的需要。在 Web 版式视图中可看到常用的 Web 页的 URL 地址、背景、阴影和其他效果,且不再进行分页,就像在 Web 浏览器中浏览 Web 一样。

(4)大纲视图:大纲视图是显示文档层级结构的视图,帮助显示文档的组织方式,并可以重新组织文档,使快速浏览长文档变得方便快捷。它可用多达 9 级的标题层次组织文档,清晰地显示出章、节、小节等文档层次。

(5)草稿:草稿便于快速编辑文本。在草稿视图下取消了页面边距、页眉页脚、分栏、图片等元素,仅显示标题和正文,是最节省计算机系统资源的视图方式。

4. 多文档与多窗口操作　Word 可以同时打开多个文档,这些文档的按钮会以重叠的方式出现在任务栏中。当光标移到按钮上停留时,会展开为各自的文档窗口缩略图,单击文档窗口缩略图可实现文档的切换,或通过"视图→窗口"分组中的"切换窗口"列表(当前所打开的文档列表),以"√"标记当前活动文档,也可实现文档的切换;通过"窗口"分组中的【并排查看】按钮,可以在一个屏幕中同时同步滚动显示两个文档。

通过"窗口"分组中的【拆分】功能,或拖动垂直滚动条上方的"拆分线",均可将文档拆分开来,通过拆分【窗口】功能,可以在屏幕有限的空间中显示同一文档中不相邻的两个部分。单击【取消拆分】按钮,可以取消窗口拆分。

在文档中可以插入已保存的文件,实现多文档的合并,操作方法是:定位插入点,通过"插入→文本→对象→文件中的文字",在打开的"插入文件"对话框中选择文件查找范围、文件名和文件类型,然后单击【确定】即可。

二、字符编辑与格式化

建立文档并熟悉工作界面后,便可在文本编辑区域中的闪烁光标位置输入文档内容。首先要输入文本,然后对文本进行删除、移动、检查和格式设置等编辑操作。

(一) 文本编辑

在 Word 中编辑文本有两种模式:插入模式和改写模式,Word 默认的文本输入模式为插入模式。在插入模式下,输入的文本将在插入点的左侧出现,插入点右侧的文本将依次向后延伸;而在改写模式下,输入的文本将依次替换插入点右侧的文本。按下键盘上的【Insert】键可在插入和改写模式之间切换。

1. 输入文本

(1)输入中文与切换输入法:输入汉字,要把输入状态切换到中文输入模式,鼠标单击通知区■按钮,选择要使用的中文输入法就可以了。

在 Word 中输入文本时,不同内容的文本输入方法会有所不同,而针对普通文本(例如汉字、英文、阿拉伯数字等)通过键盘就可以直接输入。

(2)输入中文标点符号:在选择有中文输入状态时,一般使用键盘上的符号键可直接输入所需符号。但要在文件中加入一些特殊符号,如版权符、几何图形符等,需要定位插入点后,通过"插入→符号"分组中的"符号"列表,选择"其他符号"命令,打开"符号"对话框,如图 3-5 所示;选择字体子集"Wingdings",在其中选择欲插入的符号"☺",单击【插入】按钮即可。

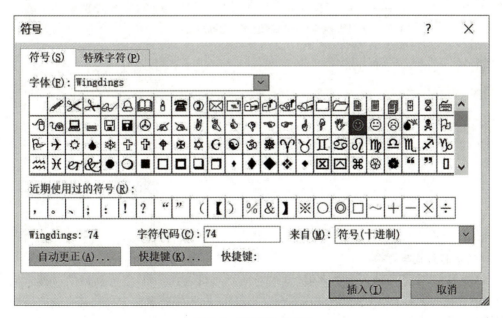

图 3-5　"符号"对话框

另外,通过中文输入法托盘中的"软键盘"上弹菜单,选择某类符号,即可出现有关这类符号的软键盘,鼠标单击或按相应的键可输入所需符号。近期用过的符号会出现在"插入"选项卡功能区中的"符号"分组中,"符号"列表存放有 20 个最近用过的符号,方便你的选择。

(3)英文录入及格式转换:中文 Word 既可以输入汉字,又可以输入英文单词。输入英文单词一般有 3 种书写格式,先录入小写英文格式,选定英文单词或句子,使用反复按【Shift+F3】键,可以实现全部小写、首字母大写其余小写、全部大写三种格式状态的转换。

2. **选定文本**　在 Word 中,不管是文本的复制、移动、删除等编辑操作,还是格式化操作之前,都必须将操作对象设成标记区域,使文本呈现反白状态,一般有鼠标选取、键盘选取和联合选取三类文本标记方法,只有对选定的文本进行操作才有效。

选取文本后,通过鼠标拖拽、快捷菜单或快捷键的方式完成文本的复制、移动、删除等编辑操作,即遵守"先选定,后操作"规则,方法与 Windows 资源管理器中对文件和文件夹的操作基本相似。

3. **删除**　删除错误或多余的少数字符时使用键盘上的【←】(Backspace)或者【Del】(Delete)完成,区别是 Backspace 向前删除光标左边的字符;Delete 向后删除光标右边的字符。

4. **复制和移动**　Office 各组件主要通过"剪贴板"进行文本的复制、移动和删除,剪贴板可以看成一个临时存储区,复制或剪切时将选定内容存放到剪贴板,粘贴时将剪贴板的内容复制到文档的插入点位置。Word 剪贴板最多可记录 24 项内容。

5. **选择性粘贴**　选取文本后,在"开始"选项卡中单击"剪贴板"分组中工具按钮或使用右击菜单的方法时,将插入点移到欲移动(或复制)的目标位置,单击"剪贴板"分组中的【粘贴】按钮选项或其下拉菜单命令,打开"选择性粘贴"对话框如图 3-6 所示,选择"粘贴形式",如"无格式文本"可以去掉原格式,只保留文本,适合从网上复制资料时,去掉网页中的表格线、超链接等格式;如果选择"粘贴链接",能实现原数据修改后自动修正。

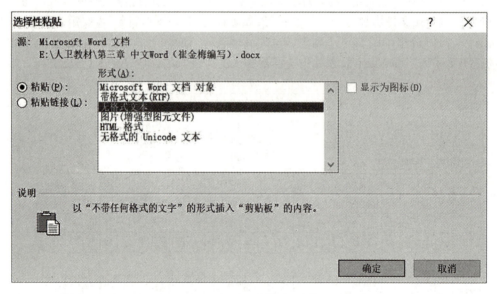

图 3-6　"选择性粘贴"对话框

6. 文本的查找与替换

(1)查找文本:只是对文档中的某个词或一句话进行查找,可以在导航窗格区搜索文本框中输入欲查找的内容,文档中相应的内容会突出显示,同时导航窗格中会将与查找内容相匹配的项均列出来。

当文档比较大,有数十页或数百页时,通过"开始→编辑→查找"可以快速查找到指定的数据；替换功能可以将指定的文字进行统一修改，批量处理格式、段落标记、分页符和其他项目。

（2）替换文本：将插入点移到查找的开始位置，切换到"开始"选项卡中，通过"开始→编辑→替换"，打开"查找和替换"对话框，如图 3-7 所示。在相应的文本框输入"查找内容"和"替换为"内容，单击【替换】（或【查找下一处】、【全部替换】）按钮，Word 开始进行操作。按【Esc】键可取消正在进行的搜索。

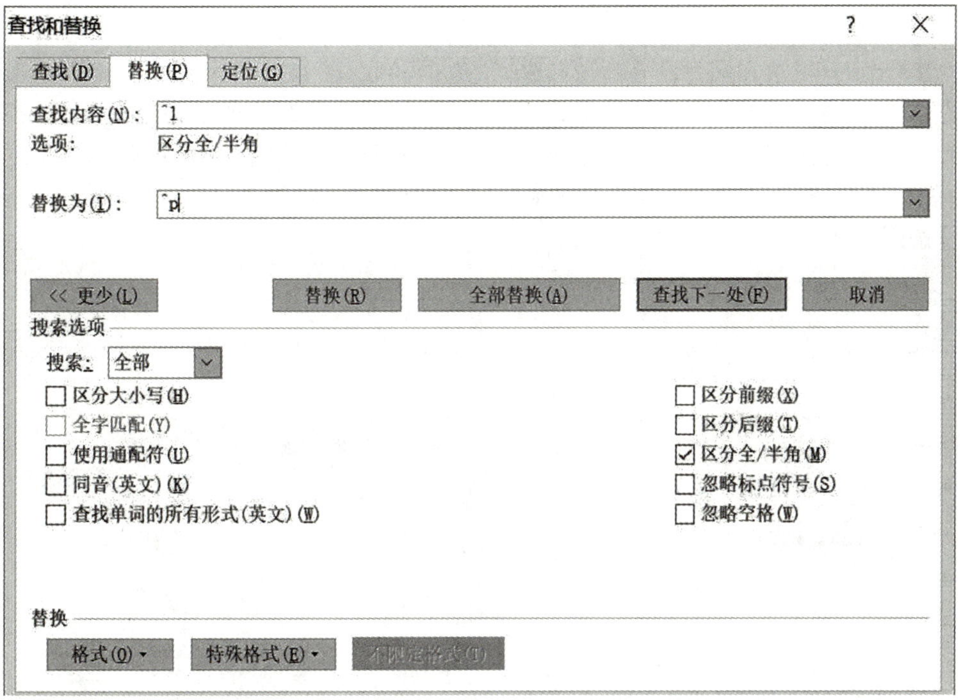

图 3-7 "查找和替换"对话框

替换操作不但可以对查找到的内容进行替换，也可以替换指定的格式，只需单击下方的【更多】按钮，在查找和替换对话框的延伸部分中，可以设定更详细的查找和替换的格式内容，如英文字的"区分大小写""全字匹配""使用通配符"和"区分全/半角"；若选择【格式】钮，则可以查找/替换"字体""段落"和"样式"等格式，而不局限于只是单纯的文字。如果查找特殊字符，则可单击【特殊格式】按钮，打开列表从中选择所需要的特殊字符，例如将换行符替换为回车符，见图 3-7。

Word 有自动换行的功能，当输入到每行的末尾会自动换行，在单设一个新段落时按【Enter】键，显示回车符"↵"。标志一个段落的结束，新段落的开始。

"换行符"与"回车符"不同，网上下载的资料，常常使用换行符"↓"，换行符通过【Shift+Enter】输入，只是另起一行显示文档内容，但不另起一段，即只分行，不分段。

7. 撤销和重复　在编辑文档时经常会发生误删、误改内容，单击"快速访问工具栏"中的【撤销】按钮，即可取消上一步操作。单击【恢复】按钮是撤销命令的逆操作。

（二）字符格式设置

1. 基本格式　基本的字符格式包括字体、字号、字形、颜色与特殊效果等。选定要设置的字符，设置字符格式的方法有两种：一种是单击"开始"选项卡"字体"分组中的相应按钮，一种是单击字体对话框启动器按钮（"字体"分组的右下角箭头），打开"字体"对话框。在字体、字号下拉列表中，选择所需的字体、字号或字形。还可以为文字加下划线、加着重号或改变文字颜色等进行设置。

2. 缩放、间距和位置　在文档中,字和字之间的距离称为字符间距,默认为标准,可依编排的要求,加宽或紧缩字符间距或改变文字垂直方向的相对位置。具体操作在"字体"对话框的"高级"标签中进行设置:在"间距"下拉选项中选择"加宽"或"紧缩"间距,在磅值设定栏输入字符的间距;在"位置"下拉选项中选择"提升"或"降低",可改变字符与同行其他字符的相对位置。

3. 特殊字符效果　为使编辑的文档更加美观,Word 除了利用字体对话框设定字符格式外,还提供了一些特殊的字体效果,如设置字符边框和底纹,是为文本加边框和底纹,可凸显重要的文字内容,并增加文件的美感。Word 的边框可分为字符边框、段落边框和页面边框三种。具体操作方法是:

通过"开始→段落→田▾"下拉列表,选择"边框和底纹"项。打开"边框和底纹"窗口的"边框"选项卡,在字符的外缘套上线条,称为字符边框。字符边框的线条种类、线型的粗细,配合颜色的变化,在文档上呈现多彩的文字,另外也可以将字符设定底纹;选择"底纹"选项卡,从填充区中选择一种颜色。让文字更加醒目,以引起读者的注意,如图 3-8 所示,然后选择【确定】按钮即可。

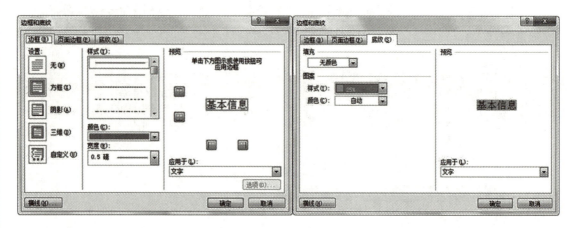

图 3-8　"边框和底纹"对话框

在边框和底纹对话框中的"应用于"下拉列表中,选择"文字"或"段落"来决定边框和底纹的应用范围,设定段落的边框和底纹的操作方法与字符边框和底纹相似。

若需去除文字、段落的边框或底纹时,只需重新选择文本,打开边框和底纹对话框,在左侧窗格中选择"无"即可。

三、段落的格式化

在编排整篇文档时,合理的段落格式设置,可以使内容层次有致、结构鲜明,从而便于用户阅读。

段落是文档排版的基本单位,文档编排格式是基于段落的。Word 自然段落间用回车符分隔,每个段落以回车符"↵"为结束标记,是不可打印的字符。两个自然段落的合并只需删除它们之间的"回车符"即可,使后一段落与前一段落合并。一个段落分成两个段落,只需在分段处键入"回车符"即可。段落格式具有"继承性",因此,如果对文档的各个段的格式修饰风格不同时,最好在整个文档录入完后进行格式修饰。

Word 的段落排版命令总是适用于整个段落的,要对一个段落进行排版,可以将光标移到该段落的任何地方,但如果要对多个段落进行排版,则需要将这几个段落同时选中。

1. 使用功能按钮　段落的常用格式设置包括段落对齐方式、段落缩进(左右边界、首行缩进、悬挂缩进)、段前段后距离、行距等,段落格式需要结合起来使用。默认的段落缩进单位是"字符",间距或行高单位是"行",打开"Word 选项"中的"高级"对话框,在"显示"选项中,可以改变度量单位为厘米、磅、英寸等。

　　文本的输入范围是整个页面除去页边距以外的部分,为了美观,文本还要再向内缩进一段距离,段落对齐方式和段落缩进等改变的是文本和页边距之间的距离。默认状态下,段落"两端对齐",使用"开始"选项卡中"段落"分组中按钮可以改变对齐方式,调整行和段落间距;段落左、右缩进量默认都是零,在 Word 主窗口中选定要调整的段落后,使用页面视图模式,通过调整水平标尺上的缩进按钮即可,见图 3-2 所示"Word 窗口界面"标尺上的按钮。

　　如果排版通知、报告类的文档,一般设置标题居中,正文首行缩进 2 个字符,落款右对齐即可达到理想的效果。悬挂缩进方式常用于如词汇表或项目列表等文档中。

　　2. **使用"段落"对话框**　精确设定段落编排格式的操作方法是:单击"开始"选项卡中"段落"分组右下角的按钮,或通过"页面布局"段落分组中按钮打开"段落"对话框后,选择"缩进和间距"选项卡,如图 3-9 所示。

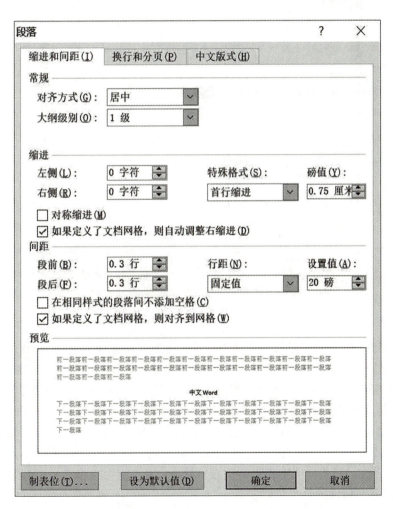

图 3-9　"段落"缩进和间距对话框

　　调整段落格式主要包括以下几个方面:

　　(1)段落缩进:在"段落"对话框中选择"缩进和间距"选项卡,在左侧、右侧栏中输入缩进的距离,然后从"特殊格式"下拉列表中选择第一行的编排方式为"首行缩进"或"悬挂缩进",再到"度量值"栏输入第一行首行缩进或悬挂缩进的距离。

（2）行间距：从"行距"下拉列表中选择一种行距，若选择"最小值"或"固定值"时，则必须再到行高栏中输入行高磅值。

（3）段落间距：为了明显分隔各个段落，在"段前"与"段后"栏中选择或输入间距大小即可。

（4）文本水平对齐方式：在"对齐方式"下拉列表中选择一种方式，也可以直接使用"段落"分组中对齐方式按钮。

（5）文本垂直对齐方式："页面布局"选项卡中"页面设置"分组右下角箭头，出现"页面设置"对话框后，选择"版式"选项卡，如图 3-10 所示，在垂直对齐下拉列表中选择对齐方式即可。

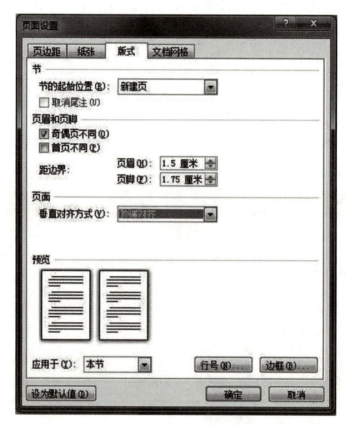

图 3-10　"页面设置"版式对话框

3. 使用"格式刷"　Word 除了可以利用字体、段落等功能设置文字、段落格式外，还提供了"格式刷"和"样式"任务窗格帮助用户提高文档编排的效率。选择要套用格式的字符或段落，单击"开始"选项卡"剪贴板"分组中像刷子一样的工具按钮，鼠标就变成了一个小刷子，用这把刷子刷过的文本格式或单击的段落格式就变得和之前选中的格式一样了，双击【格式刷】按钮可连续复制格式，而不必重复设定，直到按【Esc】键取消格式刷为止，也可以再次单击【格式刷】按钮取消其功能。关于"样式的应用"在本章第五节做专门的介绍。

4. 使用制表位　段落文字中要设定空白间隔时，除了使用空格键外，可以通过设定标尺制表位，迅速调整其精确的显示位置。

利用标尺刻度可以了解输出时实际的文档尺寸，刻度单位一般设定为公分。

（1）快速设定制表位：在水平标尺上有一些符号，除显示段落的左右边界，首行缩进等信息，还可以在标尺白色部分（文档编辑范围）设定多个制表位。只要在标尺上调整制表符的位置，数据便会随之更改。

如图 3-11 所示，在"个人简历"文档中，"基本信息"内容可以分四列显示，文本对齐在制表位上。

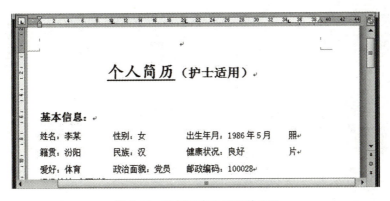

图 3-11 标尺制表位设置效果图

通过标尺上的制表位快速设定文字的对齐方式。制表符共有左对齐▙、居中▙、右对齐▟、小数点对齐▟、竖线对齐▮五种对齐方式,不同的制表符可以设定文字不同对齐方式,文档使用制表符后,可以拖动其修改制表位。

文字对齐一般常使用左对齐制表符,选择要设定制表位的段落,选择需要的制表符按钮,在标尺要设定的位置单击则出现制表符。光标定位在文字前,然后按一次 Tab 键,光标就会移到下一个制表位使各列文字对齐。

(2)精确设定制表位:想要精确设定文字对齐位置并在制表位前方加上前导符,就必须打开制表位对话框进行设定。

选择要重新设定制表位内容的段落,鼠标双击标尺上的已设定的制表位符号,或在"段落"对话框中单击【制表位】按钮,均可打开"制表位"对话框,选择【全部清空】按钮清除以前的设定,输入制表位精确位置,设置对齐方式与前导符,单击【设置】按钮即可,如图 3-12 所示。

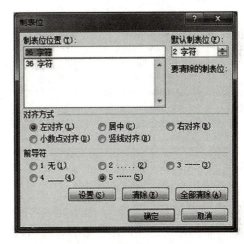

图 3-12 制表位设置窗口及其效果图

四、页面设置

字符及段落排版只是文档的局部处理,Word 页面设置可以从全局的角度提高文档的输出质量与美观,如设定纸张大小、页边距、版式等是 Word 页面设置的基本功能,这些设置可以在开始创建文档时进行,也可以在建立文档的过程中或者直到文档打印前进行。另外,还提供了一些其他文档编排功能,如分页、分栏、文字方向、奇偶页配置、文档主题和页面背景等,可以使文档更加赏心悦目。

1. **文档主题** 使用主题快速调整文档外观,主题是一套具有统一设计元素的格式选项,包括一组主题颜色(配色方案的集合)、一组主题字体(包括标题字体和正文字体)和一组主题效果(包括线条和填充效果)。通过主题功能帮助用户快速设置协调一致、美观专业的文档,简化了选择颜色或样式等外观的一系列设置过程,利用 Word 主题可使已有文档焕然一新,方法是:

打开"页面布局→主题"选项组中的【主题】按钮下拉列表,系统内置的"主题库"以图示的方式罗列了 20 余种文档主题,如图 3-13 所示,滑动鼠标,通过实时预览功能查看每个主题的应用效果,选择一种符合实际需求的主题,即可完成文档主题的设置。

使用"保存当前主题"命令,对当前所选主题颜色、主题字体以及主题效果的设置另存为

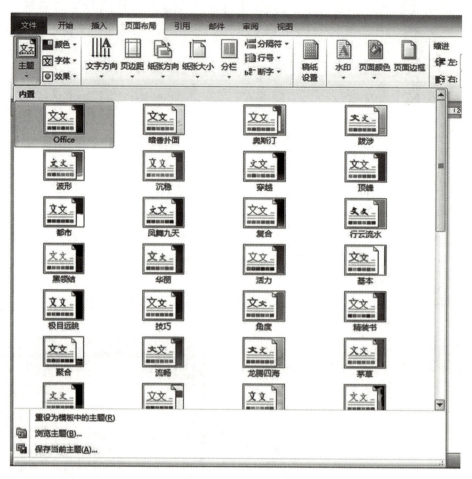

图 3-13　文档主题

自定义主题并可应用到新文档。

2. **页面背景**　通过"页面布局→页面背景"分组中的按钮设置页面水印、颜色和边框,文档的背景如果设定成水印效果会衬托出朦胧美,方法是:

单击【水印】按钮,在其下拉列表中选择"自定义水印"命令,出现"水印"窗口,如图 3-14 所示。

(1)图片水印:单击"选择图片"按钮,选择【插入】按钮,回到"水印"对话框,选择"缩放比

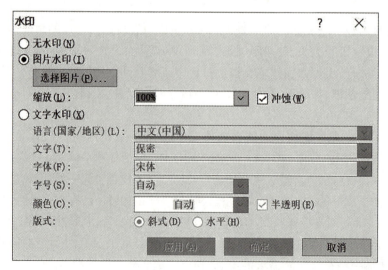

图 3-14　"水印"窗口

例"完成后,文档每一页衬上淡淡水印图片。

（2）文字水印:默认文字是"保密"修改为自己的内容,选择字体、字号和颜色,"斜式"版式即可。

3. **首字下沉**　为了突出文字格式对比效果,往往将文档段落中第一行的第一个字加大并且下沉,形成一种新的风格,称为首字下沉。方法是:定位插入点到所选段落,通过"插入→文本→首字下沉",可选择下拉列表中"下沉"或"悬挂"两种方式,如果选择"首字下沉选项"命令,可打开"首字下沉"对话框设置首字"下沉行数"和"距正文的距离"。

4. **分隔符**　分隔符主要包括分页符和分节符。文档中插入分隔符可以有效划分文档布局,使文档内容有机结合,排版简洁高效。

（1）插入分页符:文档充满一页后,Word 会自动分页,而文档不满一页需要分页时,可以人工插入分页符。具体操作方法是:

在页面视图中,将插入点移至待分页处,选择"插入→页→分页",或选择"页面布局→页面设置→分隔符"项,在其下拉菜单中选择"分页符"命令,如图 3-15 所示。

按【Ctrl+Enter】组合键也可以在光标插入点处插入分页符。如果删除人工分页符,只要把插入点移至分页符处,按【Del】键即可。

（2）插入分节符:默认情况下 Word 将整篇文档视为一节,采用相同的页面设置格式。如果一篇文档中需要采用不同排版格式,如不同的页面设置、页面背景、页眉、页脚等,就必须分节（图 3-15）,在【分隔符】下拉列表中选择"分节符"即可。

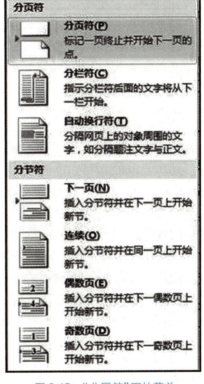

图 3-15　"分隔符"下拉菜单

5. **分栏**　Word 提供了分栏排版的功能,可以提高文档的阅读速度,也可以使文档版式生动活泼,分栏时正文的排列从一栏的底部到另一栏的顶部直至页面被填满,然后再开始下一页。方法是:

在"页面"视图中选定文本,通过"页面布局→页面设置→分栏",在其下拉列表中选择"更多分栏"项,打开"分栏"对话框,如图 3-16 左图所示,选择预设项或在"栏数"框中输入分栏数,在"宽度和间距"栏中,指定各栏的栏宽和间距,栏宽和间距的总和等于页面宽度,设置"分隔线"复选框,在"应用于"下拉列表中选择分栏应用于本节,如图 3-16 右图所示。

6. **页眉、页脚和页码**　页眉和页脚是文档的辅助信息,它们通常包含章节名、标题、页数、页码和日期等,是独立于原文档的公共基本信息,位于每个页面的顶部和底部的区域。Word 提供一组预设的页眉和页脚,用户也可以自定义页眉和页脚。

（1）插入页码:Word 页码具有自动依次编码的功能。"插入→页眉和页脚→页码"下拉列表,选择插入页码的位置,插入的页码是一个域,可以自动变化和更新。选中页码,单击"页

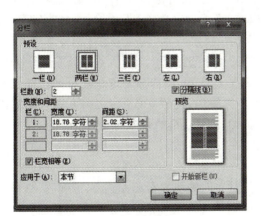

图 3-16　"分栏"对话框及分栏效果图

码"下拉按钮,通过"设置页码格式",可以选择"编号格式"和"页码编号"的起始页码,再选择页码位于页边距处的位置(图3-17)。

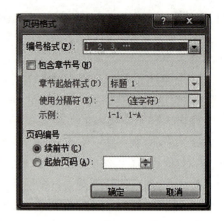

（2）插入页眉和页脚:因为只有在页面视图和打印预览视图方式下才能看到页眉和页脚的效果,所以在添加页眉和页脚时,必须先将文档先切换到页面视图方式,操作方法如下:

通过"插入→页眉和页脚→页眉或页脚"下拉列表可选择预设的样式,会出现"页眉页脚工具 | 设计"上下文选项卡,进入相应的页眉或页脚区域,然后输入相应的内容并进行格式化,关闭页眉页脚即可回到文档编辑区。

图 3-17　页码列表及页码格式对话框

（3）创建不同的页眉和页脚:如学位论文一般要求首页不显示页眉和页脚,奇数页和偶数页的页眉和页脚格式不同,可以进行如下操作,首先双击已经插入在文档中的页眉或页脚区域,此时在功能区中自动出现"页眉页脚工具 | 设计"上下文选项卡,在"选项"选项组中选中"首页不同"和"奇偶页不同"复选框,此时文档的第一页页眉和页脚被清除;在"页眉和页脚"分组中,单击【页眉】或【页脚】按钮,在其下拉菜单中选择"编辑页眉"或"编辑页脚",同时文档中的编辑光标出现,分别在奇数页和偶数页的页眉(或页脚)中输入相应的内容并格式化即可。

需要注意的是:创建"奇偶页不同"的页眉或页脚时,在分别做奇数或偶数页的页眉和页脚之前均需要先单击 链接到前一条页眉 按钮,将其点成不选中状态,才可以在奇数页和偶数页的页眉(或页脚)中输入相应的内容并格式化,这样就可以保证在编辑完奇数页、偶数页的页眉和页脚之后,首页、奇数页、偶数页的页眉页脚不同。

（4）删除页眉和页脚:方法是选择"插入→页眉和页脚→删除页眉或删除页脚"。

（5）修改页眉和页脚:方法是在页眉或页脚栏中双击鼠标左键,切换到页眉或页脚栏就可以修改页眉或页脚的内容。

五、文档打印

（一）打印设置

1. 纸张大小和方向　常用的纸张格式有 A3、A4、A5、B4、B5、8K、16K、信纸等,其尺寸各不相同。通过"页面布局→页面设置→纸张大小",在其下拉列表中可以选择纸张大小,或者单击列表最后一项"其他页面大小",打开"页面设置"对话框,如图 3-18 中的"纸张"选项卡对话框所示,可查看纸张尺寸,并选择纸张大小;也可以在"高度"和"宽度"框中输入自定义纸张的长和宽。"方向"组中可选"纵向"或"横向"。

2. 设置页边距　"页面设置"对话框中,选择"页边距"选项卡,在上、下、左、右框中分别填写上边距、下边距、左边距、右边距的数值;如果需要装订,可以选择装订线在页面顶端或是左侧,见图 3-18 中的"页边距"选项卡对话框所示。当编辑、排版完成后,文档可以打印输出了,打印前先查看排版内容是否理想,如果满意则打印,否则可继续修改与编排。

3. 打印预览　编辑文件时,有时候需要观看文件的整体效果,此时只要调整文件的显示比例,就可以缩小或放大文件的显示比例。

编辑完成的文件,先利用打印预览功能,观看整页文件排列方式,确定版面正确后,再将文件打印出来。

方法是选择"文件→打印"项,右侧窗格中会出现预览窗口。在预览效果图的右下角有显

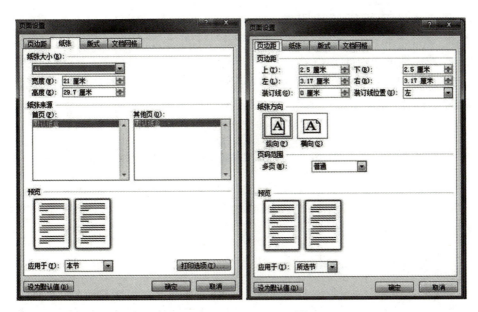

图 3-18 "页面设置"对话框

示比例滑块和缩放到页面，通过拖到滑块可以调节显示的比例或直接点击缩放到页面按钮来查看整页效果。

（二）打印控制

确定文档版式正确后，选择打印按钮打印输出。

有时候需要打印文档的一部分或需要打印多份，或者要改变默认的设置等，通过"文件→打印"项，在"打印"窗口区进行设置，如图 3-19 所示，在"打印所有页"右侧的下拉菜单中选择

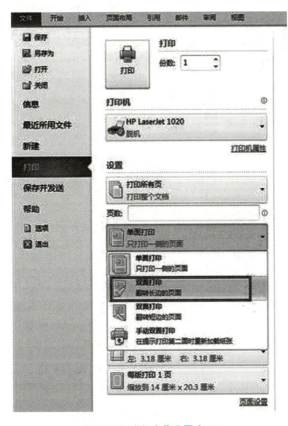

图 3-19 "打印"设置窗口

打印选项，若选择"打印所有页"，则将整个文档全部打印出来；选择"打印当前页"，则打印光标所在的那一页；选择"自定义打印范围"，然后在"页数"空格中输入页码，则打印指定的页码；单击打印按钮即可开始打印。

通过"单面打印"右侧下拉菜单中选择"双面打印"或"手动双面打印"可以实现纸张双面打印功能。

第二节　Word 表格操作

Word 提供的表格处理功能，不仅可以方便地制表，还可以通过套用表格样式、实时预览等功能，最大限度地简化了表格的格式化操作，可以轻松创建专业、美观的表格。

一、表格的创建和编辑

表格常常是由行和列构成，横向为行，纵向为列，由行和列组成的方格，称为单元格。在单元格中分别填写文字、数字等书面材料，与一般文件的文本编排方式相同，只是以单元格为单位。

（一）建立表格

在 Word 文档中可以通过多种方法创建表格，主要集中在"插入"选项卡的"表格"分组中。

1. 实时预览创建表格　单击"表格"分组中【表格】按钮，在下拉列表中沿网格滑动鼠标指针指定表格的行数、列数，可以在文档中实时预览到表格的大小变化，如图 3-20 所示，单击鼠标左键即将一个指定行列数目的表格插入到文档中。

2. 使用插入表格命令　选择"表格"分组中的"插入表格"命令，在"插入表格"对话框中，设置表格的行数、列数及列宽即可出现规则表格。

3. 手动绘制表格　在"表格"分组中选择"绘制表格"项，使用绘制表格功能，或选择"开始→段落→表格和边框"下拉列表中的【绘制表格】按钮，如同用笔一样随心所欲地绘制出更复杂的表格，若有错误，选定表格，在功能区会出现"表格工具"选项卡，可用工具区的橡皮按钮进行修正。

4. 使用快速表格　Word 2010 提供的"快速表格库"包含一组预先定义好格式的表格，可以从中选择库中表格快速创建表格，选择"表格"分组中的"快速表格"命令，打开系统内置的"快速表格库"，提供了许多不同的表格样式，根据实际需要选择，插入文档后用实际的数据替换表格中的占位符数据，这样大大节省了用户创建表格的时间，同时减少了用户的工作量，使插入表格操作变得十分轻松。

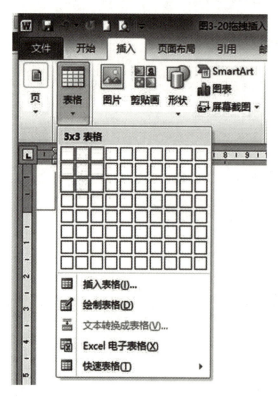

图 3-20　拖拽插入表格

5. **文字与表格的转换**　首先将文本用段落标记、逗号、制表符以及空格等其他特定字符隔开,然后选定要转换成表格的文本。单击"表格"分组中"文本转换为表格"命令,弹出如图3-21所示的对话框。

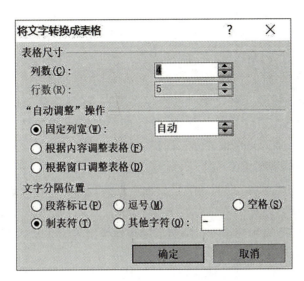

图 3-21　"将文字转换成表格"对话框

在"将文字转换成表格"对话框中的"表格尺寸""列数"选区中的数值为 Word 自动检测出的列数。用户可以根据具体情况选择所需要的选项,在"文字分隔位置"选区中选择分隔符。设置完成后,单击【确定】按钮,即可将选定文本转换成表格。

类似地,选择表格,通过"表格工具|布局→数据→转换为文本"可将所选表格转换为文本,将表格中的数据保留下来,去除了表格边框。

（二）编辑表格

当文档中插入表格后,光标定位在表格的任意位置,功能区会出现"表格工具"的"设计"和"布局"两个选项卡,利用如图 3-22 所示"表格工具|布局"选项卡,可以调整表格行高、列宽,修改表格行列数,进行单元格、行列的插入、删除、拆分、合并,还可以对行列分布、单元格对齐方式进行设置。

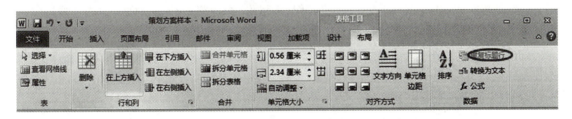

图 3-22　"表格工具|布局"功能区

1. **基本设置**　单击"表"选项组中的"属性"按钮,打开"表格属性"对话框可以设置表格的整体对齐方式、表格行、列和单元的属性。

（1）调整行高、列宽:在"单元格大小"分组中调整行高与列宽,选择"自动调整"命令,出现子菜单后,再选择一种调整的方式可以设定为自动调整大小。

（2）插入单元格、行或列:光标定位要插入的位置,在"行和列"分组中单击相应的按钮或单击右下角按钮会弹出插入单元格对话框,可在表格中插入一空白单元格、行或列。

（3）删除单元格、行或列:选择想要删除的区域,在"行和列"分组中单击【删除】按钮,在其下拉列表中选择相应的项即可。

（4）合并单元格：选定要合并的单元格区域，在"合并"分组中单击【合并单元格】按钮即可。

（5）拆分单元格：选定要拆分的单元格，在"合并"分组中单击【拆分单元格】按钮，会出现"拆分单元格"对话框，输入所要拆分的列数、行数后可完成拆分单元格工作。

（6）对齐和分布：选择表格区域，在"对齐方式"分组中有九种单元格内容对齐方式，选择所需的按钮即可。

2. 设置标题行跨页重复　在文档中内容较多的表格，难免会跨越 2 页或更多页面。此时，如果希望表格的标题可以自动地出现在每个页面的表格上方，方法是鼠标指针定位于表格标题行中，单击"数据"分组中的【重复标题行】按钮即可（图 3-22）。

（三）表格数据的计算与排序

在表格中输入数据后，Word 在制作表格过程中提供简易的计算公式和数据排序。

1. 单元格坐标编码　表格的列坐标以 A、B、C……英文字母编号，表格的行坐标以 1、2、3……数字编号。所以，第 A 列与第一行所组成的单元格编码为 A1，第 B 列与第 3 行所组成的单元格编码为 B3。

2. 数据范围　可以用两个单元格编码来代表某一范围的数据，例如：B2:C3 代表 B2、B3、C2、C3 四个单元格，所以计算上述四个单元格的和，可以表示为：SUM（B2:C3）。另外，也可以用英文单词表示数据范围：Above 表示选中单元格上方所有的单元格。Left 表示选中单元格左方的所有的单元格。Right 表示选中单元格右方的所有的单元格。

3. 操作符　操作符指计算的符号，例如：+、—、*、√、^、<、=、>、<>等是常用的操作符。

4. 自动求和　在 Word 2010 中没有将自动求和按钮放在功能区中，所以我们要使用自动求和工具，可以先利用之前学习的自定义功能区的方法，将求和按钮添加到"插入"选项卡的自定义"计算"分组后，光标定位于结果单元格，选择"插入→计算→求和"按钮 **Σ**，即可计算出插入点所在单元格上方或左方单元格中数值和。

5. 利用公式或函数计算　例如：在单元格 C2、D2、E2 中输入 100、80、85，求三个单元格数值总和，将结果显示在 F2 单元格中。操作步骤如下：

光标定位于求和结果单元格 F2 中，选择"布局→数据→公式"按钮 **fx**，出现"公式"对话框，会显示公式 = SUM（Left），单击"确定"按钮，表格 F2 单元格中会显示公式的计算结果。相当于在公式文本框中输入" = C2+D2+E2"或" = SUM（C2:E2）"。

如果在 F2 单元格中计算单元格 C2、D2、E2 的平均值，在"公式"对话框中，单击粘贴函数列表框中选择 AVERAGE（ ）粘贴函数，如图 3-23 所示，单击"编号格式"文本框右边的向下箭头，选择结果所需的数字格式即可。

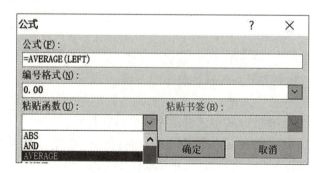

图 3-23　"公式"对话框

6. 表格数据排序 排序是把表中数据依照升序或降序来排列。在计算机中如果数据内容是数字,计算机会直接比较其大小;如果数据内容是文字,例如:姓名,通常是比较其拼音字母顺序或笔画数。

表格数据的每一行又称为一条记录,而用来比较大小的字段称为"关键字",Word 可以由用户来决定三个关键字来进行比对,当第一关键字相同时,则比较第二关键字,以此类推。方法是:选择"布局→数据→排序"按钮,在"排序"对话框中选择"有标题行",表示表格的第一行为标题行,此行不参加排序。

二、表格的格式设置

格式化表格主要通过"表格工具"的"设计"和"布局"两个选项卡。对绘制表格、表格的样式、加边框和底纹等的设计命令主要集中在"表格工具|设计"选项卡中(图 3-24)。

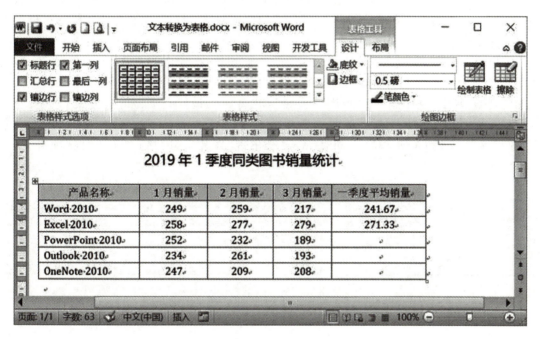

图 3-24 "表格工具"设计功能区窗口

1. **表格线型和粗细** 选择需要改变线型的表格区域,在"表格边框"分组中的"线型"列表框和"粗细"列表框中选取所需的线型和粗细,再选择"表格样式"分组中的边框按钮,应用到下拉列表中对应的边框线即可。

2. **边框与底纹** 选定表格或单元格,单击"表格样式"分组中的"边框"按钮,在其下拉列表中选择"边框和底纹",出现"边框和底纹"对话框后,选择"边框"选项卡,在选定的表格区域选择需要的边框样式;选择"底纹"选项卡,从填充区选择底纹的颜色,可以修改成自己喜爱的样式。

3. **表格样式** 使用"表格工具|设计"选项卡中的表格样式可以快速设置表格格式,将光标设定在表格里,从"表格样式"分组中选择一种格式,单击即可。

除了套用表格内定的样式外,你可以依照个人的需求去做不同的格式设定,并将其格式设成一个新的表格样式,新增到表格样式后,可以随时套用所自定义的表格样式,如设定医学论文中的"三线表格"成为可套用样式。

第三节　图　文　混　排

文档中配上合适的图片和图形,能使文档达到图文并茂的效果。图文混排操作主要集中在"插入"选项卡中。

一、图形功能

Word 中插入的图片可以是程序本身自带的剪贴画,可以是来自磁盘文件,也可以插入屏幕截图,并可以根据需要对文档中的图片进行裁剪和修饰,使图片更加靓丽夺目。

（一）插入图片

在"插入"选项卡的"插图"分组中,可选项有"图片""剪贴画""形状""SmartArt""图表"和"屏幕截图"等选项与按钮,下面以"剪贴画"为例说明插入操作,其他对象的插入可以根据相关内容提示操作。

定位插入点,选择"剪贴画"按钮,打开"剪贴画"窗格:在搜索文字文本框中可以输入剪贴画文件名如"人物",或与剪贴画相关的单词或词组如"医生",在"结果类型"下拉列表中选择剪贴画类型,其中包括"插图""照片""视频"和"音频",设置完成,单击【搜索】按钮,列表框出现符合搜索条件的剪贴画,选择合适剪贴画,并在其右侧的下拉菜单中选择"插入"命令,即可将剪贴画插入到文档中,同时,Word 会出现"图片工具|格式"上下文选项卡,如图3-25 所示。

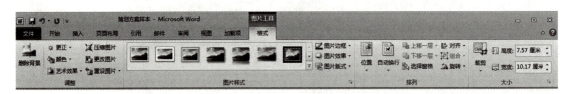

图 3-25　图片工具功能区

（二）设置图片格式

当文档中插入图片并选中图片后,图片周围会出现 8 个空心小方块,功能区出现"图片工具|格式"选项卡,拖动控制点可改变图片大小,设置图片的环绕方式、位置和边框等格式。

1. 设置图片与文字环绕方式　环绕决定了图形之间以及图形与文字之间的排版方式,选择"排列"选项组中的"自动换行"下拉列表,不同环绕设置有嵌入型、四周型环绕、紧密型环绕,在文档中的布局效果不同,产生衬于文字下方、浮于文字上方、穿越型环绕、上下型环绕等环绕方式,其中最基本的两种形式是嵌入(在文字层中)与浮动(在图形层中)。

2. 设置图片在页面上的位置　根据文档类型布局图片,选择"排列"选项组中的"位置"命令,在展开的下拉选项菜单中选择需要采用的位置布局方式,或在"位置"下拉选项列表中选择"其他布局选项"命令,打开"布局"对话框,在"位置"选项卡中根据需要设置相关选项。

3. 设置图片样式　在"图片样式"组中选择所需的图片样式,文档中的图片立即以全新的样式展现,单击"图片样式"组的其他按钮,在展开的图片样式库中系统提供了许多图片样式,如果还不能满足要求,可通过"图片版式""图片边框"和"图片效果"三个命令按钮对图片进行多方面的属性设置。

4. 进一步调整图片格式　通过"调整"分组中的"更正""颜色"和"艺术效果"命令可以自由调节图片的亮度、对比度、清晰度以及艺术效果。在"调整"分组中选择"颜色"按钮，在弹出的下拉列表中选择"设置透明色"命令，使鼠标指针变成 形状时，在图片中单击相应的位置指定透明色，图片中被颜色覆盖的文字会显示出来。

5. 删除图片背景与裁剪图片　插入文档中图片，往往由于原始图片的大小、内容等因素不能满足需要，通过去除图片背景及剪裁图片完成图片的处理。方法是：选择图片，选择"调整"分组中的【删除背景】按钮，此时在图片上出现遮幅区域；在图片上调整选择区域拖动柄，使保留的图片内容浮现出来，如图 3-26 所示，调整完成后，在"背景消除"上下文选项卡中单击【保留更改】按钮，完成图片背景的消除。

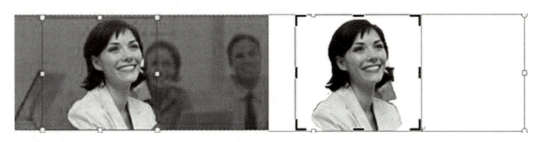

图 3-26　删除图片背景并裁剪图片大小

虽然图片的背景消除，但图片大小与之前的图片相同，需要将不需要的空白区域裁剪掉。方法是：选择"大小"分组中的【裁剪】按钮，然后在图片上拖动选择边框滑块，调整到适当的图片大小（图 3-26），调整完成后，如果需要裁剪出更加丰富的效果，可以打开【裁剪】按钮下拉列表选择合适的命令再进行裁剪，按【Esc】键退出裁剪操作。

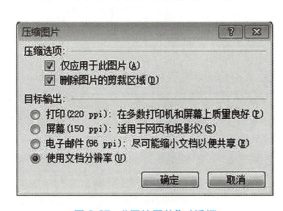

图 3-27　"压缩图片"对话框

此时文档中保留裁剪了多余区域的图片，选择"调整"分组中"压缩图片"按钮，打开"压缩图片"对话框，如图 3-27 所示，选中"压缩选项"区域中的"删除图片的裁剪区域"复选框，可以彻底删除图片中被裁剪掉的多余区域。

（三）绘制图形

Word 中绘图是指一个或一组图形对象。使用"插入"选项卡功能区的相应工具在文档中绘制图形，并通过颜色、边框或其他效果对其进行设置。

1. 插入自选图形　单击"插图→形状"下拉列表，打开自选图形单元列表，可以从中选择所需的图形单元绘制常见图形，通过拖出、调整大小、旋转、翻转、设置颜色和组合等来制作复杂的图形；若利用富有层次感的"阴影""三维效果"等功能，能使图形绚丽多彩。

2. 插入艺术字　艺术字可用来制作特殊文字效果，例如制作标题、海报和广告等。

（1）建立艺术字：选择"文本"分组中【艺术字】按钮，打开的艺术字预设样式面板，选择一种合适的艺术字样式，会出现艺术字效果，同时在功能区出现了"绘图工具|格式"选项卡，如图 3-28 所示。

（2）编辑艺术字：输入文本或选择艺术字可以对已有艺术字文本进行形状、大小、旋转、文字竖排及对齐方式等编辑。通过"绘图工具|格式→艺术字样式→文本效果"下拉列表中的"转换"命令，可以改变艺术字图案形状（图 3-28）。

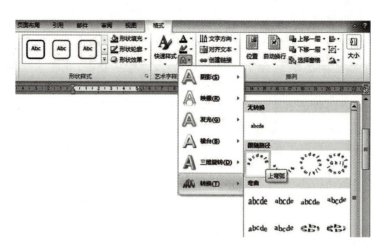

图 3-28 "绘图工具|格式"功能区

3. 使用文本框 文本框是装载图形、表格、文字等各种对象的特殊容器,利用文本框可以改变文本版面,打破字符录入式规则排版的局限,可放置到文档页面的指定位置,不必受段落格式和页面设置等因素的影响。

(1)插入文本框:插入文本框之前,最好将视图方式设置为页面视图,以便准确观察文本框的位置和大小。

Word 内置有多种样式的文本框,选择"文本"分组中的【文本框】按钮,在打开的内置文本框面板中选择一种合适的文本框类型,也可以单击面板下面"绘制文本框" 或"绘制竖排文本框" 命令,此时鼠标指针变成了十字形状。定位插入点,松开鼠标,即可创建出一个空文本框。也可以选定文本后选择"绘制文本框"命令,所选文本成为文本框内容。

(2)快速改变文本框位置和大小:使用拖动鼠标,快速改变文本框位置和大小。文本框的位置发生变化时,Word 会自动调整该文本框周围的文本,使之达到和谐的排版,而无需人工干预。另外,文本框大小的调整与图片图形大小的调整相同。

(3)"设置文本框格式"对话框的使用:选定文本框,功能区出现"绘图工具|格式"选项卡,可对文本框的格式进行设置,也可选定文本框后右击菜单,在快捷菜单中选择"设置形状格式",或在"绘图工具格式"功能区,单击"艺术字样式"分组右下按钮,打开"设置文本效果格式"对话框,改变文本框边框线、填充颜色、大小、阴影等格式。

4. 插入 SmartArt 图形 智能图形可以使单调乏味的文字以条理化的观点展开,促进阅读者理解与记忆。创建 SmartArt 图形的方法是:定位插入点,在"插图"分组中单击【SmartArt】按钮,打开如图 3-29 所示的对话框,在"选择 SmartArt 图形"对话框中列出了所有 SmartArt 图形的分类,以及每个 SmartArt 图形的外观预览效果和详细的使用说明信息。

在左侧的"列表"类别中选择"垂直框列表"图形,单击【确定】即可在文档中插入垂直列表结构图,可在文本编辑区域内直接输入所需信息来替代占位符文本,也可以在"文本"窗格中输入,当添加或编辑内容时,图形会自动更新,即根据"文本"窗格中的内容自动添加或删除形状。

二、符号与数学公式

在科技论文中,经常需要建立和使用数学公式,Word 提供了多种常用的内置数学公式供用户直接插入到文档中。

1. 直接调用内置公式 通过"插入→符号→公式",打开内置公式列表,选择需要的公式

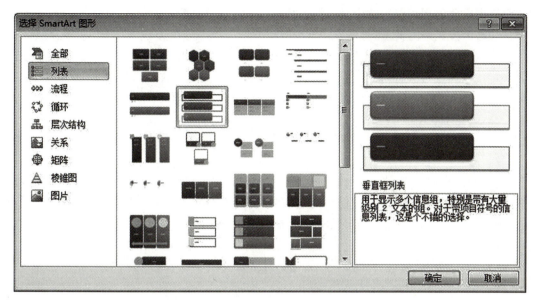

图 3-29　"选择 SmartArt 图形"对话框

"傅里叶级数"项即可。

2. **自定义公式**　光标定位在插入点,通过"插入→符号→公式"下拉列表中的"插入新公式"命令,文档中会出现"在此键入公式"的编辑框。同时功能区会出现"公式工具|设计"的上下文选项卡。如图 3-30 所示,选择所需的公式模板实现公式的编排。

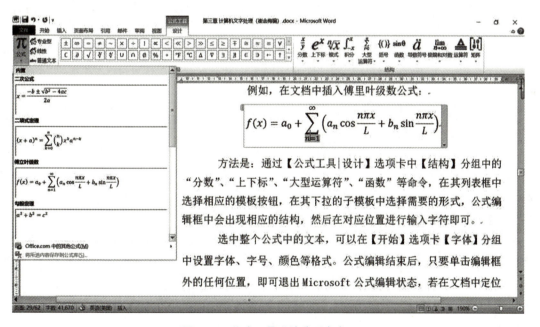

图 3-30　公式工具设计选项卡窗口

例如,在文档中插入傅里叶级数公式:

$$f(x) = a_0 + \sum_{n=1}^{\infty} \left(a_n \cos \frac{n\pi x}{L} + b_n \sin \frac{n\pi x}{L} \right)$$

方法是:通过【公式工具|设计】选项卡中"结构"分组中的"分数""上下标""大型运算符"和"函数"等命令,在其列表框中选择相应的模板按钮,在其下拉的子模板中选择需要的形式,

公式编辑框中会出现相应的结构,然后在对应位置进行输入字符即可。

选中整个公式中的文本,可以在"开始"选项卡"字体"分组中设置字体、字号、颜色等格式。公式编辑结束后,只要单击编辑框外的任何位置,即可退出 Microsoft 公式编辑状态,若在文档中定位公式可再次启动"公式工具|设计"选项卡,以便对公式进行修改。

第四节 邮 件 合 并

邮件合并(mail merge)是利用 Word 的文档合并功能,把数据文档的每一笔数据填入到预先制好的文档中,以便把同一份文档批量给不同的对象,邮件合并常用于信函、电子邮件、信封、标签等相关事务的处理,经常用于学生录取通知书、学期成绩单或医生胸卡等的批量生成。

一、邮件合并基础知识

1. **域** Word 中的特殊命令,插入域时会自动产生括号,其中由域名(域代码)和选项开关构成。利用 Word 域可以实现许多复杂工作,如自动编制页码、创建目录、插入题注、插入文档属性,实现邮件合并、执行数学运算等。

2. **主文档** Word 提供的邮件合并是将相同内容创建为主文档,主文档与一般文档的编辑排版方式完全相同。

3. **数据源** 将不同的信息创建为数据列表或数据库。数据库由多条记录所组成,而每一条记录又由多个字段(如姓名、电话、电子邮件、家庭住址等)组成。

4. **合并文档** 利用插入域,在主文档中插入数据列表中的字段名称。如将"姓名"字段域合并到主文档中,然后检查与打印文档即可完成多个文档的输出。

二、邮件合并的方法

邮件合并使用"邮件"选项卡,通过 Word 提供的向导完成邮件合并。

1. **创建或打开主文档** 在"开始邮件合并→文档类型",或使用"邮件合并分步向导",出现"邮件合并"任务窗格后,也可以"选取文档类型"区,单击"下一步:正在启动文档",在"选择开始文档"区选择"使用当前文件"。

2. **选取收件人** 主文档确定后,单击下一步,选取收件人,如果"使用现有列表"则单击【浏览】按钮,选取已有数据源文件。如果选择"键入新列表",则单击【创建】按钮,打开"新建地址列表"窗口,即时输入数据源数据内容条目,并选择文档要"保存位置"和数据源"文件名称",单击【保存】按钮后,出现"邮件合并收件人"窗口,可添加或删除收件人。完成以上操作后,会自动产生一个 Access 的数据表文档,且每当打开主文件时,主文件就会自动链接这个数据表文档。

3. **在主文档中插入合并域(数据列表字段名称)** 选择好收件人列表后,功能区的"编写和插入域"分组中的命令激活,光标定位文档中需要插入合并域字段的位置,选择"编写和插入域"分组中的【插入合并域】按钮▣,选择要合并的名称,则字段名出现在主文档中,完成合并操作。

4. **检查文档** 单击【预览结果】按钮▩,核对文档正确无误,利用【首记录】、【上一记录】、【下一记录】、【尾记录】,查看各笔数据合并至文档的结果。

5. 合并或发送文档 文件查看无误后可选择"编辑单个文档",出现"合并到新文档"窗口,便可生成新的文档,进行保存文档或选择"发送电子邮件",批量发送电子邮件,合并文件也可直接打印出来,可以选择"打印文档"。

三、批量制作信封

利用已建立的通讯录数据源书写信封,使用邮件合并中专门的信封向导或者邮件合并分步向导完成。

1. 中文信封向导

第1步:在 Word 文档中,通过"邮件→创建→中文信封",弹出"信封制作向导",单击【下一步】按钮,根据实际情况在"信封样式"下拉列表中选择所需要的信封样式,如"国际信封-C6"(162×114),预览区可观看样式效果。

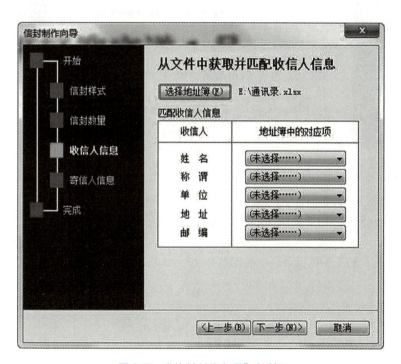

图 3-31 "信封制作向导"对话框

第2步:单击【下一步】按钮,进入"信封制作向导"的生成选项对话框,如果只制作一个信封,则选中"生成单个信封"单选钮;如果生成批量信封,则选中"基于地址簿文件,生成批量信封"单选钮,然后单击【选择地址簿】按钮,弹出"打开"文件对话框,选择文件类型为"Excel",选择要使用的地址簿文件。

第3步:单击【打开】按钮,返回"信封制作向导"对话框,在"匹配收件人信息"列表中进行相应的匹配(图3-31),单击【下一步】按钮,在弹出的对话框中输入寄件人信息。

第4步:继续单击【下一步】按钮,弹出"完成"对话框,单击【完成】,生成如图3-32 所示的信封文档。

2. 使用邮件合并向导制作信封

第1步:通过"邮件→开始邮件合并→信封"选项,对信封的类型和尺寸进行相关设置后,返回"邮件合并"向导。

第2步:单击【选择收件人】按钮下拉列表,选择"使用现有列表",打开"选取数据源"对话

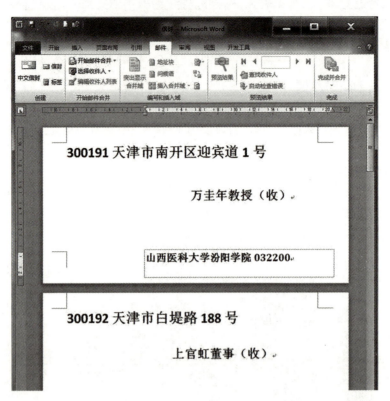

图 3-32 "信封"文档窗口

框,选择要使用的地址簿文件,打开"邮件合并通讯录.xlsx"。

第 3 步:光标定位信封预留区文本框,单击【插入合并域】按钮下拉列表相应域名,并修改信封内容和格式。

第 4 步:单击【完成合并】生成一个名称为"信封 1"文档。

第五节　样式的应用

一、样式

样式是指一组已经命名的字符和段落格式。使用样式可以省去一些格式设置上的重复性操作,使长文档的编辑、排版、阅读和管理更加轻松自如。应用样式排版医学论文,以使文章更加专业美观。

样式的建立在"开始"选项卡"样式"分组的快速样式窗格中的内置有正文、标题 1、标题 2、标题 3 等样式,用户可以从中选择并多次套用到文档中,以便为文本快速应用现有样式。

1. **创建新样式**　当内置样式无法满足用户的需要,可依据现有的文本格式创建新样式,即"将所选内容保存为新快速样式",也可以自己定义样式,在"样式"任务窗格中选择【新建样式】按钮,出现"根据格式设置创建新样式"对话框,如图 3-33 所示,在属性区设定样式名称、类型等,设定样式的"字体""段落"等格式后,可以在"样式"分组右下角箭头的下拉列表中出现刚才所定义的样式。

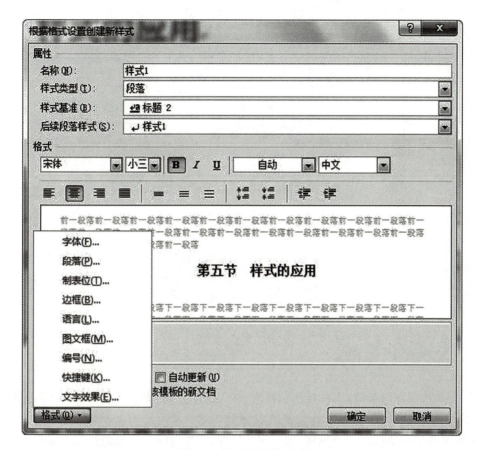

图 3-33 "新建样式"对话框

2. 修改样式 通过选择样式名称旁的下拉列表,选择修改命令,出现"修改样式"对话框,可以进一步对样式进行修改。

3. 应用样式 选择文本或光标定位于段落,若应用自定义样式可以点击"样式"分组右下角的箭头,从下拉列表中选择一种样式名称单击即可。

4. 删除段落样式 不需要的样式可将其删除,以免样式菜单中太多选项,影响选择的效率。在"样式"任务窗格中选择想要删除的样式,然后单击样式名称旁的下拉列表中"删除",出现询问窗口,选择"是"即可删除样式,文件中套用此样式的段落会改为内置"正文"的样式。

若选择文本,使用"样式"任务窗格中的"全部清除"命令,在自定义样式不删除情况下清除文本的样式成为内置"正文"样式。

5. 管理样式 把样式设定为通用的样式或应用于其他文档。在文件中设定样式后,此样式只适用于该文件,若打开其他文件或新的文件,样式栏并不会出现此样式名称,若碰到常用段落样式时,可以将它设定成通用的样式,存在于默认文档 Normal. dot(也称共用模板)。如此一来,就可以在每一个文档文件中使用该样式了,而不必要重新设定。操作方法如下:

打开"样式"工作窗格,选择【管理样式】按钮，打开"管理样式"对话框,单击左下角的【导入导出】按钮,会弹出"管理器"对话框,如图 3-34 所示。

在"管理器"对话框中,从左侧选择想要复制的样式名称,选择【复制】按钮,样式名称会出现在右侧列表中,关闭窗口即可,刚才选取的段落样式就会变成通用样式,当下一次打开新的Word 文档时,在"样式"任务窗格中,就会显示所复制的段落样式。

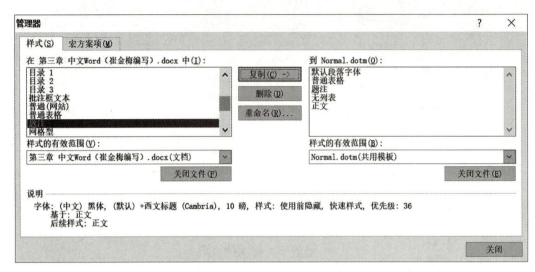

图 3-34 样式"管理器"对话框

二、生成多级标题

标题使文档层次清晰,可以由若干项目构成。在标题前加上编号或某些特定的符号,提示项目的开始,以方便阅读,标题开始位置的符号称为项目符号。有时标题项目有先后顺序要求,在编排时要给每个项目一个编号,表示内容顺序,简单的标题可以通过段落编排实现,多级标题可以通过设置项目符号或设置多级编号进行格式处理。

(一)使用项目符号与编号

1. **自动创建项目符号列表** 最方便的方法是在键入文本时,先输入一个星号" ＊ ",然后按键盘上的空格键或"Tab"键,星号自动变为项目符号" ● ",输入文本,按回车键后自动插入下一个项目符号,这样逐段输入,每段前都有一个项目符号,如果要结束自动添加的项目符号,可以按【BackSpace】键删除插入点前的项目符号,再按一次【Enter】键即可。

2. **为现有文本添加项目符号与编号** 使用"开始→段落→项目符号"按钮 ，选择相应按钮的下拉列表中的"定义新项目符号"(或"定义新编号格式")选项,打开"定义新项目符号"(或"定义新编号格式")对话框,选定或设置"项目符号"或"编号"的样式、位置,改变图片样式或符号样式等。

(二)应用多级项目编号

为使文档内容更具层次感和条理性,经常使用多级编号列表,选择多级符号的文字内容,选择"开始→段落→多级列表"中"定义新的多级列表"命令项。

出现"定义新多级列表"窗口,如图 3-35 所示,从级别中选择想要设定的级别数,设定该级别的编号格式:第 1 章,设定编号样式,如 1、2、3……;设定起始编号及其字体,如 3 等,在将级别链接到样式下拉列表中选择无样式。第 1 级别的设定后,使用相同的方法,重复第 2 级别、第 3 级别等其他级别的设定。

单击【确定】按钮回到文档窗口后,如果各项目的符号级别不正确,可使用"段落"分组中的【减少缩进量】和【增加缩进量】两个按钮 ，调整项目符号或编号的级别。

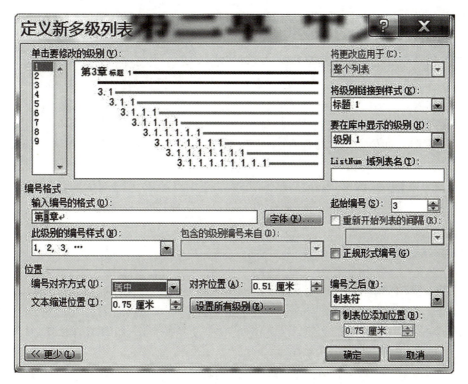

图 3-35　"定义新的多级列表"窗口

三、编辑目录

目录是快速检索和查阅文档内容必不可少的手段,最简单的方法是利用之前学习的样式的建立与应用,在文档中正确应用了具有大纲级别格式的各级标题样式后,可以非常方便地应用 Word 自动创建目录。

将光标定位到要插入目录的位置,选择"引用→目录"下拉列表中的一种内置目录样式即可。如果需要自行设置目录样式,则通过"插入目录"命令,打开"目录"对话框中的"目录"选项卡,如图 3-36 所示。

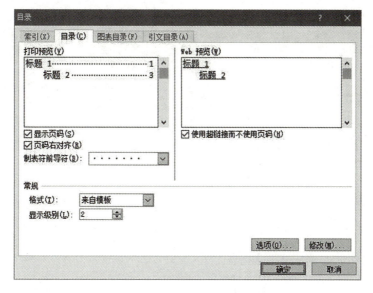

图 3-36　"插入目录"对话框

在"目录"选项卡中选中"显示页码"和"页码右对齐"复选框；在"制表符前导符"下拉列表框中选择标题名和对应页码间的连接符号；在"常规"栏中设置"目录级别"和"格式"等属性，Word 默认的目录级别是 3 级，如果在"目录级别"框中键入数字 2，Word 就会在插入点处生成包含 2 级标题的目录。

在编制目录后，如果文档的内容有所改变，Word可以很方便地对目录进行更新，单击"目录"功能分组中的【更新目录】命令，弹出"更新目录"对话框，如图 3-37 所示，在该对话框中选择更新类型即可，或在目录上右击鼠标，从弹出的快捷菜单中执行【更新域】命令也可对目录进行更新。

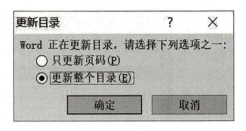

图 3-37 "更新目录"对话框

四、使用引用

（一）插入脚注和尾注

脚注和尾注是对正文内容的补充说明。通常脚注是与本页内容有关的说明，位于每一页的底端，如注释；尾注是与整篇文档有关的说明，位于文档的末尾，如引用的参考文献。脚注和尾注均通过一条短横线与正文分隔开，都比正文文本字号小一些。

插入脚注和尾注的操作方法如下：选择要添加脚注和尾注的文本，或定位于文本的右侧，通过"引用→脚注→插入脚注或插入尾注"，光标定位处出现一个数字序号，在脚注或尾注区域处输入注释文本即可。通过单击"脚注"功能分组右下角的箭头，弹出"脚注与尾注"对话框，如图 3-38 所示，其中【转换】按钮，可以实现脚注与尾注的相互转换。除此之外，还有格式选项，可以对脚注和尾注的编号格式、起始编号及应用范围等进行设置。

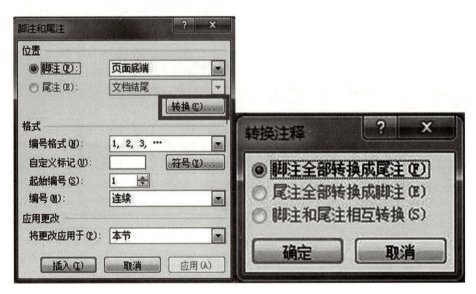

图 3-38 "脚注和尾注"对话框

查阅脚注和尾注时，通过"开始→编辑→查找"下拉列表，选择"转到"命令，弹出"查找与替换"对话框，切换到"定位"选项卡，在"定位目标"列表中选择脚注或者尾注，在输入框中输入"脚注"或"尾注"的序号，单击【上一处】或者【下一处】按钮即可。

（二）题注的插入与引用

题注是一种可以为文档中的表格、图表、公式或其他对象添加的编号标签。

插入图片或表格题注的方法是:将光标定位在要插入题注的位置,然后通过"引用→题注→插入题注",会弹出"题注"对话框,如图 3-39 所示,单击"标签"右侧的下三角,选择标签或输入标签为"图",单击【编号】按钮,会弹出"题注编号"对话框,在这个对话框中可以设置编号的格式、是否"包含章节号"等。单击【确定】按钮之后,在图的下方就会出现"图 3-××",然后将图的说明性文字跟在其后即可。另外在"样式"中可以修改题注的相关格式。

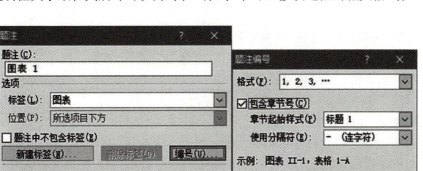

图 3-39　"题注"与"题注编号"对话框

通过交叉引用的方式在文中引用各个图片的题注,交叉引用题注的步骤是:将光标定位在要引用题注的位置,通过"引用→题注→交叉引用"按钮,会弹出"交叉引用"对话框,如图 3-40,选择引用类型,设定引用内容,指定所引用的具体题注,单击【插入】按钮,在文档的当前位置插入引用。

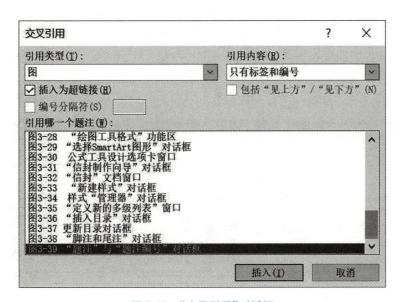

图 3-40　"交叉引用"对话框

如果在文档的编辑过程中对题注执行了添加、删除或移动操作,则可以一次性更新所有题注编号,而不需要再进行单独调整。

第六节　模板的应用

Word 文档是以模板为基础,模板决定文档内容和格式等的框架,模板的应用实际上是指新建一个文档时选用一个合适的模板,即基于已有的模板创建一个新文档。可以说,创建新的 Word 文档的过程就是模板应用的过程。使用模板可以提高编排文档的效率,避免重复劳动,同时保证不同文档的格式严格统一。

一、创建模板

模板是已经定义好的一些格式和文字的文档,是一类特殊的文档,模板决定文档的基本结构和页面设置,用户在创建自己的文档时,可以选择一个模板,然后进行添加、修改、删除等字处理操作,使一篇文档可以很快完成制作。

(一) 模板的类型

1. 共用模板 Word 为用户提供了多种模板以满足不同的具体需求,安装 Word 时,如果选择安装"模板、向导"项,则在 Microsoft Office 的子目录 Templates 下会装入许多现成的模板。其中 Normal. dotx 模板文件是默认的空白文档模板,也称共用模板,所含设置适用于所有文档,启动 Word 或单击快速访问工具栏中的按钮 ,系统即依据默认模板迅速建立起一个名为"文档 n"的新文档。见图 3-2。默认模板规定了所建文档的页面设置,如纸张标准 A4 大小(宽 21cm、长 29.7cm)、纸张方向为纵向、页边距(上下页边距为 254cm,左右页边距为 3.17cm)、版面要求,以及文字格式和段落样式等。一般新建的空白文档是基于该模板的。如果需要将新建样式成为通用样式(见图 3-34),通过"管理器"对话框将该样式复制到 Normal. dot 共用模板中,样式便变成通用样式。

共用模板是很重要的文档模板,文件扩展名是". dotx",它是不同模板之间的样式互相复制的媒介。

2. 特定模板 通过"文件→新建"命令项,打开模板对话框,如图 3-41 所示,可选择 Word 内置的"可用模板"中的特定模板,或使用"office. com 模板"在线"下载"各类特定模板,均可供用户选择使用。

在利用 Word 所提供的特定模板建立新文档时需要先对这些模板有基本的了解,明确

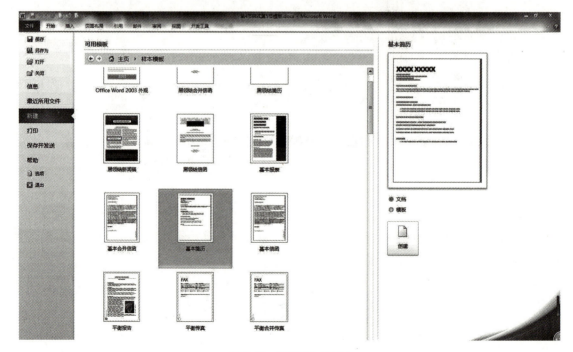

图 3-41 "模板"对话框

各自的用途后,才能使创建的新文档既符合用户的意图,又可以节省重新设置文档格式的麻烦。

例如:利用"基本简历"模板建立"个人简历"文档。

如图 3-41 所示,在"可用模板"对话框中,选择所需的特定模板类型(图中为"样本模板"),此时即显示该类型模板中的各种模板图标。最后选定其中的某一个所需要的模板图标(图中为"基本简历"),在右边的"预览"框内将显示出该模板,如果感到满意即可,系统将依据该模板帮助用户建立新文档。

(二) 创建专用模板

现成的模板一般不能满足用户的需要,如果需要的文档格式具有特殊性,而且希望在今后的文档写作和编辑中重复利用,最佳的选择应该是预先建立一个符合特殊要求的模板,此时需要用户在熟练掌握使用模板的基础上,创建专用的模板,供特殊要求的文档使用,如撰写正式出版的书籍、论文等,然后再根据此专用模板创建新文档。

创建模板的方法主要有以下几种:

1. **基于已有模板创建模板**　有时候,可能对创建某一类型的模板缺乏经验,于是特别希望参考一个具有示范作用的模板,例如,根据已有的"基本简历"为基础进行必要的删除、修改和补充,创建一个自己所需要的特色简历模板。

基于已有模板创建新模板的具体方法类似与利用特定模板建立新文档的方法:

首先,打开"文件→新建"命令后,选择所需要的 Word 内置特定模板,并指定新建的是模板,而非文档;其次,对新建的模板进行修改,包括格式设置、文本内容修改、图文集和宏命令等的修改,同修改、编排一个文档完全一样;然后,将修改后的模板保存为模板文件,则一个基于已有模板的新模板文件被建立起来。

2. **基于已有文档创建模板**　如果希望用一个已经编排好的文档作为模板,去编排其他同一类型的文档,最好的办法就是依据已经建立好的文档创建一个模板,然后基于此模板创建所需要的同类型文档。具体方法如下:

打开已有文档,对已有文档进行修改,包括格式设置、文本内容修改、图文集和宏命令等的修改,同修改、编排一个文档完全一样,然后将修改后的文档另存为模板文件,即另存为对话框中"文件类型"选项选择"文档模板(＊.dotx)",则一个模板文件被建立起来。

3. **模板的修改**　已经建立好的模板同样涉及修改的问题。要修改模板,首先必须打开该模板。打开已有模板与打开一个已有文档类似,所不同的是二者的文件类型。

选择"文件→打开"命令项,屏幕显示上"打开"对话框。在"文档类型"选项下选择"文档模板(＊.dotx)",并选择需要修改的模板所在的文件夹 Templates,从该文件夹的"文件名"选项下选择所需的模板文件名。

进入模板后,就可以对其进行相应的修改,方法和前面所讲的基于已有模板的新建模板的修改完全一样。

建立专用模板后,应该将专用模板保存在 Template 文件夹下,使用时选择"可用模板"中"我的的模板"类型中的模板即可。这样,利用专用模板建立新文档与利用特定模板建立新文档的过程完全一样。

专用模板针对性强,可以严格按照规定和要求设置页面、段落等格式,并为今后同一类型的文档提供了统一的模式,特别适合于书籍、论文等的撰写和编排,尤其在医学领域中可以自制病历模板,如病历中的各类文件都可以制成模板,方便书写病历。

二、宏的应用

在编排 Word 文档时,如果希望让 Word 自动完成某些操作,可以使用 Word 提供的自动化工具宏。通过创建并执行宏,组合多个命令以替代人工进行的一系列费时而单调的重复性 Word 操作,自动完成所需任务,加速编辑和格式设置,使一系列复杂的任务自动执行。

1. **宏**　所谓宏是将 Word 命令或操作过程记录下来,以后只要调用这个宏名称,就会帮助用户完成一连串的命令或操作,实际上是一条自定义的命令。Word 的工具按钮或命令,就是由宏命令所组成的,Word 本身已经有许多内置的宏命令,如果内置的宏命令不够使用,便可以自行录制。若再把自己录制完成的宏设计成工具按钮或选项,操作会更为方便。

宏适合应用于自动执行重复性很高的操作,当你经常重复某些操作时,就可以录制一段宏来简化操作的过程。例如:宏名称"A"的内容是把一段文字的字体设定为微软雅黑、三号、下划线、蓝色和段落居中,以后只要调用宏"A",就会自动完成所有设定的命令或操作。

2. **录制宏命令**　像是录音或录制影片一般,录制前,先演练一下想要录制的内容,以免录制到不必要的命令或操作。具体操作方法是:

在选项卡功能区,通过"自定义功能区"设置显示"开发工具"主选项后,切换到"开发工具"选项卡,从"代码"分组中选择【录制宏】按钮,出现"录制宏"对话框,如图 3-42 所示,在"宏名"栏输入新的宏名,从"将宏保存在"列表中选择保存宏的模板或文档,单击【确定】开始录制,例如修改文字的字体、字型及颜色,调整段落对齐方式等,完成所有录制的内容后,单击"代码"分组中的【停止录制】按钮。

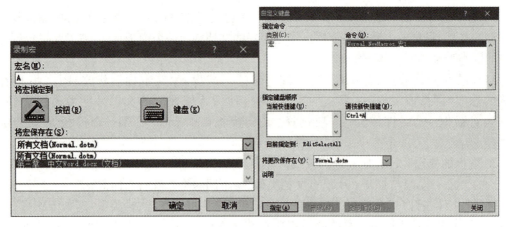

图 3-42　自定义键盘"录制宏"对话框

可提前为录制的宏设定快速访问工具栏按钮或指定快捷键,例如,录制完成宏"A"后,选择段落只要按下快捷键【Alt+A】,便可执行宏的内容。具体操作方法如下:

选择【键盘】按钮。出现"自定义键盘"对话框(图 3-42),在类别列表中选择宏,并选择宏保存的位置,从宏列表中选择要设定快捷键的宏名称"A",然后在"请按新设定的快捷键"栏按下要设定的快捷键【Alt+A】,单击【指定】按钮,此时在"当前快捷键"栏会出现指定的快捷键,完成设置后,单击【关闭】按钮。

在默认情况下,Word 将宏存储在 Normal 模板内,这样每个 Word 文档都可以使用它。如果需在单个文档中使用宏,则可以将宏存储在该文档中。

3. **代码宏**　录制宏虽然容易入手,但精确度不如代码宏,而且录制宏时会受到一些限制,许多复杂的宏,例如要用到循环语句,便无法录制。为了提高宏的功能,就可能需要通过 Visu-

al Basic 编辑器修改录制到模块中的代码。具体操方法如下：

选择"代码"分组中"录制宏""宏"子选单，再单击"宏"命令。打开如图 3-43 左图所示的"宏"窗口，选择宏名称 B，再单击【编辑】按钮。然后便加载 Visual Basic 编辑器，打开 VBA 编辑窗口，可以看到所录制宏自动生成的 Visual Basic 代码，如图 3-43 右图所示。

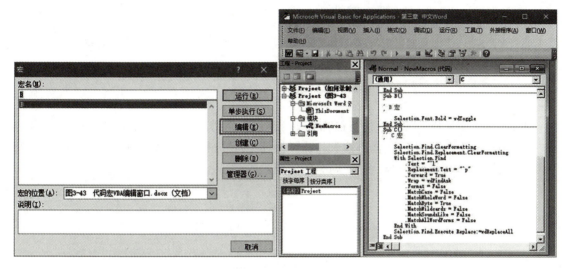

图 3-43　代码宏 VBA 编辑窗口

通过已生成的 VBA 代码可制作宏代码的替换模板，下一步需要其他替换操作，可以复制"With……End With"这个循环语句，可以进行各类符号替换或去除字符（如空格）等的代码编辑，修改后再关闭 VBA 回到主文档。再次运行该宏，便可以轻松完成所有替换任务。

（崔金梅）

第四章　中文 Excel

Microsoft Office Excel 2010(以下简称 Excel)是目前使用最普遍的电子表格系统之一。Excel 可以用来制作表格,实现数据的输入和计算、数据的管理和分析,并且具有强大的制作图表的功能。被广泛地应用于医学、统计、财务等领域。

第一节　Excel 基本操作

一、任务与知识点

Excel 可成为医学生管理中药方剂的工具,通过建立"中药处方表"记录处方的编码、处方名、组成、类型、功用、主治和药物味数等信息。

在本节知识单元中,通过制作"中药处方表",掌握 Excel 的基本功能,学习工作簿和工作表的基本概念,学习建立、打开、保存和关闭工作簿,在表格中输入各种数据和修改数据。

二、Excel 的启动与退出

使用 Excel 软件时,先启动该软件,然后在其工作环境下进行各种操作,当操作完成后,应退出该软件。

(一)启动

通过选择"开始→所有程序→Microsoft Office→Microsoft Excel 2010"菜单项,或者使用桌面快捷方式"📊",或者打开扩展名为 .xls 或 .xlsx 的文档,即可启动 Excel。

(二)退出

通过单击"文件→退出",或者单击窗口标题栏的"×"按钮,或者使用【Alt】+【F4】组合键,即可退出 Excel。

三、Excel 的操作界面

启动 Excel 后,其操作界面如图 4-1 所示。操作界面主要由"标题栏""快速访问工具栏""功能区""名称框""编辑栏""工作表区域"和"状态栏"等组成。

(一)标题栏

标题栏位于窗口最上方,用于显示打开的应用程序和文档的名称。其最左侧有窗口控制

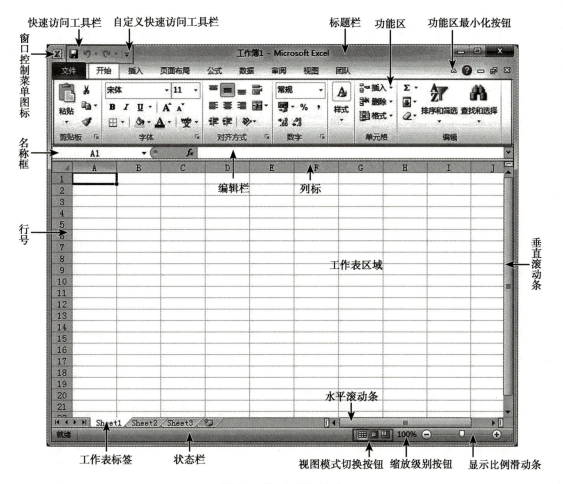

图 4-1 Excel 操作界面

菜单图标,最右端有"最小化""最大化""还原"和"关闭"等程序窗口按钮。

(二)快速访问工具栏

快速访问工具栏通常位于标题栏左侧,提供了"保存""撤销"和"恢复"等常用命令按钮,以提高使用常用命令的便捷性。

(三)功能区

功能区位于标题栏下方,由"文件""开始""插入""页面布局""公式""数据""审阅"和"视图"等一组选项卡组成。每个选项卡包含多个命令组,每个命令组通常由一些功能相关的命令组成。如图 4-2 所示的"数据"选项卡中有"获取外部数据""连接""排序和筛选""数据工具"和"分级显示"5 个命令组。

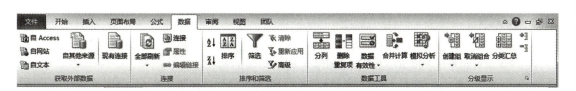

图 4-2 "数据"选项卡

除以上 8 种常规选项卡外,功能区还包含了许多在特定操作时才会显示的上下文选项卡,如操作数据透视表时出现的"数据透视表工具"上下文选项卡。

（四）编辑栏

编辑栏是一个位于功能区下方的长条矩形框,主要用于输入或编辑数据、公式。通常编辑栏只显示一个【插入函数】按钮,当在单元格或编辑栏中进行输入或编辑等操作时,左侧会显示 3 个按钮:"✖"是取消按钮,单击该按钮取消输入或编辑的内容;"✔"是输入按钮,单击该按钮确认输入或编辑的内容;"ƒₓ"是插入函数按钮,单击该按钮,在编辑栏显示一个等号"=",同时弹出"插入函数"对话框,可以输入或编辑函数。

（五）名称框

名称框位于功能区下方的左侧,用于显示活动单元格或区域的名称。单击名称框旁边的小箭头可引出一个下拉式名称列表,列出所有已定义的名称。利用名称框可以实现快速定位到指定的单元格或单元格区域。

（六）工作表区域

工作表区域由行号、列标、单元格、工作表标签、水平滚动条和垂直滚动条等组成。工作表标签代表工作簿中的每一张工作表,一个工作簿中可以包含许多工作表,每张工作表的名称都会显示在标签上。

（七）状态栏

状态栏位于 Excel 窗口的最下方。左侧显示"就绪""输入"或"编辑"等操作进程中的信息,右侧包含视图模式切换按钮、缩放级别按钮及显示比例滑动条。

四、Excel 的基本概念

（一）工作簿

在 Excel 中创建的文件是工作簿,其扩展名为 .xlsx,主要用于存储和计算数据。默认情况下,每个新建的工作簿中包含 3 张工作表,其名称分别为 Sheet1、Sheet2 和 Sheet3,最多可建立255 张工作表。设置默认的工作表数的操作步骤如下:

1. 打开"Excel 选项"对话框　单击"文件→选项",系统弹出"Excel 选项"对话框。

2. 设置新工作簿内的工作表数　选定对话框左侧的"常规"选项,在"包含的工作表数"右侧微调框中输入如图 4-3 所示的工作表数,然后单击【确定】按钮。

（二）工作表

工作表是 Excel 的主要操作对象,一张工作表由 16 384 列和 1 048 576 行构成。列标以"A、B、C、…AA、AB"等字母表示,其范围为 A~XFD,对应着工作表中的每一列。行号以"1、2、…"等数字表示,其范围为 1~1 048 576,对应着工作表中的每一行。

每张工作表有一个名字,显示在工作表标签上。当前工作表的标签颜色呈反显状态,同时工作簿窗口中显示选定的当前工作表,用户可对其进行操作。

（三）单元格

工作表中行与列交叉位置形成的矩形区域称为单元格,单元格是输入数据、处理数据及显示数据的基本单位,其内容可以是数字、文本或计算公式等。一般用"列标+行号"表示单元格位置(单元格地址),如 A3 表示工作表中第 1 列第 3 行的单元格。

（四）单元格区域

单元格区域是由多个单元格组成,如 A1:D5,代表 A1(左上角单元格)、D5(右下角单元格)。

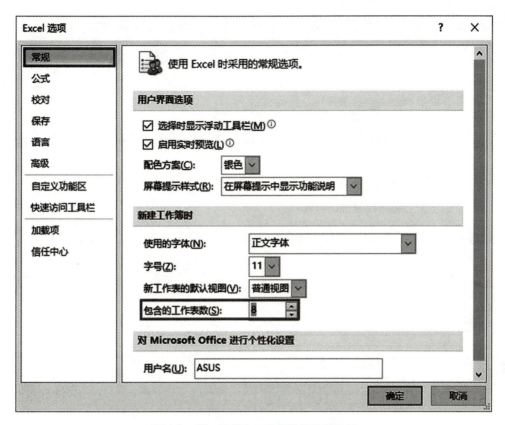

图 4-3　新工作簿内工作表数的设置结果

五、工作簿的基本操作

工作簿的基本操作包括工作簿的创建、保存、打开、关闭和共享等操作。

(一) 创建工作簿

在 Excel 中新建一个空白工作簿,可用以下 2 种方法:

方法一:启动 Excel 时,系统自动创建一个新的工作簿。

方法二:单击"文件→新建",在右侧窗格中单击"空白工作簿→创建"。

(二) 保存工作簿

在空白工作簿中输入数据后,常用以下 3 种方法保存:

1. 初次保存工作簿

(1)打开"另存为"对话框:单击"文件→保存"或"快速访问工具栏"中的【保存】按钮。

(2)设置保存位置及文件名。

2. 另存为工作簿　为有效保护源工作簿的数据,将工作簿以"另存为"方式保存。

(1)打开"另存为"对话框:单击"文件→另存为",以弹出"另存为"对话框。

(2)设置保存位置及文件名。

3. 自动保存工作簿　Excel 提供的"自动保存"功能默认每隔 10min 自动保存正在编辑的工作簿。可按以下步骤设置如图 4-4 所示的自动保存间隔的时间。

(1)打开"Excel 选项"对话框:单击"文件→选项"命令,以弹出"Excel 选项"对话框。

(2)设置自动保存间隔的时间:选定对话框左侧的"保存"选项,在"保存自动恢复信息时间间隔"右侧微调框中输入时间。

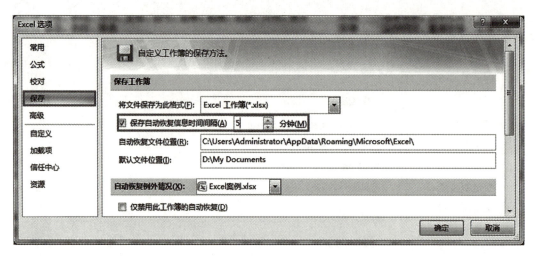

图 4-4　自动保存时间间隔的设置结果

（三）打开工作簿

查看或编辑已经建立的工作簿，需要将其打开。打开工作簿的方法有以下 2 种：

方法一：单击"文件→打开"。

方法二：单击"文件→最近所用文件"。

（四）关闭工作簿

当需要关闭工作簿时，单击"文件→关闭"或工作簿窗口的【关闭】按钮。

（五）共享工作簿

需要多人同时编辑同一个工作簿文件时，可以将工作簿共享。具体操作步骤如下：

1. **打开"共享工作簿"对话框**　单击"审阅→更改→共享工作簿"，以弹出"共享工作簿"对话框。

2. **设置共享工作簿**　在对话框的"编辑"和"高级"选项卡中进行相关设置。

六、输入数据

Excel 的数据类型有数值、文本、日期和时间以及逻辑型数据 4 类，不同类型的数据有不同的输入方法。

（一）数值输入

数值输入可以采用普通计数法和科学计数法。例如输入"666888"，在单元格中可直接输入"666888"，也可输入"6.66888E5"。一般采用普通计数法。数值在单元格中默认的对齐方式是右对齐。

1. **输入正数**　前面的"＋"可以省略。例如，输入"23"，可在单元格中直接输入"23"。

2. **输入负数**　前面的"－"不能省略，但也可用（　）表示负数。例如，输入"－23"，可在单元格中直接输入"－23"，也可直接输入"（23）"。

3. **输入纯小数**　可省略小数点前面的 0。例如，输入"0.23"，可直接输入".23"。

4. **输入分数**　先输入整数，再输入一个空格，然后输入分数。例如，输入 2/3，可在单元格中先输入"0"，再输入一个空格，然后输入"2/3"。

（二）文本输入

文本是指包含字母、文字以及数字符号的字符串。文本在单元格中默认的对齐方式是左对齐。

在输入身份证号码、电话号码、学号或邮政编码等数字型字符时,为了不与相应的数值混淆,需要在输入数字的前面加单引号"'"。如输入邮政编码 510006 时,则应输入"'510006"。

在默认情况下,如果输入文本的宽度超过了单元格的宽度且其右侧单元格为空,文本的内容会覆盖右侧单元格。

(三) 日期与时间输入

日期输入的一般格式为"年/月/日"或"年-月-日";时间输入的一般格式为"时:分"。在 Excel 中,日期和时间都是数值型数据,整数部分表示年、月、日,小数部分表示时、分、秒。

(四) 使用单元格朗读功能核对数据

Excel 的单元格朗读功能可以快速核对单元格中已录入或计算的数据。Excel 的初始界面没有朗读功能的按钮,可用以下方法将其添加至"快速访问工具栏"。

1. 打开"Excel 选项"对话框。

2. **设置在"快速访问工具栏"上添加按钮**　选定对话框左侧的"快速访问工具栏"选项,在"从下列位置选择命令"下拉列表中选"不在功能区中的命令",在其下方列表框显示的一组命令中选中"朗读单元格"和"朗读单元格-停止朗读单元格"2 个命令并添加至右侧列表框,设置结果如图 4-5 所示,然后单击【确定】按钮。

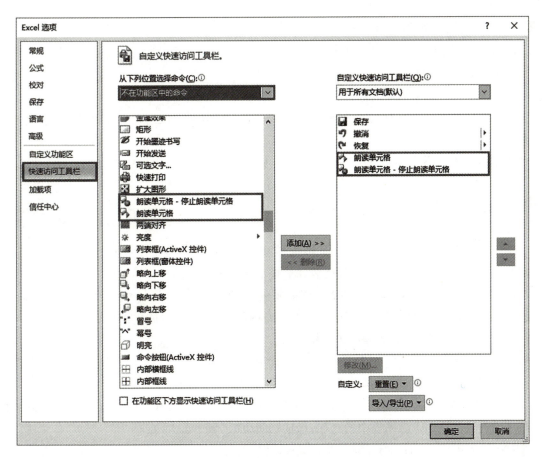

图 4-5　添加朗读单元格按钮的设置结果

此后,Excel 的"快速访问工具栏"会出现"✋"和"✋"2 个按钮。

3. **核对数据**　选择需要核对数据的单元格区域,单击"✋"可以听到朗读,方便快速核对单元格的数据是否有误;单击"✋"则停止朗读。

七、快速输入数据

当输入大量有规律的数据或重复的数据时,可以使用自动填充数据、数据有效性、从下拉列表中选择数据等功能来减少输入工作量,提高输入效率。

(一) 自动填充数据

在 Excel 中,需要输入一些相同或者有规律的数据(相同的数、等比或等差数列)时,可以采用自动填充的方法输入数据。

1. 使用填充柄

(1)输入数据:填充相同数据需要在单元格区域的第一个单元格输入第 1 个数据;填充等差序列数据需要在单元格区域的前二个单元格分别输入前 2 个数据。

(2)选定已输入数据的单元格。

(3)填充数据:将鼠标移至填充柄处,当鼠标指针变成"+"字形状时,按住鼠标左键不放拖曳至所需单元格松开。

2. 使用"序列"对话框

(1)输入序列的第 1 个数据。

(2)选定要填充的单元格区域。

(3)打开"序列"对话框:在"开始"选项卡的"编辑"命令组中单击"填充→系列"。

(4)输入填充参数。

(二) 从下拉列表中选择数据

当需要输入在同一列单元格已经输入过的数据时,可以从下拉列表中选择,从而提高输入的速度。

1. 打开快捷菜单　使用鼠标右键单击单元格,从弹出的快捷菜单中选择"从下拉列表选择"命令。

2. 选择输入项。

(三) 使用数据有效性

如果需要控制单元格中可以接受的数据类型或一定的取值范围,甚至特定的字符及输入的字符数,使用数据有效性可以有效减少和避免输入数据的错误。

1. 在单元格区域中创建下拉列表　当需要输入重复数据时,可以使用"数据有效性"命令制作一个下拉列表,这样可以直接从下拉列表中选择所需数据。具体操作步骤如下:

(1)选定需要创建下拉列表的单元格区域。

(2)打开"数据有效性"对话框:在"数据"选项卡→"数据工具"命令组中,单击"数据有效性→数据有效性",以弹出"数据有效性"对话框。

(3)设置有效性:单击"设置"选项卡,在"允许"下拉列表中选择"序列"选项;在"来源"文本框中输入要创建的下拉列表中的选项,每项之间用","隔开。

(4)完成设置:单击【确定】按钮以关闭对话框。

如图 4-6 所示,创建的下拉列表的选项是中药处方表中处方的补益类型。

2. 在单元格区域中设置输入范围　在单元格区域中设置输入数值的范围,避免输入的数据超过取值范围。具体操作步骤如下:

(1)选定单元格区域。

(2)打开"数据有效性"对话框。

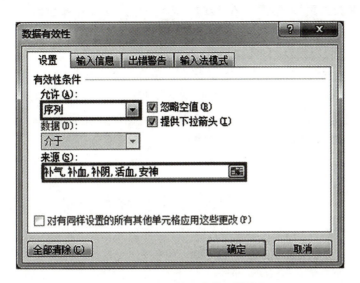

图 4-6　创建下拉列表的设置结果

（3）设置有效性：在"允许"下拉列表中选择"整数"选项；在"数据"下拉列表中选择"介于"，在"最小值"和"最大值"文本框中分别输入数据范围的下限值和上限值。设置输入范围的结果如图 4-7 所示。

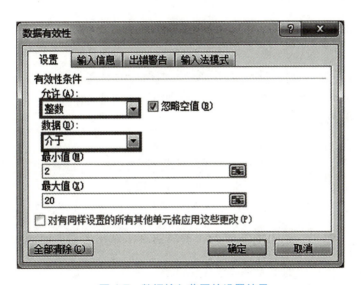

图 4-7　数据输入范围的设置结果

（4）完成设置。

根据需要，还可以在"输入信息"和"出错警告"2 个选项卡中设置输入提示信息和出错警告提示信息。

八、导入数据

利用 Excel 提供的导入功能，可以将文本文件、Access 文件、XML 文件等文件中的数据导入到工作表中，从而避免重复输入数据。现以将 Access 数据库文件导入到 Excel 中为例，其具体操作步骤如下：

1. **打开"选取数据源"对话框**　在"数据"选项卡的"获取外部数据"命令组中,单击"自Access"命令,系统弹出"选取数据源"对话框。

2. **打开导入文件**　选择文件所在位置,双击打开文件。

3. **确定数据存放位置**　如果导入的数据文件包含多个表,则在弹出的"选择表格"对话框中选择所需的表格,单击【确定】按钮后弹出"导入数据"对话框;如果数据文件只有一个表,则直接弹出"导入数据"对话框。然后在对话框中选择数据的放置位置。

4. **导入数据**　单击【确定】按钮导入数据。

第二节　工作表的美化和打印

一、任务与知识点

"中药处方表"建立之后,需要对表格进行格式设置,使其数据清晰易懂,样式美观大方且重点突出,还可以根据需要显示和打印工作表。

在本节知识单元中,通过对"中药处方表"进行格式处理,学习对工作表进行美化等操作,包括数字格式、字体格式、对齐方式、边框、条件格式等设置。

二、设置单元格格式

单元格的格式设置主要包括设置数字格式、字体格式、对齐方式、边框和图案等,既可以在数据输入前设定好格式,也可以在数据输入后改变单元格中数据的格式。因篇幅所限,以数字格式和条件格式的设置为例。

(一) 设置数字格式

Excel 中预定义了多种数字格式,如货币、日期、时间、百分比、科学记数等格式,用户可以直接使用预定义的数字格式,也可以根据需要自定义数字格式。

1. **使用命令按钮**　选定需要设置格式的单元格或单元格区域,在"开始"选项卡的"数字"命令组中,单击相关的命令按钮。

2. **使用"设置单元格格式"对话框**

(1)选定需要设置格式的单元格或单元格区域。

(2)打开"设置单元格格式"对话框:单击"开始"选项卡的"数字"命令组右下角的对话框启动按钮,以弹出"设置单元格格式"对话框,并默认选中"数字"选项卡,如图 4-8 所示。

(3)设置所需格式:本例在"分类"列表框中选择"数值",此时对话框右侧显示出该类型中可用的格式及示例,按需选择后单击【确定】按钮。

(二) 设置条件格式

条件格式是指单元格中的数据满足指定条件时所设置的显示格式,使用条件格式可以使不同的数据按照不同的条件设置其显示格式。Excel 提供了突出显示单元格规则、项目选取规则、数据条、色阶和图标集等可以直接应用的条件格式。用户还可以自己新建规则、清除规则和管理规则。

设定了条件格式后,单元格显示的格式会随单元格中的数据变化而自动更改,除非条件格式被删除。

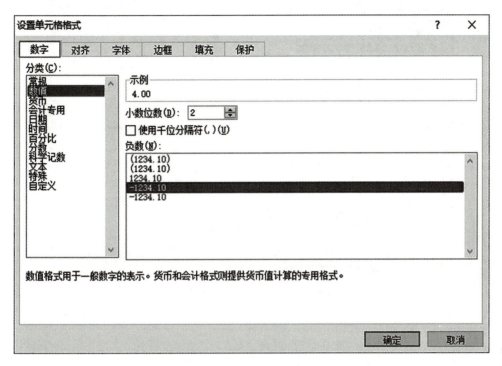

图 4-8　设置单元格格式对话框中"数字"选项卡

1. 快速设置

（1）选定需要设置条件格式的单元格或单元格区域。

（2）打开条件格式设置对话框：在"开始"选项卡的"样式"命令组中，单击"条件格式"命令，在下拉列表中选择相应的命令以打开条件格式对话框。图 4-9 是单击"条件格式→突出显示单元格规则→大于"命令时所打开的"大于"对话框。

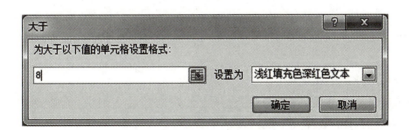

图 4-9　条件格式的"大于"对话框

（3）设置条件格式：在左侧的文件框中设置条件，在右侧下拉列表框中选择显示格式，并单击【确定】按钮。

2. 高级设置

（1）选定需要设置条件格式的单元格或单元格区域。

（2）打开"新建格式规则"对话框：在"开始"选项卡的"样式"命令组中，单击"条件格式→新建规则"，以弹出如图 4-10 所示的"新建格式规则"对话框。

（3）设置条件格式：在"选择规则类型"列表框中选择一种规则类型，并在"编辑规则说明"区域中按需设置参数及显示格式，然后单击【确定】按钮。

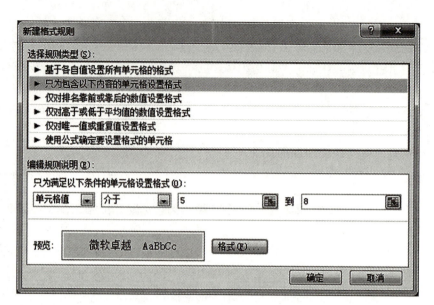

图 4-10 "新建格式规则"对话框

三、设置工作表格式

要对工作表整体进行格式化操作,就要使用设置工作表背景和自动套用格式等功能。

(一)设置工作表背景

在默认情况下,工作表的背景是白色的。可以选择喜欢的图片作为工作表的背景,使表格更美观和个性化。

1. **添加背景** 单击"页面布局→页面设置→背景",以弹出"工作表背景"对话框,在对话框中选择要作为背景的图片文件,单击【打开】按钮。

2. **删除背景** 单击"页面布局→页面设置→删除背景"。

(二)套用表格格式

为快速格式化表格,可直接套用 Excel 提供的多种专业表格样式进行设置。具体操作步骤如下:

1. 选择要格式化的表格区域。

2. **打开表样式下拉列表** 在"开始"选项卡的"样式"命令组中,单击"套用表格样式"命令,弹出如图 4-11 所示的表样式下拉列表。

3. 单击要选用的表样式以套用表格格式。

四、显示工作表

在编辑、美化工作表的过程中,为显示工作表中更多的数据或显示工作表中不同部分的数据,可利用 Excel 的冻结窗格、拆分窗口等功能。

(一)缩放窗口

当工作表内容字体过小或工作表内容过多,为方便看清内容或在一个窗口内纵览全局时,可以按需缩放窗口。

1. **打开"显示比例"对话框** 在"视图"选项卡"显示比例"命令组中单击"显示比例"命令,在弹出的"显示比例"对话框中设置缩放的比例。

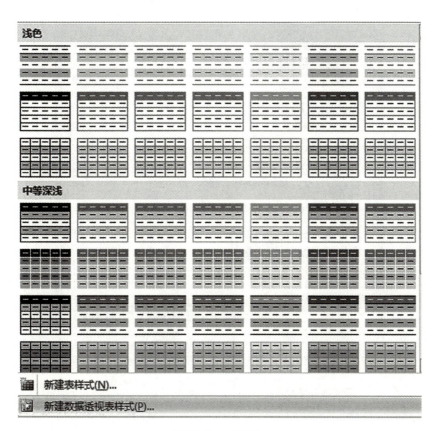

图 4-11 表样式

2. 使用状态栏右侧的"显示比例滑动条"调整窗口缩放比例。

（二）拆分窗口

当工作表内容较多，在当前屏幕上无法显示全部数据，可用 Excel 的拆分窗口功能以同时显示工作表中不同部分的数据。拆分窗口时，以活动单元格为分隔点，拆分成四个窗格，并且在每个窗格中都可以使用滚动条来显示工作表的数据。操作步骤如下：

1. 选定活动单元格。

2. **拆分窗口** 在"视图"选项卡"窗口"命令组中，单击"拆分"命令。

（三）冻结窗格

向下或向右移动工作表时，为使标题行或标题列不被移出屏幕，以便用户清楚当前单元格所属的行或列，可用 Excel 的冻结窗格功能实现。冻结窗格是将活动单元格以上行和以左列冻结。操作步骤如下：

1. 选定活动单元格。

2. **冻结窗格** 在"视图"选项卡"窗口"命令组中，单击"冻结窗格"右侧下拉列表中的"冻结拆分窗格""冻结首行"或"冻结首列"命令。

（四）设置打印标题

当工作表内容较多，为使打印时每页的顶端或左端都能打印出标题，可设置打印标题来实现。操作步骤如下：

1. **打开"页面设置"对话框** 在"页面布局"选项卡的"页面设置"命令组中，单击"打印标题"命令，系统弹出"页面设置"对话框。

2. **设置打印的标题行或标题列** 在"页面设置"对话框的"工作表"选项卡中，在顶端标题行或左端标题列中输入需要打印的标题行或标题列的区域，如图 4-12 所示。

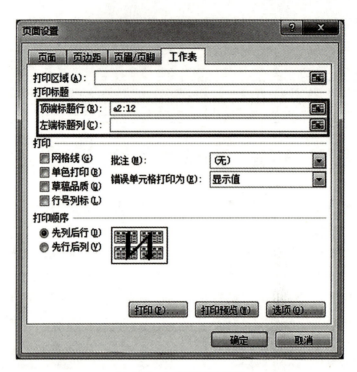

图 4-12　打印标题的设置

（五）设置打印区域

如果只需打印工作表的部分数据或需将工作表的不同数据独立打印，可设置一个或多个打印区域，每个打印区域都将作为一个单独页打印。操作步骤如下：

1. 选定打印区域。

2. **设置打印区域**　在"页面布局"选项卡的"页面设置"命令组中，单击"打印区域→设置打印区域"。

第三节　公式与函数的使用

一、任务与知识点

利用公式和函数对"中药处方表"和"内科住院费用表"进行统计，不仅可以方便用户了解中药处方和患者医疗费用情况，还可以提高工作效率。

在本节知识单元中，对"中药处方表"和"内科住院费用表"通过 Excel 提供的公式和函数来完成计算与分析，学习创建公式、公式中的运算符、单元格引用和常用函数等知识。

二、创建公式

公式是在工作表中对数据进行分析和计算的等式。公式可以引用同一工作表的单元格、同一工作簿文件不同工作表中的单元格或其他工作簿的工作表中的单元格。

（一）输入公式

公式可以用于执行各种运算，输入公式时是以一个"＝"或"＋"开头。在公式中可以包括常量、变量、运算符、函数及单元格引用。在单元格中输入公式的步骤如下：

1. 选择要输入公式的单元格。

2. 在单元格中输入一个等号(＝)。

3. 输入公式的内容。

4. 输入结束后,按【Enter】键或单击编辑栏中"✔"按钮。

(二)　编辑公式

公式中含有错误内容时,可用以下方法进行编辑。

1. 选定要修改公式的单元格。

2. 在编辑栏中对公式进行修改。

3. 修改结束后,按【Enter】键。

(三)　复制公式

在一个单元格中输入公式后,常需复制公式到同列下方的各单元格中,可用以下方法进行复制。

方法一:在"开始"选项卡"剪贴板"命令组中,单击"复制→粘贴"。

方法二:拖曳填充。将鼠标移至填充柄处,当鼠标指针变成"+"字形状时,按住鼠标左键不放拖曳至所需单元格松开。

方法三:双击复制。将鼠标移至填充柄处,当鼠标指针变成"+"字形状时双击。

(四)　公式中的运算符

在 Excel 中有算术运算符、文本运算符、比较运算符和引用运算符等 4 类运算符,用于对公式中的元素进行特定类型的运算。

1. **算术运算符**　算术运算符能够完成基本的数学运算。算术运算符包括:+(加)、-(减)、-(负号)、*(乘)、/(除)、%(百分号)、^(乘幂)等。

2. **文本运算符**　文本运算符(&)能够对文本进行连接。如在 A2 单元格中输入"心血管内科",在 B2 单元格输入"病区",在 C2 单元格中输入"＝A2&B2",结果在 C2 单元格显示"心血管内科病区"。

3. **比较运算符**　比较运算符能够比较两个数值并产生逻辑值:TRUE 或 FALSE。比较运算符包括:=(等于)、<>(不等于)、>(大于)、>=(大于等于)、<(小于)和<=(小于等于)。

4. **引用运算符**　一个引用位置代表工作表上的一个或一组单元格,引用位置指示 Excel 在哪些单元格中查找公式中要用的数值。在对单元格位置的引用中,会使用冒号、逗号或空格等 3 个引用运算符。表 4-1 是 3 个引用运算符的含义。

表 4-1　引用运算符

引用运算符	含　义	示例
:(冒号)	区域运算符,对两个引用之间(包括两个引用)的所有单元格进行引用	MAX(A1:B3)
,(逗号)	联合运算符,将多个引用合为一个引用	MAX(A1:B3,D1:D3)
(空格)	交叉运算符,产生同时属于两个引用的单元格	MAX(A1:D3 B1:E4)

5. **运算符的优先级**　如果公式中同时使用了多个运算符,应了解运算符的运算优先级,见表 4-2。如果多个运算符优先级相同,则从左到右进行计算。

表 4-2　运算符的运算优先级

运算符	说明（优先级由高到低）
冒号、逗号、空格	引用运算符
-	负号
%	百分号
^	乘幂
*、／	乘和除
+、-	加和减
&	文本运算符
=、<>、>、>=、<、<=	比较运算符

三、单元格的引用

单元格引用代表工作表上的一个单元格或一组单元格，以便指示 Excel 在哪些单元格中查找公式中要用的数值。公式计算结果取决于被引用单元格中的值，并随着其值的变化而相应的变化。在 Excel 中，共有相对引用、绝对引用和混合引用等 3 种引用单元格的方式。表 4-3 是不同引用样式的说明。

表 4-3　单元格的引用

引用	区分	描述
A1	相对引用	A 列和 1 行均为相对位置
$A$1	绝对引用	A1 单元格
$A1	混合引用	A 列为绝对位置，1 行为相对位置
A$1	混合引用	A 列为相对位置，1 行为绝对位置

（一）相对引用

在输入公式的过程中，一般使用相对地址来引用单元格的位置。相对引用是指公式所在的单元格与公式中引用的单元格之间的相对位置，若公式所在单元格的位置发生改变，则公式中引用的单元格的位置也随之改变。

（二）绝对引用

当公式需要引用某个指定单元格中的数值，就必须使用绝对地址引用。绝对引用是指对于包括绝对引用的公式，无论公式复制到什么位置，总是引用那些单元格。

（三）混合引用

混合引用是指公式中单元格坐标的行采用相对，列采用绝对；或行采用绝对，列采用相对，如 $A1 或 A$1。当含有公式的单元格因输入、复制等原因引起行、列引用变化时，公式中相对引用部分随公式位置的变化而变化，绝对引用部分不随公式位置的变化而变化。

（四）三维引用

当公式引用同一工作簿文件不同工作表中的单元格或其他工作簿的工作表中的单元格，要使用三维引用（外部引用）。

1. 引用同一工作簿文件不同工作表中的单元格　三维引用的一般格式为：工作表标签！单元格引用。

2. 引用其他工作簿的工作表中的单元格　三维引用的一般格式为：［工作簿文件名］工作表标签！单元格引用。

四、常用函数

函数是一些预先编写的、按特定顺序或结构执行计算的特殊公式。为方便用户使用,Excel 提供了 11 大类的函数,包括统计函数、日期与时间函数、文本函数、字符函数、逻辑函数等。使用时只需按规定格式写出函数及所需的参数,函数的一般格式为:

函数名(<参数 1>,<参数 2>,…)

例如:对 A1、A2、B1 和 B2 这四个单元格求最大值,可用 MAX(A1:B2),其中 MAX 是求最大值函数名,A1:B2 为参数。

(一) 输入函数

如果要在工作表中使用函数,首先要输入函数。函数的输入可用以下 3 种方法:

方法一:手工输入。对于参数不多,或者相对简单的函数可以采用手工输入的方法。先在编辑栏中输入"=",然后再直接输入函数。

方法二:使用"𝑓ₓ"按钮。

方法三:使用"开始→编辑→Σ 自动求和 ▾"。

(二) 统计函数

Excel 提供了很多统计函数,有些用于统计总和、平均值、最大值和最小值,有些统计指定区域数据个数,有些用于确定数字在一组数字中的排名,还有些可根据条件进行统计。

统计函数中的 SUM、AVERAGE、MAX、MIN、COUNT、COUNTIF、SUMIF 和 RANK 等函数经常被运用。统计函数相对简单,以 RANK 使用为例。如图 4-13 所示,在 H2 单元格用手工输入的方法使用 RANK 函数对内科四个科室患者总费用进行排位。在手工输入函数时,先输入公式的前导符"=",接着输入函数名 RANK,然后在圆括弧中输入 number、ref 和 order 3 个参数。参数 number 为需要进行排位的数字,本例选 G2;参数 ref 为需要排位的范围,本例选 $G$2:$G$19;参数 order 为排位的方式,其中 0(可省略)为降序,1 为升序,本例选 0。

系统在 H2 单元格计算出第 1 位患者医疗费排位,再用公式复制的方法计算出所有患者医疗费排位。

科室	姓名	西药费用	中药费用	床位费	护理费	总费用	医疗费排名
内四	郑成	850	1000	55	30	1935	=RANK(G2, $G$2:$G$19, 0)
内一	张三	1330	442	10	92	1874	
内二	杨树立	998	222	132	22	1374	
内四	孙中	880	258	134	37	1309	
内三	钱玉	1057	414	159	33	1663	
内二	钱艳	788	480	456	45	1769	
内一	钱天天	1033	292	154	97	1576	
内一	钱明	1366	900	111	58	2435	
内三	钱国一	1204	488	86	77	1855	
内一	钱丹丹	1002	280	169	70	1521	
内三	潘子流	942	408	125	20	1495	
内三	吕子明	1107	1150	178	65	2500	
内二	李四	1067	467	93	87	1714	
内四	李丹	744	780	125	12	1661	
内三	黄江汉	1084	443	3	71	1601	
内二	方军	724	356	96	63	1239	
内二	方城	1010	376	85	35	1506	
内二	陈山峰	1055	1100	142	93	2390	

图 4-13 统计函数使用范例

(三) 日期和时间函数

日期和时间函数可用来获取相关的日期和时间信息,常用的函数有 DATE、YEAR、MONTH、DAY、TODAY、NOW、EDATE 和 DATEDIF 等 20 多个函数。

医学生可用日期和时间函数了解患者的年龄、药物过期日期、药物库存天数等。本例使用"开始→编辑→Σ **自动求和** ▼"输入 EDATE 函数来了解药房中某些补益中药的过期日期。具体操作步骤如下:

1. 选定需要输入函数的单元格。

2. **打开"插入函数"对话框**　单击"开始→编辑→Σ **自动求和** ▼→其他函数",以弹出"插入函数"对话框。

3. **选择函数**　在图 4-14 所示的"插入函数"对话框中,从"或选择类别"下拉列表选"日期与时间";从"选择函数"列表框选 EDATE 函数。EDATE 函数被选定时,下方显示该函数的语法及功能。

图 4-14　"插入函数"对话框

4. **打开"函数参数"对话框**　单击"插入函数"对话框的【确定】按钮,系统弹出"函数参数"对话框。

5. **输入函数参数**　EDATE 函数有"Start_date"和"Months" 2 个参数(图 4-15),本例在"Start_date"和"Months"的参数文本框中分别输入 C3 和 E3 作为该函数的 2 个参数。

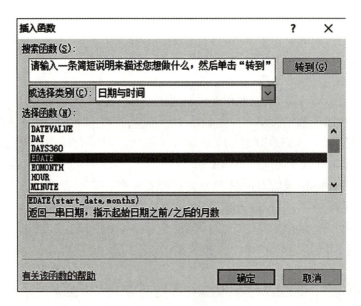

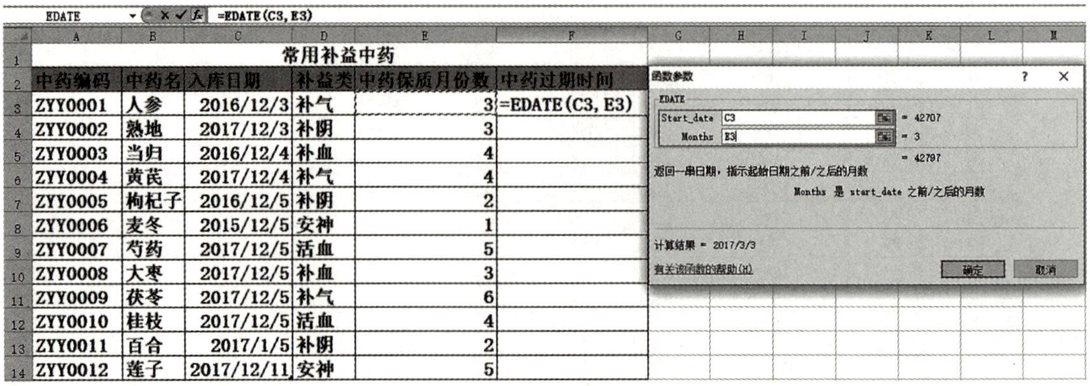

图 4-15　工作表数据及 EDATE"函数参数"对话框的截图

6. 关闭"函数参数"对话框　单击【确定】按钮以关闭对话框。

系统在 F3 单元格中计算出中药人参的过期时间,计算结果如图 4-16 所示。

F3	▼	●	f_x	=EDATE(C3,E3)	
	A	B	C	D	E	F
1	常用补益中药					
2	中药编码	中药名	入库日期	补益类	中药保质月份数	中药过期时间
3	ZYY0001	人参	2016/12/3	补气	3	2017/3/3
4	ZYY0002	熟地	2017/12/3	补阴	3	
5	ZYY0003	当归	2016/12/4	补血	4	
6	ZYY0004	黄芪	2017/12/4	补气	4	
7	ZYY0005	枸杞子	2016/12/5	补阴	2	
8	ZYY0006	麦冬	2015/12/5	安神	1	
9	ZYY0007	芍药	2017/12/5	活血	5	
10	ZYY0008	大枣	2017/12/5	补血	3	
11	ZYY0009	茯苓	2017/12/5	补气	6	
12	ZYY0010	桂枝	2017/12/5	活血	4	
13	ZYY0011	百合	2017/1/5	补阴	2	
14	ZYY0012	莲子	2017/12/11	安神	5	

图 4-16　EDATE 函数计算结果

(四) 文本函数

从文本中取子字符串、计算文本的长度等与文本有关的处理可用文本函数。医学生可用 FIND、LEN、LEFT、RIGHT 和 MID 等文本函数处理患者的姓名、家庭住址和出生日期等信息。本例以手工输入文本函数的方法从文本中取子字符串,以处理患者姓名和家庭住址信息,处理结果如图 4-17 所示。

EDATE	▼	× ✓ f_x	=RIGHT(C3,LEN(C3)-LEN(D3)-8)	
	A	B	C	D	E
				RIGHT(text, [num_chars])	
1	病历号	部门	患者联系信息	姓名	住址
2					
3	001	内一	王霄鹏|100083|北京市海淀区学院路	=LEFT(C3,FIND("|",C3,1)-1)	=RIGHT(C3,LEN(C3)-LEN(D3)-8)
4	002	内二	欧阳普钟|210000|上海市		
5	003	内三	何非|055150|河北省邢台市		
6	004	内一	刘丽丽|100711|北京市东城区西大街		
7	005	内二	李小明|510006|广州中医药大学工科楼		
8	006	内三	赵英|510078|广东梅县		
9	007	内四	吴好|055011|河北省邢台市三区		

图 4-17　文本函数使用范例

(五) 查找函数

在查找数据时,常使用 VLOOKUP 函数来满足简单的查询需求。本例用"f_x"插入函数按钮输入 VLOOKUP 函数,在补益中药处方表中按处方编码查找处方名及其功用,具体操作步骤如下:

1. 选定需要输入函数的单元格。

2. 打开"插入函数"对话框　单击编辑栏的"f_x"按钮,以弹出"插入函数"对话框。

3. 选择函数　在"插入函数"对话框的"或选择类别"下拉列表选"查找与引用";在"选择函数"列表框选 VLOOKUP 函数。

4. 打开"函数参数"对话框。

5. 输入函数参数　VLOOKUP 函数有"Lookup_value""Table_array""Col_index_num"和"Range_lookup" 4 个参数,如图 4-18 所示。本例查找处方编码为"ZY0008"的处方名,依题意在"Lookup_value"参数文本框中输入 F3,即以 F3 单元格中的数据作为查找条件;在"Table_array"参数文本框中输入 A3:B20,即指定在 A3:B20 区域查找数据;在"Col_index_num"参数文本框中输入 2,即满足条件的单元格在 A3:B20 区域中的列序号为 2(处方名在 B 列);在

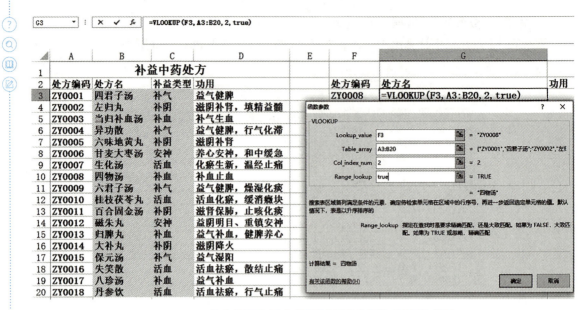

图 4-18　工作表数据及 VLOOKUP"函数参数"对话框的截图

"Range_lookup"参数文本框中输入 true，即要求精准匹配。

6. 关闭"函数参数"对话框　系统在 G3 单元格中查找出处方编码为"ZY0008"的处方是四物汤，查找结果如图 4-19 所示。用同样的方法可查找出该编码处方的功用，差别在于 VLOOKUP 函数的"Table_array"参数文本框中输入 A3：D20、"Col_index_num"参数文本框中输入 4。

	A	B	C	D	E	F	G	H
1			补益中药处方					
2	处方编码	处方名	补益类型	功用		处方编码	处方名	功用
3	ZY0001	四君子汤	补气	益气健脾		ZY0008	四物汤	
4	ZY0002	左归丸	补阴	滋阴补肾，填精益髓				
5	ZY0003	当归补血汤	补血	补气生血				
6	ZY0004	异功散	补气	益气健脾，行气化滞				
7	ZY0005	六味地黄丸	补阴	滋阴补肾				
8	ZY0006	甘麦大枣汤	安神	养心安神，和中缓急				
9	ZY0007	生化汤	活血	化瘀生新，温经止痛				
10	ZY0008	四物汤	补血	补血止血				
11	ZY0009	六君子汤	补气	益气健脾，燥湿化痰				
12	ZY0010	桂枝茯苓丸	活血	活血化瘀，缓消癥块				
13	ZY0011	百合固金汤	补阴	滋肾保肺，止咳化痰				
14	ZY0012	磁朱丸	安神	益阴明目、重镇安神				
15	ZY0013	归脾丸	补血	益气补血，健脾养心				
16	ZY0014	大补丸	补阴	滋阴降火				
17	ZY0015	保元汤	补气	益气湿阳				
18	ZY0016	失笑散	活血	活血祛瘀，散结止痛				
19	ZY0017	八珍汤	补血	益气补血				
20	ZY0018	丹参饮	活血	活血祛瘀，行气止痛				

（单元格名称框）G3　=VLOOKUP(F3,A3:B20,2,TRUE)

图 4-19　VLOOKUP 函数查找结果

（六）逻辑函数

逻辑函数是 Excel 函数的重要组成部分，常用于判断真假，现以 IF 函数为例进行讲解。IF 函数能根据给定的条件判断真假，自动地做出结果选择，其具体的函数格式如下：

$$=IF(logical\_test, value\_if\_true, value\_if\_false)$$

函数名 IF 是"如果"的意思,就是说 IF 函数一般用作解决一些假设判断的问题,如学生成绩的等级评定、工资等级奖金的发放和医疗费用的高低评定等都可用 IF 语句来解决。紧接着 IF 的是括号"(",需要注意的是在 IF 函数里面,所有的标点符号都要用英文状态下的符号,切勿输入中文的括号和逗号。一般只要出现一个"(",结尾就必须出现另外一个")",因为括号是成对出现,缺一不可。参数"logical_test"是判断条件,可以是逻辑判断,也可以是一个函数或函数组,如 C2>=2 000 等。当判断条件成立(结果为 1 或 true)时,整个 IF 语句输出的结果将是参数"value_if_true";如果判断条件不成立(结果为 0 或 false),整个 IF 语句输出的结果将是参数"value_if_false"。

如图 4-20 所示,本例用 IF 函数对患者医疗费用评等级,要求一是在 D 列写入评定,评定标准为医疗费用大于等于 1 500 元的为费用高,小于 1 500 元的为费用低;要求二是在 E 列写入评定,评定标准为医疗费用大于等于 2 000 元的为费用太高,大于等于 1 500 元而小于 2 000 元的为费用高,小于 1 500 元的为费用低。

	A	B	C	D	E
1	科室	姓名	医疗费用	医疗费用评定1	医疗费用评定2
2	内四	郑成	1935	=IF(C2>=1500,"费用高","费用低")	=IF(C2>=2000,"费用太高",IF(C2>=1500,"费用高","费用低"))
3	内一	张三	1874		
4	内二	杨树立	1374		
5	内四	孙中	1309		
6	内三	钱玉	1663		
7	内二	钱艳	1769		
8	内一	钱天天	1576		
9	内一	钱明	2435		
10	内三	钱国一	1855		
11	内一	钱丹丹	1521		
12	内三	潘子流	1495		
13	内三	吕子明	2500		
14	内二	李四	1714		
15	内四	李丹	1661		
16	内三	黄江汉	1601		
17	内二	方军	1239		
18	内二	方城	1506		
19	内二	陈山峰	2390		

图 4-20 IF 函数使用范例

解决要求一的方法可在 D2 单元格手工输入:=IF(C2>=1 500,"费用高","费用低"),然后将公式复制到其他 D 列单元格;要求二用一条 IF 语句是无法实现的,需要用 IF 嵌套使用的方法来解决。IF 嵌套语句是指用一条完整的 IF 语句来替代条件为假的时候取的值,嵌套的格式可以表示为:

=IF(logical_test,value_if_true,IF(logical_test,value_if_true,value_if_false))

因此,解决要求二的方法可在 E2 输入:
=IF(C2>=2 000,"费用太高",IF(C2>=1 500,"费用高","费用低")),然后将公式复制到其他 E 列单元格。

第四节 图表的应用

一、任务与知识点

在展示数据时,经常会使用图表将工作表中的数据以图形化方式直观表示。Excel 提供了制作图表的功能,利用它可以快速创建各种图表,方便用户查看数据的差异和预测趋势。

在本节知识单元中,用"中药处方表"中的药物味数、处方组成等数据创建不同种类的图表,以学习图表的组成和种类,掌握图表的创建、编辑和应用。

二、图表的组成

Excel 的图表是指将工作表中的数据用图形表示出来,一般由图表区、绘图区、标题、数据系列、坐标轴、图例、网络线等部分组合而成(图 4-21)。

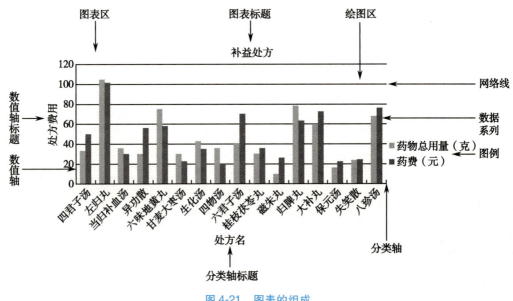

图 4-21　图表的组成

(一) 图表区

图表区是指图表的全部背景区域,包括所有的数据信息以及图表辅助的说明信息。选定图表区时,将显示图表元素的边框,以及用于调整图表大小的 8 个控制点。

(二) 绘图区

绘图区是指图表区内图形包含的区域,即以两个坐标轴为边的矩形区域。选定绘图区时,将显示绘图区的边框,以及用于调整绘图区大小的 8 个控制点。

(三) 坐标轴

图表的坐标轴分为分类轴、数值轴和系列轴三大类,一般默认有分类轴(水平 x 轴)和数值轴(垂直 y 轴),三维图表才有第三个轴(系列轴)。分类轴用来显示数据系列中对应的分类标签,数值轴用来显示每类的数值,系列轴用来显示三维图表中的 z 轴方向。默认情况下,分类轴显示在图形的下方,数值轴显示在图形的左侧。

(四) 标题

标题包括图表标题和坐标轴标题。图表标题一般显示在绘图区的上方,用来说明图表的主题。分类轴标题一般显示在分类轴下方;数值轴标题一般显示在数值轴左侧。

(五) 数据系列

数据系列由数据点构成,每个数据点对应工作表中一个单元格内的数据。图表中的每个数据系列用独有的颜色或图案区分,并对应工作表中的一行或一列数据。

(六) 图例

图例用来指示图表中所用到的各种数据标识,它由图例项和图例项标示组成。默认情况下,图例显示在图表区的右侧。

（七）网格线

网格线是坐标轴上刻度线的延伸,它穿过绘图区。添加网络线的目的是便于查看和计算数据。

三、图表的种类

Excel 2010 提供了柱形图、折线图、饼图、条形图、面积图、XY 散点图、股价图、曲面图、圆环图、气泡图和雷达图等 11 种不同类型的图表,每种图表还有多种不同的子图表可供选择,如图 4-22 所示。

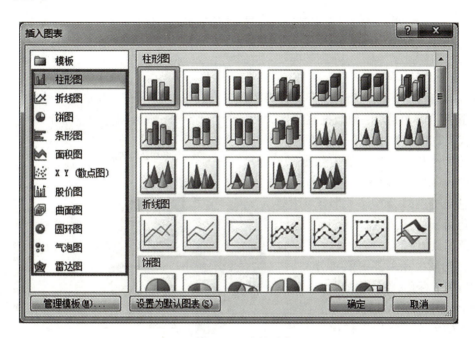

图 4-22 图表的种类

1. **柱形图** 柱形图是最常用的图表类型,可用于表现数据之间的差异。柱形图一般将分类项在分类轴上标出,将数据的大小(用矩形的高低长短表示)在数值轴上标出,并在垂直方向进行比较数据的大小。图 4-23 是用于表现 9 种处方药物味数之间的差异。

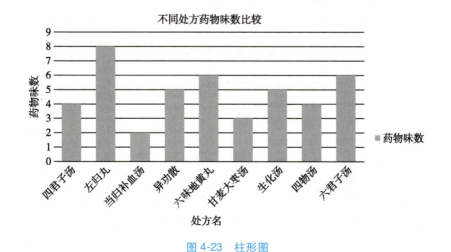

图 4-23 柱形图

2. **折线图** 折线图是用直线段将各数据点连接起来而组成的图形,常用于表示数据随时间变化的趋势。一般分类轴代表时间的变化,并且时间间隔相同,数值轴代表各时刻的数据大

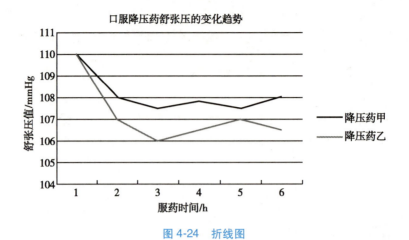

图 4-24　折线图

小。图 4-24 用于显示同一患者口服 2 种降压药后,其不同时间段舒张压的变化情况。

3. 饼图　饼图是用一组数据系列作为数据源,它将一个圆面划分为若干个扇形面,每个扇形面代表数据系列中的一个数据点,扇形面的大小代表该项数据占数据系列总和的比例值,常用来描述比例、构成等信息。图 4-25 反映了六君子汤中各味中药用量的比例,如人参用量 9g,占处方总用量的 22%。

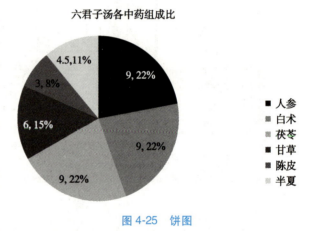

图 4-25　饼图

4. 条形图　条形图一般将分类项放在数值轴上标出,将数据的大小放在分类轴上标出,并用水平横条的长度表示数据值的大小。常用于描述各个数据项之间的差别情况。图 4-26 是条形图,用于反映 9 种中药处方药物味数的差异,从图 4-26 中可明显看出左归丸由 8 味中药组成,其药物味数最多。

5. 面积图　面积图用折线和分类轴组成的面积以及两折线之间的面积来显示数据系列的值。图 4-27 是用面积图表示 9 种中药处方药物味数。

6. XY 散点图　XY 散点图可用来比较几个数列中的数值,也可用来将两数组显示为 XY 坐

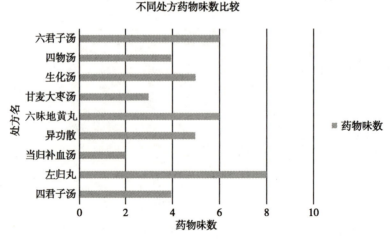

图 4-26　条形图

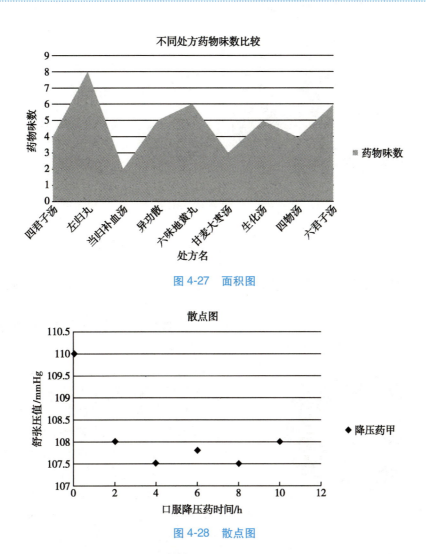

图 4-27　面积图

图 4-28　散点图

标系列中的一个系列。图 4-28 的散点图表示口服降压药甲后,舒张压随时间而变化的趋势。

7. **股价图**　股价图通常用于显示股票价格,也可以用于科学数据,如温度的变化。为创建股价图,必须按照正确的顺序(开盘价、盘高、盘低、收盘价)组织数据。图 4-29 的股价图用于反映 5 种中药股票一天的价格变化。

8. **曲面图**　曲面图是折线图和面积图的另一种形式,用于查找两组数据之间的最佳组

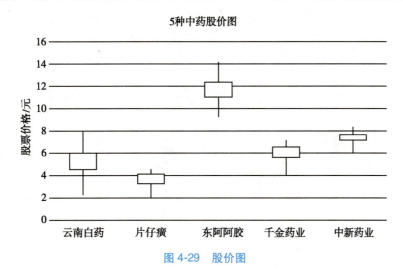

图 4-29　股价图

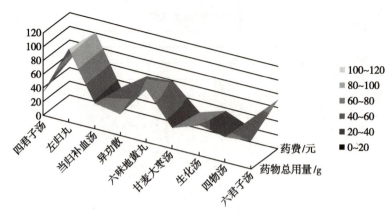

图 4-30 曲面图

合。其颜色和图案表示具有相同取值范围的区域。图 4-30 的曲面图用于显示 9 种处方的中药用量和中药费用。

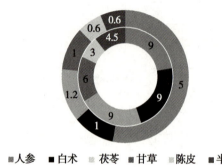

图 4-31 圆环图

9. 圆环图 圆环图用于显示部分与整体之间的关系,但是它可以包含多个数据系列。图 4-31 包含二个数据系列,用于显示六君子汤中各味中药用量和费用的比例。

10. 气泡图 气泡图是一种 XY 散点图。它以 3 个数值为一组对数据进行比较,且可以显示三维效果。气泡的大小,即数据标记表示的第 3 个变量的值。在准备绘制气泡图的数据时,需将 X 值放在一行或一列,并在相邻的行或列中输入对应的 Y 值和气泡的大小。图 4-32 是用 9 种处方的处方名、药物味数及药物用量等数据制作的气泡图。

11. 雷达图 雷达图是由一个中心向四周辐射出多条数值坐标轴,每个分类都有自己的数值坐标轴,并将同一数据系列的值用折线连接起来而形成的,用于比较大量数据系列的合计值。图 4-33 是表示 9 种中药处方中药用量及费用的雷达图。

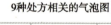

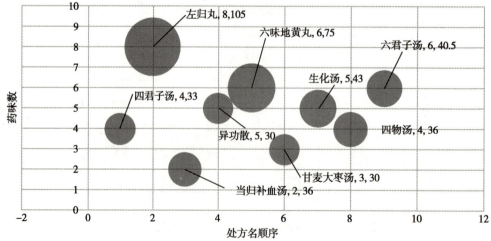

图 4-32 气泡图

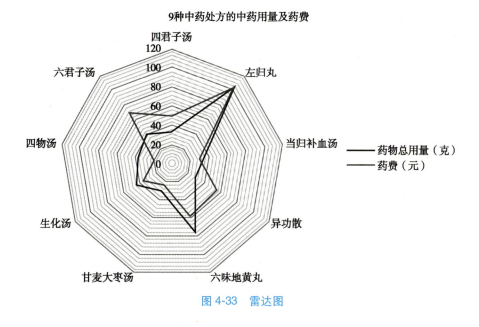

图 4-33　雷达图

四、图表的创建

Excel 的图表分为迷你图、嵌入式图表、图表工作表和 Microsoft Graph 图表。

（一）创建迷你图

迷你图是绘制在单元格或单元格区域中的一个微型图表。使用迷你图不仅可以反映数据系列的变化趋势，在打印工作表时，迷你图还可以与数据一起打印。创建的具体步骤如下：

1. 选定存放迷你图的单元格或单元格区域。

2. **打开"创建迷你图"对话框**　在"插入"选项卡"迷你图"命令组中，单击所需的迷你图类型对应的命令，系统弹出"创建迷你图"对话框（图 4-34）。

3. **指定数据范围**　在"数据范围"文本框中输入制作迷你图数据所在的区域。

4. **关闭"创建迷你图"对话框**　单击【确定】按钮，在关闭对话框的同时，在指定位置创建出如图 4-35 所示的迷你图。

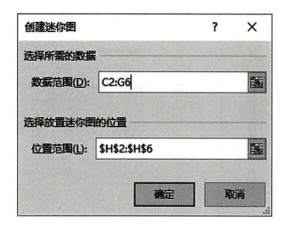

图 4-34　"创建迷你图"对话框

图 4-35 是用 C2:G6 区域中的数据创建折线迷你图，并将迷你图存放于 H2:H6 单元格区域。

	A	B	C	D	E	F	G	H
1	患者姓名	病区	第1天医疗费	第2天医疗费	第3天医疗费	第4天医疗费	第5天医疗费	迷你图
2	张三	内一	1000	900	800	750	700	
3	李四	内二	789	800	900	760	600	
4	吴一	内一	800	789	859	600	456	
5	赵五	内三	560	687	800	750	800	
6	刘八	内二	900	879	800	831	700	

图 4-35　迷你图的创建

（二）创建嵌入式图表

嵌入式图表是 Excel 最常用的图表样式,其特点是将图表直接绘制在图表数据源所在的工作表中。嵌入式图表的创建可用功能区中的命令或"插入图表"对话框来实现。

1. 使用功能区中的命令

（1）选定数据:即选定制作图表所需数据的单元格区域。

（2）选定图表类型:在"插入"选项卡"图表"命令组中,单击所需图表类型的命令,从弹出的下拉菜单中选一种子图表类型;如果没有所需图表类型,单击"其他"命令,然后从弹出的下拉菜单中选择。

完成步骤（2）后,在当前工作表中创建出所选图表类型的嵌入式图表。

2. 使用对话框创建

（1）选定数据。

（2）打开"插入图表"对话框:单击"插入"选项卡"图表"命令组右下角的对话框启动按钮,弹出"插入图表"对话框。

（3）选择图表类型:在对话框左侧选定一种图表类型,并在对话框右侧选定一种对应的子图表类型。

（4）创建图表:单击【确定】按钮,关闭"插入图表"对话框。

完成步骤（4）后,在当前工作表中创建出所选图表类型的嵌入式图表,如图 4-36 所示。

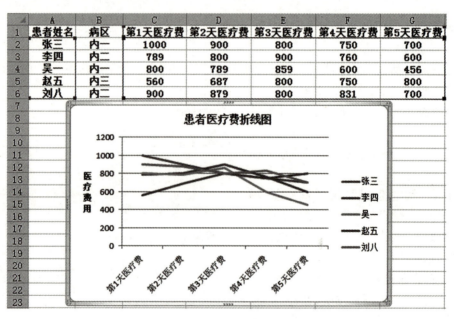

图 4-36　嵌入式图表的创建

图 4-36 是用 A1:A6 和 C1:G6 区域中的数据创建的嵌入式折线图,该折线图和制作图表的数据在同一工作表中,用来表示五位患者五天内医疗费用的变化情况。

（三）创建图表工作表

图表工作表是将图表绘制成一个独立的工作表,其大小由 Excel 自动设置,而创建图表的数据源在另一张工作表中。具体操作步骤如下:

1. 选定数据　选定创建图表的数据所在单元格区域。

2. 执行创建图表操作　按【F11】功能键,自动插入一个名为"Chart1"的图表工作表,并创建一个如图 4-37 所示的柱形图。

图 4-37 是图表工作表,该工作表在自动插入的"Chart1"工作表中,而创建该图表工作表

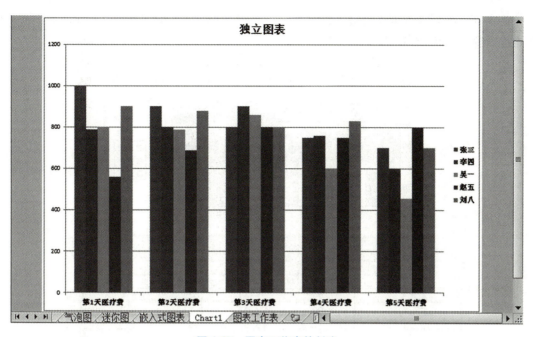

图 4-37　图表工作表的创建

的数据在其他工作表中。

如果需要创建的图表工作表是其他类型的图表,在"图表工具"上下文选项卡中,单击"设计"子卡中的"更改图表类型"命令将柱形图修改为其他图表类型。

（四）创建 Microsoft Graph 图表

Microsoft Graph 图表是嵌入在工作表中的图表对象,图的数据源与图表对象一起存储,即其数据源与工作表无关。创建 Microsoft Graph 图表的具体操作步骤如下:

1. **打开"对象"对话框**　单击在"插入→文本→对象"命令,系统弹出"对象"对话框。

2. **选择对象类型**　在"新建"选项卡的"对象类型"列表框中,选定"Microsoft Graph 图表",如图 4-38 所示。

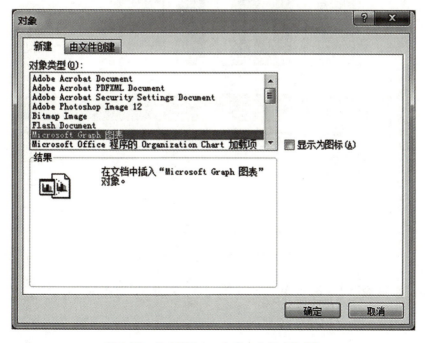

图 4-38　选定"Microsoft Graph 图表"对象

3. **关闭"对象"对话框** 单击【确定】按钮,关闭"对象"对话框,同时打开 Microsoft Graph 图表编辑窗口,如图 4-39 所示。

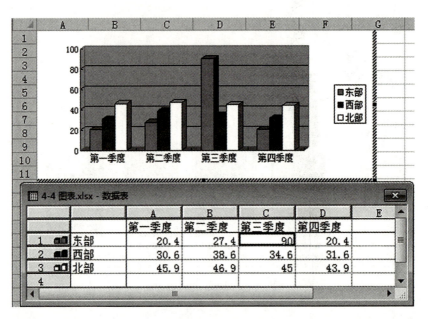

图 4-39 Microsoft Graph 图表编辑窗口

4. **输入数据** 在 Microsoft Graph 图表编辑窗口中,显示了嵌入式的柱形图和一个"数据表"对话框。在数据表中输入数据,如图 4-40 所示。

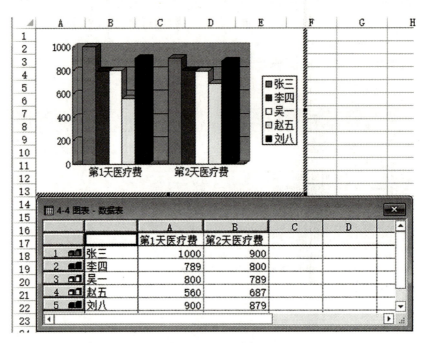

图 4-40 Microsoft Graph 图表

5. **关闭"数据表"对话框** 单击任意单元格,关闭该"数据表"对话框,并返回 Excel 窗口。

五、编辑图表

编辑图表是指对图表进行一些必要的修改。如更改图表类型、设置图表位置、编辑数据系列等。

（一）更改图表类型

将已创建的图表更改成其他种类的图表，以便更直观表达数据。

1. 更改迷你图的图表类型

（1）选定迷你图所在的单元格或单元格区域。

（2）更改图表类型：在"迷你图工具"上下文选项卡"设计"子卡的"类型"命令组中，单击所需图表类型的相应命令。

2. 更改图表的图表类型　嵌入式图表、图表工作表和 Microsoft Graph 图表的图表类型更改方法相似，其具体操作步骤如下：

（1）选定需要更改图表类型的图表。

（2）打开"更改图表类型"对话框：在"图表工具"上下文选项卡"设计"子卡的"类型"命令组中，单击"更改图表类型"命令。或者用右键单击选定的图表，在快捷菜单中选择"更改图表类型"命令。系统弹出"更改图表类型"对话框。

（3）设置图表类型：在对话框左侧选定所需的图表类型，在右侧选定该图表类型的子图表类型，然后单击【确定】按钮。

（二）设置图表位置

图表的位置可以改变，如可以把嵌入式图表设置为图表工作表，也可以把图表工作表设置为嵌入式图表。具体操作步骤如下：

1. 选择要调整位置的图表。

2. 打开"移动图表"对话框　在"图表工具"上下文选项卡"设计"子卡的"位置"命令组中，单击"移动位置"命令，系统弹出如图 4-41 所示的"移动图表"对话框。

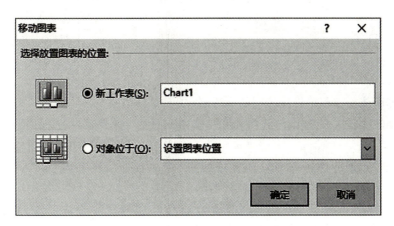

图 4-41　"移动图表"对话框

3. 选择图表位置　如图 4-41 所示，如果将嵌入式图表设置为图表工作表，则选定"新工作表"单选按钮，在右侧文本框中输入新工作表名。如果将图表工作表设置为嵌入式图表，则选定"对象位于"单选按钮，同时需要在右侧文本框下位列表中选择要放置图表的工作表名。

（三）编辑数据系列

如果需要添加或减少数据系列来更新图表，就要对图表中的数据系列进行编辑。其具体操作步骤如下：

1. 选定图表。

2. **打开"选择数据源"对话框**　在"图表工具"上下文选项卡"设计"子卡的"数据"命令组中,单击"选择数据"命令。或者右键单击图表区(或绘图区),从快捷菜单中选择"选择数据"命令,系统弹出"选择数据源"对话框。

3. **选定图表新的数据源**　无论是添加还是减少数据系列,在"选择数据源"对话框"图表数据区域"的文本框中输入图表新的数据源。数据源的重新选定,从而改变了图表的数据系列。也可以在"图例项(系列)"列表框中选择"添加"或"删除"按钮进行添加或减少数据系列以更新图表。

4. **完成编辑**　在对话框中单击【确定】按钮以完成数据系列的编辑。

第五节　管理数据和透视数据

一、任务与知识点

Excel 是一个全面的表格处理工具,为用户提供了强大的数据管理功能,可以帮助医学生完成工作中经常需要进行的各类数据管理。

在本节知识单元中,将利用数据的管理分析功能对"中药处方表"进行统计分析,从不同的角度了解中药处方的信息。学习并掌握排序、筛选、分类汇总和数据透视表等数据管理与分析功能。

二、排序

Excel 的排序可以分为简单排序、多重排序和自定义排序三种,通过排序可以方便浏览和检索数据。

(一)简单排序

简单排序是将数据清单中的数据按照指定字段(关键字段)重新排列。具体操作步骤如下:

1. **指定排序依据**　单击排序依据的字段名(关键字段)。

2. **执行排序操作**　在"数据"选项卡的"排序和筛选"命令组中,单击"升序"或"降序"命令。

图 4-42 是对数据清单(A2:H27 单元格区域)中的数据按照"药物味数"字段进行升序排列。

(二)多重排序

多重排序是将数据清单中的数据按照多个指定字段重新排列。具体操作步骤如下:

1. 选定数据清单所在的单元格区域。

2. **打开"排序"对话框**　在"数据"选项卡的"排序和筛选"命令组中,单击"排序"命令,系统弹出如图 4-43 所示的"排序"对话框。

3. **指定排序关键字、排序依据和次序**　在"排序"对话框中指定排序关键字、排序依据和次序后,单击【确定】按钮以完成多重排序。

图 4-44 是以"补益类型"为主要关键字、"药物味数"为次要关键字进行升序排列。

处方名	组成	补益类型	功用	主治	药物味数	药物总用量(克)	药费(元)
当归补血汤	黄芪、当归	补气	补气生血	血虚发热	2	36	30
失笑散	五灵脂、蒲黄	活血	活血祛瘀，散结止痛	瘀血停滞	2	12	25
甘麦大枣汤	甘草、小麦、大枣	安神	养心安神，和中缓急	脏燥	3	30	23
磁朱丸	磁石、朱砂、神曲	安神	益阴明目，重镇安神	心肾不交	3	2	6
丹参饮	丹参、檀香、砂仁	活血	活血祛瘀，行气止痛	血瘀气滞，心胃诸痛	3	42	31
玉屏风散	防风、黄芪、白术	补气	益气固表止汗	表虚自汗	3	30	6
生脉散	人参、麦门冬、五味子	补气	益气生津，敛阴止汗	气阴两虚	3	24	30
四君子汤	人参、白术、茯苓、甘草	补气	益气健脾	脾胃气虚	4	33	50
四物汤	熟地黄、当归、白芍药、川芎	补血	补血止血	营血虚滞证	4	36	20
大补丸	熟地、龟版、黄柏、知母	补阴	滋阴降火	阴虚火旺	4	60	73
保元汤	黄芪、人参、炙甘草、肉桂	补气	益气温阳	虚损劳怯，元气不足	4	16.5	23
异功散	人参、白术、茯苓、甘草、陈皮	补气	益气健脾，行气化滞	脾胃气虚兼气滞证	5	30	56
生化汤	全当归、川芎、桃仁、干姜、甘草	活血	化瘀生新，温经止痛	产后血虚	5	43	35
桂枝茯苓丸	桂枝、茯苓、丹皮、桃仁、芍药	活血	活血化瘀，缓消癥块	瘀阻胞宫证	5	30	36
益胃汤	沙参、麦冬、冰糖、细生地、玉竹	补阴	养阴益胃	阳明温病，胃阴损伤	5	46.5	40
朱砂安神丸	朱砂、黄连、炙甘草、生地黄、当归	安神	重镇安神，清心泻火	心火亢盛，阴血不足	5	2	5
六味地黄丸	熟地、山萸肉、干山药、泽泻、牡丹皮、茯苓	补阴	滋阴补肾	肾阴虚证	6	75	58
六君子汤	人参、白术、茯苓、甘草、陈皮、半夏	补气	益气健脾，燥湿化痰	脾胃气虚兼痰湿证	6	40.5	70
补肺散	阿胶、牛蒡子、甘草、马兜铃、杏仁、糯米	补阴	养阴补肺	小儿肺虚有热证	6	31.5	30
八珍丸	大熟地、山药、枸杞子、山茱萸肉、川牛膝、菟丝子、鹿角胶、龟版胶	补阴	滋阴补肾，填精益髓	真阴不足证	8	105	101
八珍汤	人参、白术、茯苓、当归、熟地黄、白芍药、川芎	补血	益气补血	气血两虚证	8	68	76
补中益气汤	黄芪、甘草、人参、当归、橘皮、升麻、柴胡、白术	补气	补中益气，升阳举陷	脾胃气虚，气虚下陷	8	63	80
一贯煎	北沙参、麦冬、当归身、生地黄、枸杞子、川楝子	补阴	滋阴疏肝	肝肾阴虚，肝气不舒	8	58.5	38
归脾丸	白术、茯苓、黄芪、龙眼肉、酸枣仁、人参、木香、甘草、当归、远志	补血	益气补血，健脾养心	心脾气血两虚证	10	78	63
百合固金汤	百合、熟地、当归、生地、白芍、甘草、桔梗、玄参、贝母、麦冬	补阴	滋肾保肺，止咳化痰	肺肾阴亏，虚火上炎证	10	72	34

图 4-42　简单排序结果

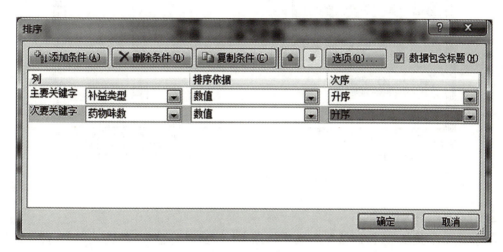

图 4-43　"排序"对话框

处方名	组成	补益类型	功用	主治	药物味数	药物总用量(克)	药费(元)
甘麦大枣汤	甘草、小麦、大枣	安神	养心安神，和中缓急	脏燥	3	30	23
磁朱丸	磁石、朱砂、神曲	安神	益阴明目，重镇安神	心肾不交	3	2	6
朱砂安神丸	朱砂、黄连、炙甘草、生地黄、当归	安神	重镇安神，清心泻火	心火亢盛，阴血不足	5	2	5
玉屏风散	防风、黄芪、白术	补气	益气固表止汗	表虚自汗	3	30	6
生脉散	人参、麦门冬、五味子	补气	益气生津，敛阴止汗	气阴两虚	3	24	30
四君子汤	人参、白术、茯苓、甘草	补气	益气健脾	脾胃气虚	4	33	50
保元汤	黄芪、人参、炙甘草、肉桂	补气	益气温阳	虚损劳怯，元气不足	4	16.5	23
异功散	人参、白术、茯苓、甘草、陈皮	补气	益气健脾，行气化滞	脾胃气虚兼气滞证	5	30	56
六君子汤	人参、白术、茯苓、甘草、陈皮、半夏	补气	益气健脾，燥湿化痰	脾胃气虚兼痰湿证	6	40.5	70
补中益气汤	黄芪、甘草、人参、当归、橘皮、升麻、柴胡、白术	补气	补中益气，升阳举陷	脾胃气虚，气虚下陷	8	63	80
当归补血汤	黄芪、当归	补血	补气生血	血虚发热	2	36	30
四物汤	熟地黄、当归、白芍药、川芎	补血	补血止血	营血虚滞证	4	36	20
八珍汤	人参、白术、茯苓、当归、熟地黄、白芍药、川芎	补血	益气补血	气血两虚证	8	68	76
归脾丸	白术、茯苓、黄芪、龙眼肉、酸枣仁、人参、木香、甘草、当归、远志	补血	益气补血，健脾养心	心脾气血两虚证	10	78	63
大补丸	熟地、龟版、黄柏、知母	补阴	滋阴降火	阴虚火旺	4	60	73
益胃汤	沙参、麦冬、冰糖、细生地、玉竹	补阴	养阴益胃	阳明温病，胃阴损伤	5	46.5	40
六味地黄丸	熟地、山萸肉、干山药、泽泻、牡丹皮、茯苓	补阴	滋阴补肾	肾阴虚证	6	75	58
补肺散	阿胶、牛蒡子、甘草、马兜铃、杏仁、糯米	补阴	养阴补肺	小儿肺虚有热证	6	31.5	30
左归丸	大熟地、山药、枸杞子、山茱萸肉、川牛膝、菟丝子、鹿角胶、龟版胶	补阴	滋阴补肾，填精益髓	真阴不足证	8	105	101
一贯煎	北沙参、麦冬、当归身、生地黄、枸杞子、川楝子	补阴	滋阴疏肝	肝肾阴虚，肝气不舒	8	58.5	38
百合固金汤	百合、熟地、当归、生地、白芍、甘草、桔梗、玄参、贝母、麦冬	补阴	滋肾保肺，止咳化痰	肺肾阴亏，虚火上炎证	10	72	34
失笑散	五灵脂、蒲黄	活血	活血祛瘀，散结止痛	瘀血停滞	2	12	25
丹参饮	丹参、檀香、砂仁	活血	活血祛瘀，行气止痛	血瘀气滞，心胃诸痛	3	42	31
生化汤	全当归、川芎、桃仁、干姜、甘草	活血	化瘀生新，温经止痛	产后血虚	5	43	35
桂枝茯苓丸	桂枝、茯苓、丹皮、桃仁、芍药	活血	活血化瘀，缓消癥块	瘀阻胞宫证	5	30	36

图 4-44　多重排序结果

（三）自定义排序

对于某些字段（如学历、职称等）无论是按字母还是按笔画排序都不符合要求，可用自定义排序来实现。具体操作步骤如下：

1. **输入自定义序列** 单击"文件→Excel 选项"，在弹出的"Excel 选项"对话框左侧选"常用"，在右侧"创建用于排序和填充序列的列表"处单击"编辑自定义列表"，以弹出"自定义序列"对话框。在该对话框左侧选"新序列"，在右侧输入自定义序列（补血、活血、安神、补气、补阴）后单击【添加】按钮。然后再单击【确定】按钮关闭"自定义序列"对话框。图 4-45 是"自定义序列"对话框。

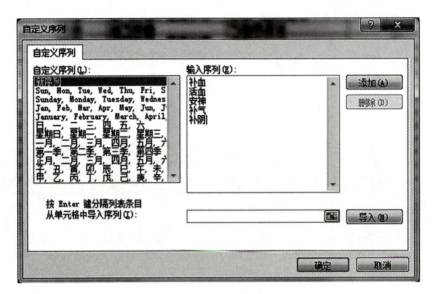

图 4-45 "自定义序列"对话框

2. 打开排序对话框。

3. **指定排序关键字、排序依据和次序** 图 4-46 是选"补益类型"为关键字，排序依据选"数值"，次序选"自定义序列"中的"补血、活血、安神、补气、补阴"序列进行排序。

图 4-46 自定义排序结果

三、筛选

需要从众多数据中挑选出满足条件的数据进行处理,可用筛选的方法实现。

(一) 自动筛选

自动筛选一般用于条件简单的筛选,且在原数据清单所在位置显示满足条件的记录,不满足条件的记录暂时隐藏起来。具体操作步骤如下:

1. 选定数据清单字段名所在的单元格区域。

2. **执行"筛选"命令** 单击"数据→排序和筛选→筛选",此时每个字段名右侧出现"筛选"箭头。

3. **设置"筛选"条件选项** 单击任意一个字段的"筛选"箭头,将会根据该字段的不同类型(文本类型、日期类型或数值类型)出现不同形式的设置"筛选"条件选项,可依需求进行设置。

图 4-47 用自动筛选的方法筛选出"补益类型"为补气,且"药物味数"大于等于 4 的记录。

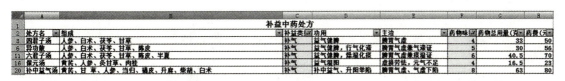

图 4-47 自动筛选结果

(二) 高级筛选

高级筛选一般用于条件复杂的筛选,可以在原数据清单所在的位置显示满足条件的记录,也可将满足条件的记录存储于其他位置。具体操作步骤如下:

1. **在条件区域设置筛选条件** 筛选条件的格式是:条件区域的第一行为字段名,字段名下面是条件值。条件之间的逻辑关系为"与"的写在同一行上,逻辑关系为"或"的写在不同的行上。

2. **打开"高级筛选"对话框** 单击"数据→排序和筛选→高级",系统弹出如图 4-48 所示的"高级筛选"对话框。

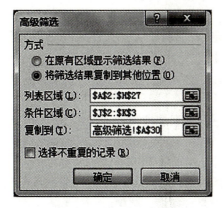

图 4-48 "高级筛选"对话框

3. **输入高级筛选参数** 首先在"列表区域"框中输入数据清单所在的单元格区域,在"条件区域"框中输入筛选条件所在的单元格区域,最后根据需要在"方式"选项中选定"在原有区域显示筛选条件"或"将筛选结果复制到其他位置"。如果选择"将筛选结果复制到其他位置",在"复制到"框中指定复制到其他位置的单元格地址。在图 4-48 中,A2:H27 是数据清单所在的区域,J2:K3 是条件区域,满足筛选条件的记录复制到以 A30 为左上角的区域中。

4. **完成筛选** 在对话框中单击【确定】按钮以完成筛选。图 4-49 是有关条件区域和相应的筛选结果。

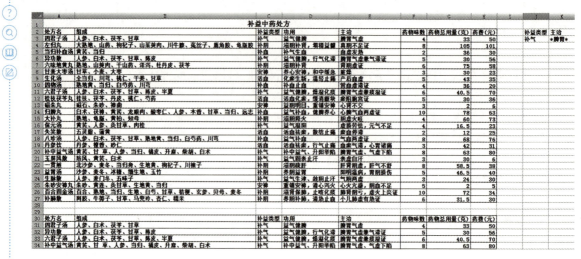

图 4-49　高级筛选结果

四、分类汇总

在管理数据时,有时需要使用 Excel 的分类汇总命令将数据按一个或多个字段进行分类汇总。

(一)创建分类汇总

在创建分类汇总前,先按照分类汇总依据的字段进行排序。具体操作步骤如下:

1. **选定数据**　选定数据清单所在的单元格区域。

2. **打开"分类汇总"对话框**　单击"数据→分级显示→分类汇总",系统弹出如图 4-50 所示的"分类汇总"对话框。

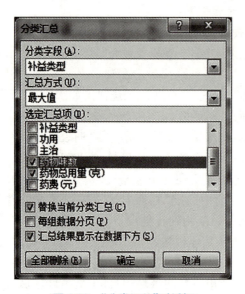

图 4-50　"分类汇总"对话框

3. **指定"分类字段"**　在"分类字段"下拉列表中选分类汇总依据的字段。见图 4-50 选"补益类型"字段。

4. **指定"汇总方式"**　在"汇总方式"下拉列表中按需选合适的计算方式。见图 4-50 选"最大值"。

5. **指定"汇总项"**　"选定汇总项"列表框中列出数据清单中的所有字段名,按需选择一个或多个需要汇总的字段。见图 4-50 选"药物味数"和"药物总用量(克)"2 个字段。

6. **设置其他汇总选项**　一般情况下,按默认的方式,选定"替换当前分类汇总"和"汇总结果显示在数据下方"。

7. **关闭对话框**　单击【确定】按钮,关闭对话框。图 4-51 是分类汇总结果。

(二)分级显示数据

分类汇总完成后,在分类汇总表的左侧出现了分级显示符号"1 2 3"和分级标识线"━±",使用分级显示符号或分级标识线可以按需显示分类汇总的层次。

单击 1 级分级显示符号"1"只显示总的汇总结果;单击 2 级分级显示符号"2"显示各类

	A	B	C	D	E	F	G	H
1			补益中药处方					
2	处方名	组成	补益类型	功用	主治	药物味数	药物总用量(克)	药费(元)
3	甘麦大枣汤	甘草、小麦、大枣	安神	养心安神，和中缓急	脏燥	3	30	23
4	磁朱丸	磁石、朱砂、神曲	安神	益阴明目、重镇安神	心肾不交	3	2	6
5	朱砂安神丸	朱砂、黄连、炙甘草、生地黄、当归	安神	重镇安神，清心泻火	心火亢盛，阴血不足	5	2	5
6			安神 最大值			5	30	
7	四君子汤	人参、白术、茯苓、甘草	补气	益气健脾	脾胃气虚	4	33	50
8	异功散	人参、白术、茯苓、甘草、陈皮	补气	益气健脾，行气化滞	脾胃气虚兼气滞证	5	30	56
9	六君子汤	人参、白术、茯苓、甘草、陈皮、半夏	补气	益气健脾，燥湿化痰	脾胃气虚兼痰湿证	6	40.5	70
10	保元汤	黄芪、人参、炙甘草、肉桂	补气	益气温阳	虚损劳怯，元气不足	4	16.5	23
11	补中益气汤	黄芪、甘 草、人参、当归、橘皮、升麻、柴胡、白术	补气	补中益气、升阳举陷	脾胃气虚、气虚下陷	8	63	80
12	玉屏风散	防风、黄芪、白术	补气	益气固表止汗	表虚自汗	3	30	6
13	生脉散	人参、麦门冬、五味子	补气	益气生津、敛阴止汗	气阴两虚	3	24	30
14			补气 最大值			8	63	
15	当归补血汤	黄芪、当归	补血	补气生血	血虚发热	2	36	30
16	四物汤	熟地黄、当归、白芍药、川芎	补血	补血止血	营血虚滞证	4	36	20
17	归脾丸	白术、茯神、黄芪、龙眼肉、酸枣仁、人参、木香、甘草、当归、远志	补血	益气补血，健脾养心	心脾气血两虚证	10	78	63
18	八珍汤	人参、白术、茯苓、甘草、熟地黄、当归、白芍药、川芎	补血	益气补血	气血两虚证	8	68	76
19			补血 最大值			10	78	
20	左归丸	大熟地、山药、枸杞子、山茱萸肉、川牛膝、菟丝子、鹿角胶、龟版胶	补阴	滋阴补肾，填精益髓	真阴不足证	8	105	101
21	六味地黄丸	熟地、山萸肉、干山药、泽泻、牡丹皮、茯苓	补阴	滋阴补肾	肾阴虚证	6	75	58
22	大补丸	熟地、龟版、黄柏、知母	补阴	滋阴降火	阴虚火旺	4	60	73
23	一贯煎	北沙参、麦冬、当归身、生地黄、枸杞子、川楝子	补阴	滋阴疏肝	肝肾阴虚，肝气不舒	8	58.5	38
24	益胃汤	沙参、麦冬、冰糖、细生地、玉竹	补阴	养阴益胃	阳明温病，胃阴损伤	5	46.5	40
25	百合固金汤	百合、熟地、当归、生地、白芍、甘草、桔梗、玄参、贝母、麦冬	补阴	滋肾保肺，止咳化痰	肺肾阴亏，虚火上炎证	10	72	34
26	补肺散	阿胶、牛蒡子、甘草、马兜玲、杏仁、糯米	补阴	养阴补肺，清热止血	小儿肺虚有热证	6	31.5	30
27			补阴 最大值			10	105	
28	生化汤	全当归、川芎、桃仁、干姜、甘草	活血	化瘀生新，温经止痛	产后血虚	5	43	35
29	桂枝茯苓丸	桂枝、茯苓、丹皮、桃仁、芍药	活血	活血化瘀，缓消癥块	瘀阻胞宫证	5	30	36
30	失笑散	五灵脂、蒲黄	活血	活血祛瘀，散结止痛	瘀血停滞	2	12	25
31	丹参饮	丹参、檀香、砂仁	活血	活血祛瘀，行气止痛	血瘀气滞，心胃诸痛	3	42	31
32			活血 最大值			5	43	
33			总计最大值			10	105	

图 4-51　分类汇总结果

别的汇总结果和总的汇总结果；单击 3 级分级显示符号“3”则显示全部数据。图 4-52 是单击 2 级分级显示符号的显示结果。

	A	B	C	D	E	F	G	H
1			补益中药处方					
2	处方名	组成	补益类型	功用	主治	药物味数	药物总用量(克)	药费(元)
6			安神 最大值			5	30	
14			补气 最大值			8	63	
19			补血 最大值			10	78	
27			补阴 最大值			10	105	
32			活血 最大值			5	43	
33			总计最大值			10	105	

图 4-52　2 级分级显示结果

单击分级标识线“+”或“−”可以展开或折叠数据，方便查看或隐藏数据。当单击分级标识线“−”时，折叠数据，同时“−”变“+”，再次单击，可以重新展开数据。

（三）复制分类汇总

复制分类汇总是指将分类汇总的结果复制到其他位置或其他工作表中，具体操作步骤如下：

1. 选取要复制的单元格区域。

2. **打开“定位条件”对话框**　在“开始”选项卡“编辑”命令组中，单击“查找和选择→定位条件”，系统弹出“定位条件”对话框。

3. **选定“可见单元格”**　在“定位条件”对话框中选定“可见单元格”单选按钮。

4. **执行复制/粘贴命令**　按【Ctrl】+C 组合键将选定单元格区域的内容复制到剪贴板；然后在目标位置按【Ctrl】+V 组合键粘贴。

复制分类汇总结果如图 4-53 所示。

	A	B	C	D	E	F	G	H
1	处方名	组成	补益类型	功用	主治	药物味数	药物总用量(克)	药费(元)
2			安神 最大值			5	30	
3			补气 最大值			8	63	
4			补血 最大值			10	78	
5			补阴 最大值			10	105	
6			活血 最大值			5	43	
7			总计最大值			10	105	

图 4-53　复制分类汇总结果

（四）清除分类汇总

当需要删除分类汇总数据，使工作表还原成原始状态时，就要清除分类汇总。具体操作步骤如下：

1. 打开"分类汇总"对话框。

2. **清除分类汇总**　单击"分类汇总"对话框中的【全部删除】按钮，然后单击【确定】按钮，即可清除分类汇总。

五、数据透视表

数据透视表是一种用于对数据进行交叉分析的交互式表格。它的特点在于表格结构的不固定性，可以依据需要随时进行调整，从而得出不同的视图。使用 Excel 提供的数据透视表可以完成数据计算和分析工作。

（一）建立数据透视表

建立和应用数据透视表关键是设计数据透视表的布局，即数据清单中哪些字段组成行、哪些字段组成列，对哪些字段进行计算等。具体操作步骤如下：

1. **打开"创建数据透视表"对话框**　单击"插入→表格→数据透视表"，系统弹出如图 4-54 所示的"创建数据透视表"对话框。

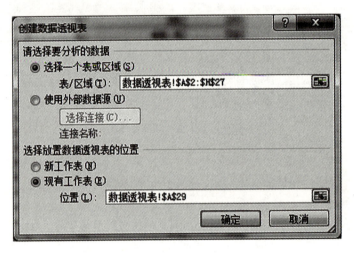

图 4-54　"创建数据透视表"对话框

2. **选择要分析的数据并指定数据透视表放置位置**　在对话框中输入用于创建数据透视表的数据所在单元格区域，以及放置数据透视表的位置（选择放置当前工作表中或生成一个新的工作表放置数据透视表）。如图 4-54 所示，本实例当前工作表是"数据透视表"，创建数据透视表的数据所在单元格区域是 A2：H27 区域，生成的数据透视表放置于当前工作表以 A29 为左上角的区域。然后单击【确定】按钮，系统弹出如图 4-55 所示的数据透视表框架。

3. **添加报表字段**　在"数据透视表字段列表"任务窗格中，依据需求将字段添加至报表筛选、行标签、列标签、数值等区域，本实例将"补益类型"字段添加至行标签；"药物味数"和"药物总用量（克）"这二个字段添加至数值区域并求最大值，得到如图 4-56 所示的数据透视表。

（二）编辑数据透视表

1. **添加或删除字段**　数据透视表具有"只读"属性，不允许在数据透视表中添加、删除或插入数据，可依需在"数据透视表字段列表"任务窗格中操作。将需要添加的字段直接拖曳至行标签、列标签或数值区域，或将删除的字段拖曳至原区域之外。

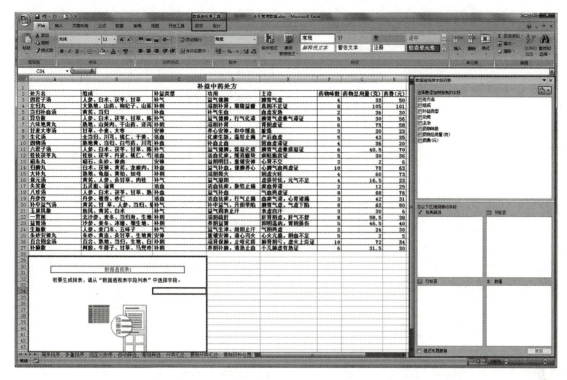

图 4-55　数据透视表框架

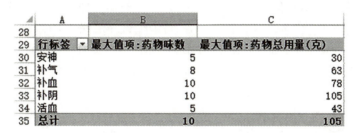

图 4-56　创建的数据透视表

2. 排序和筛选　数据透视表的排序主要针对行字段和列字段,筛选可按标签筛选也可按值筛选。

3. 定制外观　数据透视表可定制其外观,选择以压缩、大纲或表格布局形式显示数据透视表。选择"数据透视表工具"上下文选项卡"设计"子卡中的数据透视表样式修饰数据透视表。目的使数据透视表美观、醒目。

将图 4-56 中创建的数据透视表经筛选和修饰后得到图 4-57 所示的数据透视表。

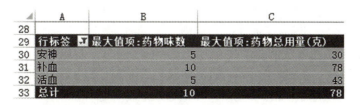

图 4-57　编辑后的数据透视表

（三）更新数据透视表

数据透视表中的数据有误需修改数据,只能在数据清单（数据来源）中更改数据。然后在

"数据透视表工具"上下文选项卡"选项"子卡"数据"命令组中,单击【刷新】命令实现数据透视表的更新。

第六节　Excel 统计分析

一、任务与知识点

Excel 除了计算之外,还提供了功能强大的数据分析工具,使用这些工具分析处理数据更为方便和高效,可以帮助医学生对医学数据进行统计分析。

在本节知识单元中,对"中药处方表"的"药物味数"进行运算,学习基本统计运算函数的使用。对"中药处方表"等数据进行统计分析,学习描述统计、假设检验、方差分析和回归分析等分析工具的使用。

二、基本统计运算函数

利用 Excel 的基本统计运算函数可以使医学数据的计算变得简单,以 16 条中药处方为例,阐述常用基本统计运算函数的功能和应用。

图 4-58 所示的数据清单包含 16 条处方的"方名""补益类型"功用""主治"和"药物味数"等信息,为求解"药物味数"各数据区间所含处方的个数、某百分点的值、中位数、四分位数和众数等,需要使用 FREQUENCY、PERCENTILE、MEDIAN、QUARTILE 和 MODE 等函数进行运算。

	A	B	C	D	E	F	G	H	I	J
1	处方名	补益类型	功用	主治	药物味数		数据区间	数据个数		总体标准偏差
2	四君子汤	补气	益气健脾	脾胃气虚	4		4	5		2.287875652
3	左归丸	补阴	滋阴补肾，填精益髓	真阴不足证	8		6	7		平均药物味数
4	当归补血汤	补血	补气生血	血虚发热	2		8	2		5.625
5	异功散	补气	益气健脾，行气化滞	脾胃气虚兼气滞证	5		10	2		置信区间
6	六味地黄丸	补阴	滋阴补肾	肾阴虚证	6			0		1.12103847
7	六君子汤	补气	益气健脾，燥湿化痰	脾胃气虚兼痰湿证	6		最小值		2	
8	桂枝茯苓丸	活血	活血化瘀，缓消癥块	瘀阻胞宫证	5		最大值		10	
9	磁朱丸	安神	益阴明目、重镇安神	心肾不交	3		第50个百分点的成绩		5	
10	归脾丸	补血	益气补血，健脾养心	心脾气血两虚证	10		中位数		5	
11	大补丸	补阴	滋阴降火	阴虚火旺	4		0%的位置		2	
12	一贯煎	补阴	滋阴疏肝	肝肾阴虚，肝气不舒	8		第1四分位		4	
13	益胃汤	补阴	养阴益胃	阳明温病，胃阴损伤	5		第2四分位		5	
14	生脉散	补气	益气生津、敛阴止汗	气阴两虚	3		第3四分位		6.5	
15	朱砂安神丸	安神	重镇安神，清心泻火	心火亢盛，阴血不足	5		100%的位置		10	
16	百合固金汤	补阴	滋肾保肺，止咳化痰	肺肾阴亏，虚火上炎证	10		众数		5	
17	补肺散	补阴	养阴补肺，清热止血	小儿肺虚有热证	6		绝对偏差的平均值		1.828125	

图 4-58　基本统计运算函数应用实例

1. FREQUENCY 函数

语法:FREQUENCY(data_array,bins_array)。

功能:计算区间内所含数值的个数。

说明:data_array 为一数组或对一组数值的引用,用来计算频率;bins_array 为间隔的数组或对间隔的引用,该间隔用于对 data_array 中的数值进行分组。

图 4-58 为统计"药物味数"各数据区间(药物味数<=4、药物味数<=6、药物味数<=8 和药物味数<=10 等)处方的个数,利用 FREQUENCY 函数来求解。具体操作步骤如下:

(1)输入数据区间:选择 G2:G5 区域作为数据区间所在的区域,并在该区域分别输入 4、6、8 和 10。

（2）选择 H2:H6 区域:H2:H6 区域用于显示返回的分布结果。

（3）在编辑栏输入 =FREQUENCY(E2:E17,G2:G5)。

（4）按【Ctrl】+【Shift】+【Enter】组合键:使函数 FREQUENCY 以数组公式的形式输入,以求出各间隔所占数值的个数。

图 4-58 中,"药物味数"小于等于 4 的处方有 5 条,大于 4 且小于等于 6 的处方有 7 条,大于 6 且小于等于 8 的处方有 2 条,大于 8 且小于等于 10 的处方有 2 条,大于 10 的处方有 0 条。

2. PERCENTILE 函数

语法:PERCENTILE(array,k)。

功能:返回数据区域中的第 K 个百分点的值。

说明:array 为数据区域,如果 array 为空或其数据点超过 8 191 个,函数 PERCENTILE 返回错误值;K 是 0 到 1 之间的百分点值,如果是 0 为最小值,如果是 1 为最大值。

图 4-58 中,分别在 I7、I8 和 I9 单元格输入公式" = PERCENTILE（E2:E17,0）"" = PER-CENTILE（E2:E17,1）"和" = PERCENTILE（E2:E17,0.5）"以求出 16 条处方中"药物味数"第 0 个百分点、第 100 个百分点和第 50 个百分点的值,本实例得到的函数值分别为 2、10 和 5,即所有处方中最小的"药物味数"为 2、最大的"药物味数"为 10,进入第 50 个百分点的"药物味数"是 5。

3. MEDIAN 函数

语法:MEDIAN(number1,number2,…)。

功能:返回数据群的中位数。

图 4-58 中,在 I10 单元格中用公式" = MEDIAN(E2:E17)"求出 16 条处方中"药物味数"的中位数是 5。

4. QUARTILE 函数

语法:QUARTILE(array,quart)。

功能:返回数据集的四分位数。

说明:array 为数据集所在的区域;quart 的值为 0 到 4 之间的整数,值为 0 是求 0% 的位置（最小值）,值为 1 是求 25% 的位置（第 1 四分位）,值为 2 是求 50% 的位置（第 2 四分位）,值为 3 是求 75% 的位置（第 3 四分位）,值为 4 是求 100% 的位置（最大值）。

图 4-58 中,在 I11:I15 单元格中分别用公式" = QUARTILE(E2:E17,0)"" = QUARTILE（E2:E17,1）"" = QUARTILE （E2:E17,2）"" = QUARTILE （E2:E17,3）"和" = QUARTILE（E2:E17,4）"求出 16 条处方中"药物味数"的最小值为 2、第 1 四分位为 4、第 2 四分位为 5、第 3 四分位为 6.5、最大值为 10。

5. MODE 函数

语法:MODE(number1,number2,…)。

功能:返回某一数组或数据区域中出现频率最多的数值（众数）。

图 4-58 中,在 I16 单元格中输入公式" = MODE(E2:E17)"求出 16 条处方中"药物味数"的众数,该函数返回值为 5,即"药物味数"出现频率最多的是 5。

6. AVEDEV 函数

语法:AVEDEV(number1,number2,…)。

功能:返回一组数据与其平均值的绝对偏差的平均值,该函数可以评测数据的离散度。

图 4-58 中,在 I17 单元格中输入公式" = AVEDEV(E2:E17)"求出 16 条处方中"药物味数"绝对偏差的平均值为 1.828 125。

7. STDEVP 函数

语法:STDEVP(number1,number2,…)。

功能：返回整个样本总体的标准偏差，该函数反映了样本总体相对于平均值的离散程度。

图 4-58 中，在 J2 单元格中输入公式"=STDEVP(E2:E17)"求出 16 条处方中"药物味数"总体标准偏差为 2. 287 875 652。

8. CONFIDENCE 函数

语法：CONFIDENCE(alpha,standard_dev,size)。

功能：返回总体平均值的置信区间，它是样本平均值任意一侧的区域。

说明：alpha 用于计算置信度[置信度等于 100×(1−alpha)%，如果 alpha 是 0.05，则置信度为 95%]的显著水平参数，standard_dev 是数据区域的总体标准偏差，size 为样本量。

图 4-58 中，在 J6 单元格中输入公式"=CONFIDENCE(0. 05,J2,16)"求出 16 条处方"药物味数"置信区间为 1. 121 038 47。因此也可得出 16 条处方"药物味数"为 5. 625±1. 121 038 47。

三、描述性统计方法

描述性统计是指运用制表、图形和计算概括性数据等来描述数据特征的各项活动。描述性统计分析主要包括数据的频数分析、集中趋势分析、离散程度分析以及一些基本的统计图形，因篇幅限制，以"描述统计"分析工具为例。

"描述统计"分析工具用于生成数据区域中数据的单变量统计分析报表，提供有大数据趋中性和离散性的综合信息。具体操作步骤如下：

1. **打开"数据分析"对话框**　单击"数据→分析→数据分析"，以弹出"数据分析"对话框。

2. **打开"描述统计"对话框**　在"数据分析"对话框"分析工具"列表中选"描述统计"选项，系统弹出"描述统计"对话框。

3. **设置参数**　在"描述统计"对话框中按需设置参数，如图 4-59 所示。

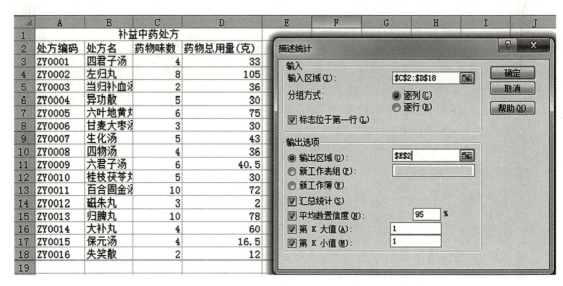

图 4-59　"描述统计"对话框

（1）输入区域：该区域是待分析数据所在的单元格区域，本例选择由两个按列排列的相邻数据区域(C2:D18)组成。

（2）分组方式：指明输入区域中的数据是按行（"逐行"）还是按列（"逐列"）排列。本例选择"逐列"。

（3）标志位于第一行：如果输入区域的第一行中包含标志项，选中"标志位于第一行"复选项。本例数据列的上方第一行有"药物味数"和"药物总用量（克）"的标志，所以选中该项。

（4）平均数置信度：如果需要在输出表中包含平均值的置信度，则选中此复选项，并在右侧文本框中输入置信度数值。由于统计中一般常用95%的置信度，本例选取默认值95%。

（5）第 K 大值：如果需要在输出表中包含每个数据区域中的第 K 个最大值，则选中此复选项，并在右侧文本框中输入 K 值的大小。如果输入 1，则该行将包含数据集中的最大值，本例选取默认值1。

（6）第 K 小值：如果需要在输出表中包含每个数据区域中的第 K 个最小值，则选中此复选项，并在右侧文本框中输入 K 值的大小。如果输入 1，则该行将包含数据集中的最小值，本例选取默认值1。

（7）输出区域：在此输入对输出表左上角单元格的引用，本例选择将输出表存储于当前工作表以 E2 为左上角的区域。

（8）汇总统计：如果需要在输出表中为每个统计结果生成一个字段，则选中此复选项。则生成的统计结果有平均值、标准误差、中位数、众数、标准偏差、方差、峰值、偏度、区域、最小值、最大值、总和、总个数、观测数、最大值(#)、最小值(#)和置信度。本例选中此项。

4. **生成分析结果**　单击【确定】按钮后生成图 4-60 所示的描述统计分析结果。

	A	B	C	D	E	F	G	H
1		补益中药处方						
2	处方编码	处方名	药物味数	药物总用量(克)	药物味数		药物总用量(克)	
3	ZY0001	四君子汤	4	33				
4	ZY0002	左归丸	8	105	平均	5.0625	平均	43.6875
5	ZY0003	当归补血汤	2	36	标准误差	0.615554	标准误差	6.8529
6	ZY0004	异功散	5	30	中位数	4.5	中位数	36
7	ZY0005	六味地黄丸	6	75	众数	4	众数	30
8	ZY0006	甘麦大枣汤	3	30	标准差	2.462214	标准差	27.4116
9	ZY0007	生化汤	5	43	方差	6.0625	方差	751.3958
10	ZY0008	四物汤	4	36	峰度	0.308344	峰度	0.154596
11	ZY0009	六君子汤	6	40.5	偏度	0.9593	偏度	0.719134
12	ZY0010	桂枝茯苓丸	5	30	区域	8	区域	103
13	ZY0011	百合固金汤	10	72	最小值	2	最小值	2
14	ZY0012	磁朱丸	3	2	最大值	10	最大值	105
15	ZY0013	归脾丸	10	78	求和	81	求和	699
16	ZY0014	大补丸	4	60	观测数	16	观测数	16
17	ZY0015	保元汤	4	16.5	最大(1)	10	最大(1)	105
18	ZY0016	失笑散	2	12	最小(1)	2	最小(1)	2
19					置信度(95	1.312021	置信度(95	14.60661

图 4-60　描述统计分析结果

四、假设检验与方差分析

在统计学中，不同的分布类型和不同的数据类型需要不同的检验方法。

（一）假设检验

假设检验是数理统计学中依据一定的假设条件由样本推断总体的一种方法，先对总体参数提出某种假设，然后利用样本信息判断假设是否成立的过程。常用的假设检验方法有 t 检验、F 检验、Z 检验和 χ^2 检验等四种方法，其中以 t 分布为基础的 t 检验是小样本计量资料两均数比较的假设检验中常用的方法。t 检验分单样本 t 检验、两独立样本 t 检验和配对样本 t 检验，现将着重介绍配对样本 t 检验。具体操作步骤如下：

1. **打开"数据分析"对话框**　单击"数据→分析→数据分析"，系统弹出"数据分析"对话框。

2. **打开"t 检验：平均值的成对二样本分析"对话框**　在"数据分析"对话框"分析工具"列表中选"t 检验：平均值的成对二样本分析"，单击【确定】按钮，系统弹出"t 检验：平均值的成对二样本分析”对话框。

3. **设置检验参数** 如图 4-61 所示，①变量 1 的区域(B2:B11)是某所高校 10 名男生昨天体检舒张压值所在的单元格区域;②变量 2 的区域(C2:C11)是这 10 名男生今天远足后舒张压值所在的单元格区域;③假设样本平均差为 0;④检验的显著性水平为 0.05;⑤检验结果存储于以 E1 为左上角的区域。单击【确定】按钮，得到如图 4-62 所示的检验结果。

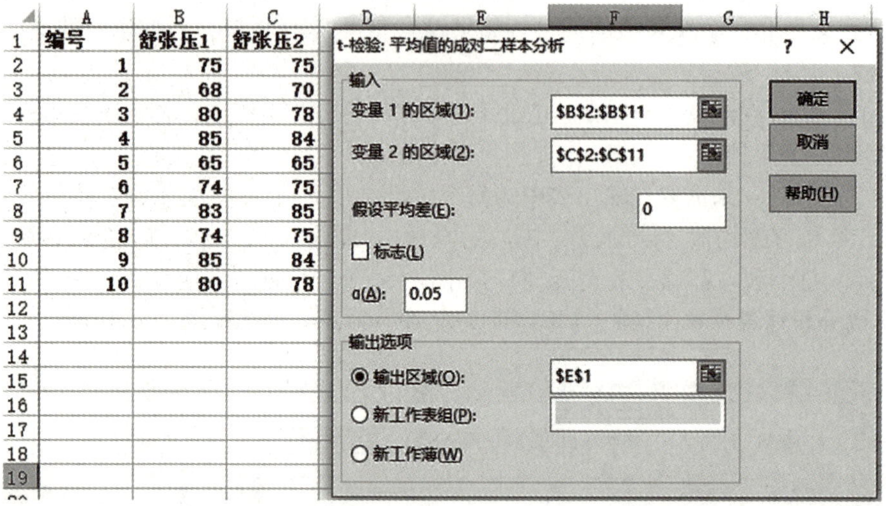

图 4-61 “*t* 检验:平均值的成对二样本分析”对话框

4. **结果分析** 从图 4-62 中可知 *t* 统计量(0)小于双尾临界值(2.262 157 163)，也小于单尾临界值(1.833 112 933);而相应的双尾概率高达 1，单尾概率达到 0.5。所以认定均值差等于给定值 0。说明了远足之后对男生的舒张压没有影响。

	A	B	C	D	E	F	G
1	编号	舒张压1	舒张压2		t-检验: 成对双样本均值分析		
2	1	75	75				
3	2	68	70			变量 1	变量 2
4	3	80	78		平均	76.9	76.9
5	4	85	84		方差	47.65555556	40.98889
6	5	65	65		观测值	10	10
7	6	74	75		泊松相关系数	0.977699949	
8	7	83	85		假设平均差	0	
9	8	74	75		df	9	
10	9	85	84		t Stat	0	
11	10	80	78		P(T<=t) 单尾	0.5	
12					t 单尾临界	1.833112933	
13					P(T<=t) 双尾	1	
14					t 双尾临界	2.262157163	

图 4-62 *t* 检验结果:“成对二样本”

(二) 方差分析

方差分析是检验几个总体均值之间是否存在差别时使用的统计方法，常用于分析多组计量资料样本均数间差别是否具有统计学意义。Excel 提供了方差分析:单因素方差分析、方差分析:无重复双因素分析和方差分析:可重复双因素分析等三个工具。因操作步骤相似，现着重介绍单因素方差分析。具体操作步骤如下:

1. 打开“数据分析”对话框。

2. **打开“方差分析:单因素方差分析”对话框** 在“数据分析”对话框“分析工具”列表中

选“方差分析:单因素方差分析”,单击【确定】按钮,系统弹出“方差分析:单因素方差分析”对话框。

3. **设置分析参数**　如图 4-63 所示:①输入区域是分析数据所在的区域,本例选 A2:E6 区域。其中:A2:A6 区域是五种安眠药药物名称所在的区域,B2:E6 区域是相同条件下口服小剂量安眠药四次试验试验者的呼吸次数值所在的区域。②分组方式是指输入区域中的数据是按行或者是按列排列,本例选按行排列。③标志位于第一列,因本例第一列包含五种安眠药药物名称,故选中该复选框。④α 值选默认的 0.05。⑤输出区域是选将分析结果存储于以 G1 为左上角的区域。单击【确定】按钮,得到分析结果如图 4-64 所示。

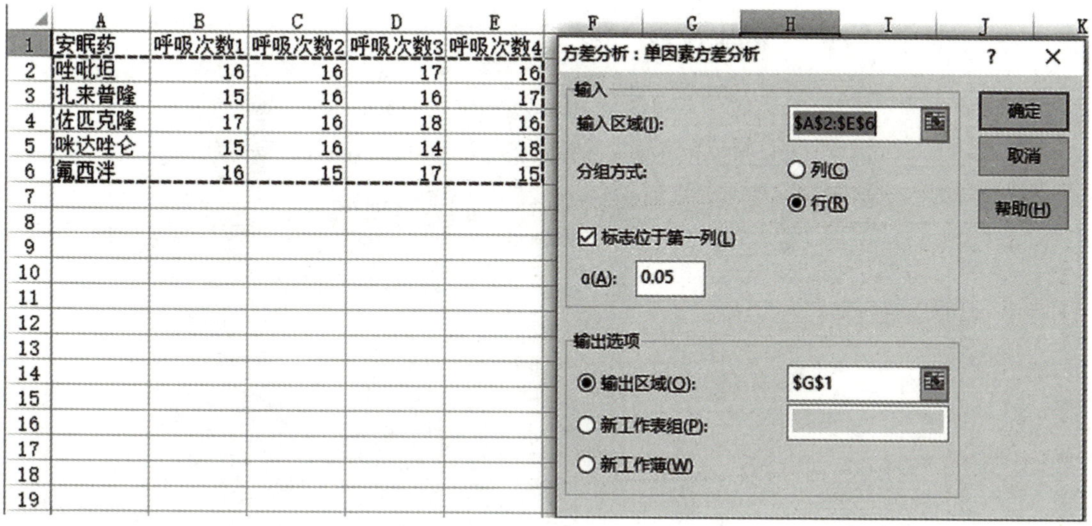

图 4-63　“单因素方差分析”对话框

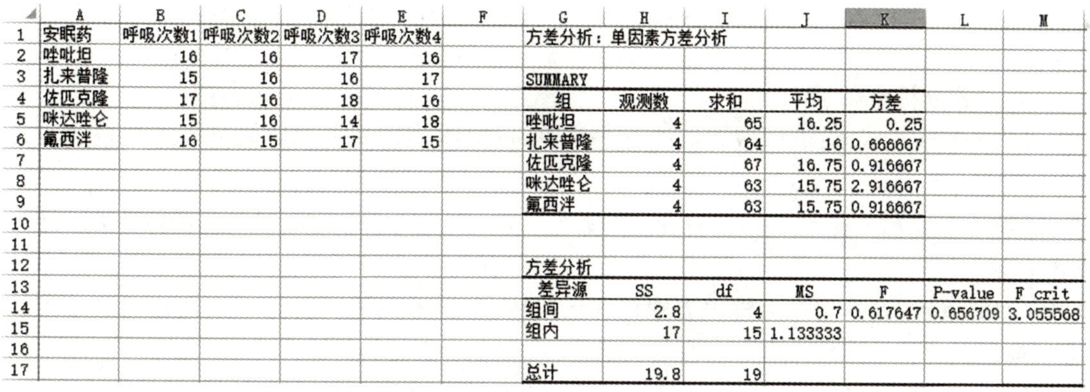

安眠药	呼吸次数1	呼吸次数2	呼吸次数3	呼吸次数4
哇吡坦	16	16	17	16
扎来普隆	15	16	16	17
佐匹克隆	17	16	18	16
咪达唑仑	15	16	14	18
氟西泮	16	15	17	15

方差分析：单因素方差分析

SUMMARY

组	观测数	求和	平均	方差
哇吡坦	4	65	16.25	0.25
扎来普隆	4	64	16	0.666667
佐匹克隆	4	67	16.75	0.916667
咪达唑仑	4	63	15.75	2.916667
氟西泮	4	63	15.75	0.916667

方差分析

差异源	SS	df	MS	F	P-value	F crit
组间	2.8	4	0.7	0.617647	0.656709	3.055568
组内	17	15	1.133333			
总计	19.8	19				

图 4-64　“单因素方差分析”结果

4. **结果分析**

(1)概要部分:返回每种药物(因素的一个水平)的样本数、总和、平均值和方差。

(2)方差分析部分:返回单因素方差分析表,分析表中含离差平方和、自由度、均方、F 统计量、概率值和 F 临界值。因本例中 F 统计量为 0.617 647,小于 F 临界值 3.055 568,接受等均值假设,即认为少量口服这五种安眠药对呼吸次数的影响无显著性差异。概率值(0.656 709)大于 0.05,从显著性分析也可得出接受等均值假设。

五、回归分析

Excel 提供回归分析工具,通过对数据使用"最小二乘法"直线拟合以执行线性回归分析。可用于分析单个因变量与一个或多个自变量之间的关系。具体操作步骤如下:

1. 打开"数据分析"对话框。

2. 打开"回归分析"对话框　在"数据分析"对话框"分析工具"列表中选"回归",单击【确定】按钮,系统弹出"回归分析"对话框,如图 4-65 所示。

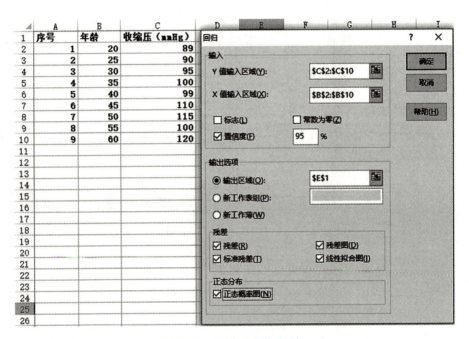

图 4-65　"回归分析"对话框

3. 设置分析参数

(1)Y 值输入区域:该区域是因变量的数据区域,本例选 9 名健康者的收缩压值所在的 C2:C10 区域。

(2)X 值输入区域:该区域是自变量的数据区域,本例选 9 名健康者的年龄值所在的 B2:B10 区域。

(3)设置置信度:需要在输出表中包含置信度信息,本例选中置信度复选框而且选默认值 95%。

(4)设置分析结果存储区域:本例选分析结果存储于以 E1 为左上角的区域。

(5)设置残差、标准残差等参数:本例需要在输出表中包含残差、标准残差、残差图、线性拟合图和正态概率图,故选中这些复选框。单击【确定】按钮关闭"回归分析"对话框,得到回归分析结果。

4. 结果分析　从图 4-66 可知,回归分析结果含有分析概要、残差分析和概要分析等内容。

(1)分析概要包含回归统计和方差分析等内容:①回归统计:Multiple R(相关系数)为 0.860 828,R Square(判定系数)为 0.741 026,可以判定因变量与自变量有较强的关系,标准误差为 5.884 605 相对于变量的取值也较小,说明回归方程比较可靠;②方差分析:F 统计量为 20.029 7,大于 F 临界值 5.591 448($=$FINV(0.05,1,7)),所以拒绝 $r=0$ 的原假设,认为因变量与自变量之间存在明显相关。

（2）残差分析：残差分析表（residual output）中给出了按回归方程计算的预测值和预测值与实测者之间的残差、标准残差。本例中残差、标准残差的值较小，说明回归方程可靠。

（3）概要分析：概要分析（probability output）是按百分比排位列出实测值，并将实测值对排位百分比绘制散点图（见图 4-66 中表标题为"Normal Probability Plot"的散点图），以说明数据的线性特征。本例中实测值呈良好的线性。

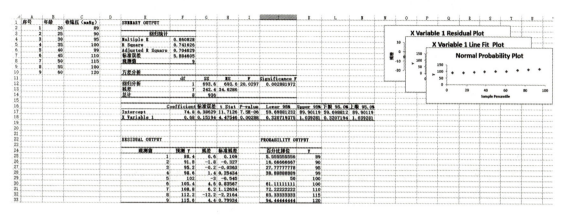

图 4-66 "回归分析"结果

回归分析目的是找出自变量与因变量之间的数学关系式，Excel 2010"回归分析"工具中，回归方程由截距和斜率表示，见"分析概要"的最后一张表系数（coefficient），见图 4-66 中的 F17：F18。可知本例的回归方程：收缩压＝0.68×年龄+74.8。

（詹秀菊）

第五章　PowerPoint 演示文稿软件

本章介绍中文 PowerPoint 2010(以下简称 PowerPoint)的功能及主要操作。PowerPoint 是 Microsoft Office 办公套件中的一个常用组件,是目前使用最广泛的演示文稿之一,是一个优秀的可视化演示文稿工具。通过本章的学习,让学生可以轻松地制作出集文字、表格、图形、图像、声音、动画、视频于一体的多媒体演示文稿。PowerPoint 在多媒体教学、会议报告、产品演示、学生论文答辩等方面被广泛使用。

第一节　PowerPoint 的基本操作

利用 PowerPoint 制作的文件叫"演示文稿",其文件的扩展名为 .pptx,PowerPoint 演示文稿常简称为 PPT。在 PowerPoint 的基本操作这一节中,介绍 PowerPoint 的启动与退出;PowerPoint 窗口的界面介绍以及 PowerPoint 提供的 5 种视图模式。制作好演示文稿以后,要进行演示文稿的放映设置,设置完成后便可启动放映演示文稿。

一、启动和退出演示文稿

(一) PowerPoint 的启动

启动 PowerPoint 时,系统会自动创建一个新的演示文稿文件,名称为"演示文稿 1",以后再创建演示文稿的名称默认为"演示文稿 2""演示文稿 3"等。通过选择"开始→所有程序→ Microsoft Office→Microsoft PowerPoint 2010"菜单项,或者使用桌面快捷方式"▨",或者单击"开始→运行→输入 powerpnt",或者打开扩展名为 .ppt 或 .pptx 的文档,即可启动 PowerPoint。

(二) 退出 PowerPoint

通过单击"文件→退出"命令,或者单击窗口标题栏的"×"按钮,或者使用【Alt】+【F4】组合键,即可退出 PowerPoint。

二、PowerPoint 的操作界面

启动 PowerPoint 后,系统会自动新建一个空白演示文稿(图 5-1),PowerPoint 的工作界面是由标题栏、选项卡、功能区、快速访问工具栏、"幻灯片|大纲"窗格、幻灯片编辑窗格、备注窗格组成。

"大纲|幻灯片"窗格:以大纲或幻灯片的形式显示每张幻灯片中的内容,可以用两种模式显示。大纲模式是单击窗格上方的"大纲"选项卡进入大纲模式,"大纲"窗格显示的是幻灯片的标题,并且按层次显示幻灯片主要的文本信息。单击该窗格上方的"幻灯片"选项

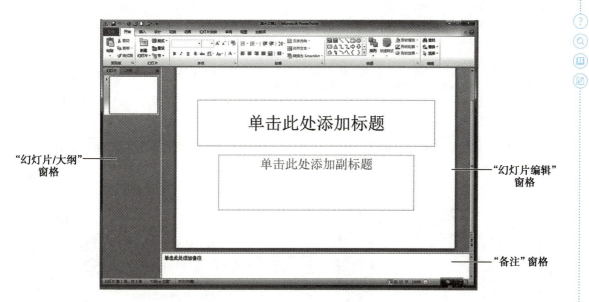

"幻灯片/大纲"窗格

"幻灯片编辑"窗格

"备注"窗格

图 5-1　PowerPoint 的窗口组成

卡,可以显示各张幻灯片缩略图,方便观看设计修改的效果,是调整、修饰幻灯片的最好显示模式。

幻灯片编辑窗格:用于显示幻灯片的内容和外观,可在编辑区中进行输入文本、插入对象。幻灯片窗格是用来进行幻灯片编辑的,几乎演示文稿所要展示的内容(对象)全部可以直接在该窗格里编辑。

备注窗格:为当前幻灯片添加演讲备注或重要信息。在打印演示文稿时,若选择打印版式是"备注页",则将幻灯片上备注页的内容打印出来。

三、PowerPoint 的视图方式

视图是指在演示文稿制作的不同阶段,PowerPoint 提供的不同的工作环境。PowerPoint 给出了 5 种视图模式:普通视图、幻灯片浏览视图、幻灯片放映视图、备注页视图、阅读视图。通过选择"视图"选项卡中的"演示文稿视图"选项组中相应命令按钮,或者单击 PowerPoint 窗口右下角状态栏上视图切换区域的视图切换按钮"　　　　",即可进入不同的视图方式。在不同的视图中,可以使用相应的方式查看和操作演示文稿。

(一) 普通视图

普通视图是系统默认视图,是主要的编辑视图,多用于加工单张幻灯片,处理文本、图形,加入声音、动画和其他特殊效果。在普通视图下又分为"大纲"和"幻灯片"两种模式。通过单击"大纲|幻灯片"窗格的"大纲"或"幻灯片"选项卡,进入大纲模式(图 5-2)或幻灯片模式(图 5-3)。

(二) 幻灯片浏览视图

在演示文稿窗口中,单击"视图→演示文稿视图→幻灯片浏览"按钮或者单击视图切换区域中的"幻灯片浏览"按钮,可以切换到幻灯片浏览视图窗口(图 5-4)。在这种视图方式下,可以从整体上浏览所有幻灯片的效果,并可进行幻灯片的复制、移动、删除等操作。但在此视图中,不能直接编辑和修改幻灯片的内容,如果要修改幻灯片的内容,则可双击需要修改的幻灯片,切换到普通视图后进行编辑。

(三) 幻灯片放映视图

在演示文稿窗口中,单击视图切换区域中的【幻灯片放映】按钮,切换到幻灯片放映视图

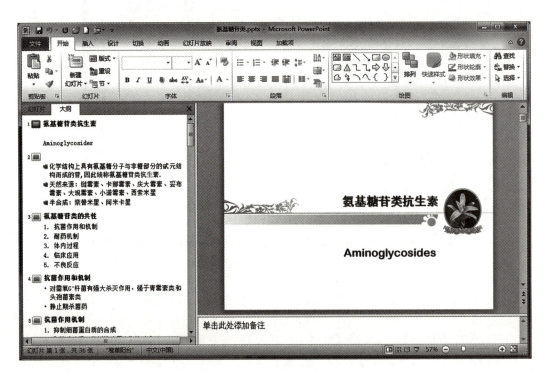

图 5-2　普通视图的大纲模式

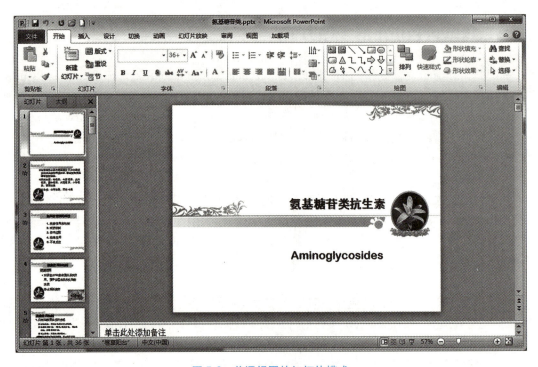

图 5-3　普通视图的幻灯片模式

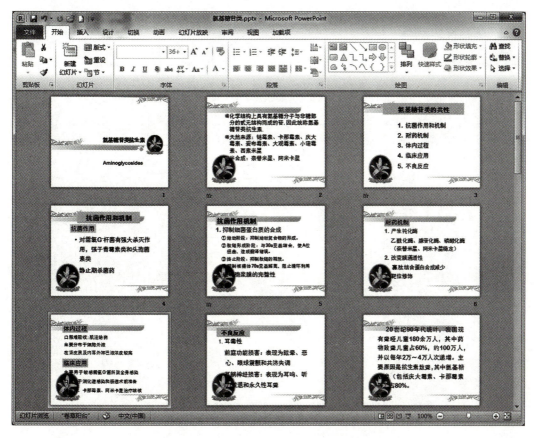

图 5-4　幻灯片浏览视图

窗口(图 5-5),可以查看演示文稿的放映效果。

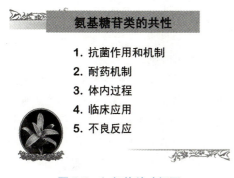

图 5-5　幻灯片放映视图

在放映幻灯片时,也就是演示时,是按顺序全屏幕放映的,可以单击鼠标,一张张放映幻灯片,也可自动放映(需要预先设置)。放映完毕后,视图恢复到原来状态。

(四)备注页视图

单击“视图→演示文稿视图→备注页”按钮,切换至备注页视图窗口(图 5-6)。备注页视图是系统提供用来编辑备注的,在备注窗格中输入要应用于当前幻灯片的备注后,可以在备注页视图中显示出来。备注页视图分为两个部分:上半部分是幻灯片的缩小图像,下半部分是文本预留区。可以一边观看幻灯片的缩小图像,一边在文本预留区内输入幻灯片的备注内容。备注页的备注部分可以有自己的方案,它与演示文稿的配色方案彼此独立。如果想在放映演示文稿时参考备注内容,打印演示文稿时,可以选择打印备注页。

(五)阅读视图

单击“视图→演示文稿视图→阅读视图”按钮,或者单击视图切换区域中的“阅读视图”按钮,切换至阅读视图窗口,将演示文稿作为适应窗口大小的幻灯片放映查看(图 5-7)。阅读视图常用于想用自己的计算机通过大屏幕放映演示文稿,便于查看。如果希望在一个设有简单控件以方便审阅的窗口中查看演示文稿,而不想使用全屏的幻灯片放映视图,则也可以使用阅读视图。阅读视图右下角有“◀ ▶ ▶ ▏▭ ▦ ▣ ▭”按钮,分别代表“上一张”“菜单”“下一张”

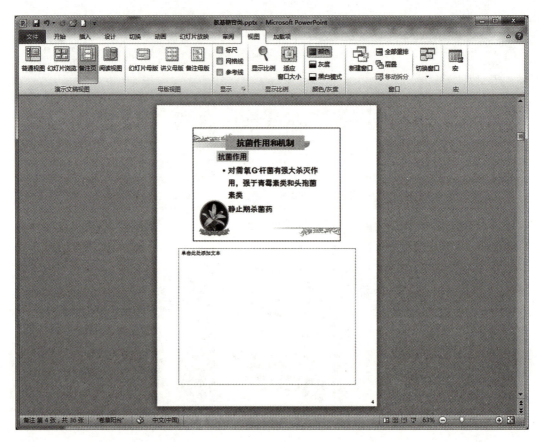

图 5-6　备注页视图

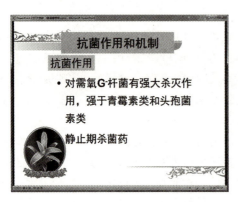

图 5-7　阅读视图

和 4 个"视图"按钮,以方便操作。

四、幻灯片的放映

(一) 设置放映方式

PowerPoint 提供了三种不同的方式运行幻灯片放映。要选择放映方式,单击"幻灯片放映→设置→设置幻灯片放映"按钮,或者按【Shift】+切换按钮中的【幻灯片放映】按钮,在弹出的"设置幻灯片放映"对话框(图 5-8)中进行设置。

1. 放映类型　在"设置放映方式"对话框中提供了 3 种播放演示文稿的方式。

(1)演讲者放映:将演示文稿全屏显示,这是最常用的方式,通过快捷菜单及【Page Up】【Page Down】键,用户可以显示不同的幻灯片,还可以在放映过程中,使用绘图笔对重点内容进行勾画。通常用于演讲者播放演示文稿并且对演示文稿的播放具有完整的控制权。

(2)观众自行浏览:以窗口的形式显示幻灯片,使用快捷菜单在放映时可以将当前幻灯片进行复制、编辑和打印。

(3)在展台浏览:是指以全屏幕、自动运行方式放映演示文稿,适合无人看管的场合,通过设置可以循环放映演示文稿。

2. 放映指定范围的幻灯片　在放映幻灯片时,系统默认的设置是播放演示文稿中的所有幻灯片,演讲者也可以设置只播放其中的一部分幻灯片。

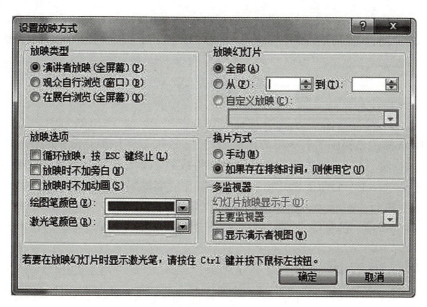

图 5-8　设置放映方式

还可以根据需要设置放映选项和换片方式。

（二）放映幻灯片

在 PowerPoint 演示文稿中启动幻灯片放映的方法有以下几种：

1. 单击演示文稿窗口右下角视图切换区域中的"幻灯片放映"按钮，从当前页开始放映。

2. 单击"幻灯片放映→开始放映幻灯片"中的"从头开始"或者"从当前幻灯片开始"按钮。

3. 按快捷键【F5】键从头开始放映演示文稿；【Shift】+【F5】键从当前幻灯片开始放映。

4. 单击"幻灯片放映→开始放映幻灯片→自定义幻灯片放映"，打开自定义放映对话框进行相应设置并放映。

（三）其他设置

1. **旁白**　在幻灯片上可以加入旁白，旁白是幻灯片放映时的解说词，也就是可以加入演讲者自己的原音，这样在放映幻灯片时可以播放旁白声音以方便观看者理解演示内容。掌握加入旁白的技巧可以给人耳目一新的感觉。旁白的插入可以通过"幻灯片放映→设置→录制幻灯片演示"实现。

2. **排练计时和录制幻灯片演示**

（1）排练计时：利用排练计时功能，为每张幻灯片设置不同的放映时间。可以在演示前先进行一次模拟讲演，一边播放幻灯片，一边根据实际需要进行讲解，将每张幻灯片上所用的时间都记录并保存下来。放映时，以按照设置的时间进行自动放映。可以通过选择"幻灯片放映→设置→排练计时"实现。

（2）录制幻灯片演示：目前微视频、微课十分流行，可以用多种方法录制微视频，其中最简单也是最常用的，便是使用 PowerPoint 来录制。可以通过选择"幻灯片放映→设置→录制幻灯片演示"实现。

3. **激光教鞭**　在幻灯片放映过程中，可以使用虚拟"激光教鞭"功能。具体操作方法是，在幻灯片演示的过程中，同时按住【Ctrl】键和鼠标左键不放，此时，放映的幻灯片中将显示一个红色圆圈光点，这时就可以通过使用鼠标移动该光点来达到激光教鞭的功能。

4. **放映过程中的功能**　在演示过程中按【Ctrl】+P 快捷键，鼠标指针变成笔形，使用绘图笔对重点内容进行勾画。鼠标右击屏幕，在弹出的快捷菜单中，单击"指针选项→墨迹颜色→

选定某一主题颜色",可改变绘图笔颜色。按【Ctrl】+A 快捷键,鼠标指针变成箭头。更多的演示过程用到的功能,如橡皮擦、黑屏、白屏等均可以在鼠标右击屏幕弹出的快捷菜单中查阅。

第二节　编辑演示文稿

PowerPoint 演示文稿中的每一单页称为幻灯片,每张幻灯片都是演示文稿中既相互独立又相互联系的内容,每张幻灯片都是由若干对象组成的,如幻灯片中的文字、图表、图片、组织结构图等,都是以一个个对象的形式出现在幻灯片中。在编辑幻灯片时可以使用艺术字、图片和表格,插入视频和音频等对象,这样能使演示文稿的内容丰富多彩。在编辑好幻灯片后,可以对演示文稿进行适当的排版,如插入新幻灯片、删除幻灯片、复制或移动幻灯片等。

一、创建演示文稿

在 PowerPoint 中可以使用多种方法来创建演示文稿。

(一) 创建空白演示文稿

在启动 PowerPoint 之后,系统就会自动新建一个名为"演示文稿 1"的空白演示文稿,并在编辑区建立第一张默认版式是"标题幻灯片"的幻灯片,演示文稿中的幻灯片的背景是空白的,没有任何图案和颜色。幻灯片中的"单击此处添加标题"和"单击此处添加副标题"两个虚线框,叫做"占位符",单击"占位符"可以在相应位置输入标题和副标题。

使用"文件"选项卡创建空白演示文稿。单击"文件→新建→空白演示文稿→创建"按钮,即可创建一个空白演示文稿,等待输入标题和副标题。根据设计思路和实际需要,对幻灯片页面进行背景设置、文本编辑、插入各种对象;然后建立新的幻灯片,再选择新的版式继续编辑。

(二) 使用样本模板创建演示文稿

用户可以根据 PowerPoint 提供的样本模板来创建演示文稿。模板是一种以特殊格式保存的演示文稿,其中定义了各种版式的格式及布局,一旦应用了某种模板后,幻灯片的背景图形、配色方案等就都已经确定,所以套用模板可以提高创建演示文稿的效率。

根据现有模板创建演示文稿:单击"文件→新建→样本模板→创建"按钮,即可创建一个新的演示文稿。

有时为了特定需要,可预先建立自己的演示文稿模板,以后在需要用此模板时,可快速建立所需的演示文稿。用户可先创建一个扩展名为 .potx 的文件为模板,在该文件中设计了对幻灯片母版、版式和主题组合所做的自定义修改。可以据此模板为基础,在以后重复创建类似的演示文稿,从而将所有幻灯片上的内容设置成一致的格式。

(三) 使用主题创建演示文稿

主题是指预先设计了外观、文本图形格式、标题、位置及颜色的待用文档。用户可以选择由 PowerPoint 提供的主题来新建演示文稿,这样创建的演示文稿不包含示例文字。PowerPoint 提供了各种专业的主题,用户可从中选择任意一种,这样所生成的幻灯片都将自动采用该主题的设计方案,从而使演示文稿中的幻灯片风格协调一致。具体操作方法如下:

单击"文件→新建→主题→创建"按钮,即可创建一个新的演示文稿,由仅有背景图案的空演示文稿组成,只含格式,不含文字的内容。

(四) 根据现有内容创建演示文稿

如果用户想使用现有演示文稿中的一些内容或风格来设计其他的演示文稿,就可以使用

PowerPoint的"根据现有内容新建"功能完成。方法:通过单击"文件→新建→根据现有内容新建→查找到需要应用的演示文稿文件→新建"按钮,新建一演示文稿,然后在此基础上,进一步完成演示文稿的编辑。

二、输入和编辑文本

在幻灯片中输入文本常用的方法有两种:一是直接在占位符中输入文本;二是使用文本框输入文本。

（一）在占位符中输入文本

"占位符"是插入对象信息的一个特定的区域,具体就是指幻灯片上带有虚线或影线标记边框的矩形框。不同的幻灯片版式包含不同组合形式的文本和对象占位符。当新建一个空白的幻灯片时,幻灯片上就默认显示了占位符,并且占位符中有提示性文字(图5-9),可以直接在文本占位符内单击鼠标,在插入点处输入文本。还可以调整占位符的大小和位置,设置占位符的边框线以及填充色等。同时,PowerPoint会自动将超出占位符宽度的部分换到下一行。

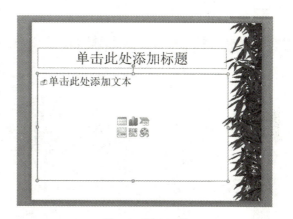

图5-9　插入图片

（二）使用文本框输入文本

当需要在幻灯片的其他位置添加文本时,可以使用文本框。利用文本框添加文本的具体操作步骤如下:

1. 单击"插入→文本→文本框"下拉按钮。

2. 选择"横排文本框"(水平)或"垂直文本框"(竖排)的文本框。

3. 在幻灯片的指定位置上拖动鼠标,画出一个文本框,然后在文本框中输入所需的文字。

三、插入图像和艺术字

（一）插入图像

为了让演示文稿更具有吸引力和说服力,适当插入图形是有效的方法之一。在PowerPoint的幻灯片中插入图形的方式有多种,可以使用"插入"选项卡来插入图片文件和剪贴画,方法与前面的Word章节中讲的类似,不再赘述。

在幻灯片中还可以利用占位符的方法插入图片和剪贴画(图5-9),选择含有图片或剪贴画占位符的任何版式应用到新幻灯片中。然后单击图片或剪贴画预留区,弹出相应的对话框,进行选择就插入到预留区中。

（二）插入艺术字

在PowerPoint中创建艺术字体。具体操作步骤如下:

1. 单击"插入→文本→艺术字"下拉按钮。

2. 在其中选择某种艺术字样式,出现"请在此放置您的文字"的字样。

3. 单击输入自己需要的文本内容。

可以在"绘图工具|格式→艺术字样式"选项组中对艺术字体进行文本填充、文本轮廓以及其他效果的设计。

四、插入形状、图表、SmartArt 图形

插入形状和 SmartArt 图形在前面章节的 Word 中已经详细介绍,不再赘述。

插入图表请参照 Excel 中的插入图表方法。

下面介绍将文字和 SmartArt 图形的相互转换。

SmartArt 图形是信息和观点的视觉表示形式。可以通过从多种不同布局中进行选择来创建 SmartArt 图形,从而快速、轻松、有效地传达信息。我们可以把现有的幻灯片文本转换为 SmartArt 形式,这样毫无疑问会给幻灯片增色。将幻灯片文本转换为 SmartArt 图形状态的具体步骤如下:

1. 打开氨基糖苷类.pptx 演示文稿,编辑文字,选中文本占位符,单击"开始→段落→转换为 SmartArt"下拉按钮(图 5-10)。

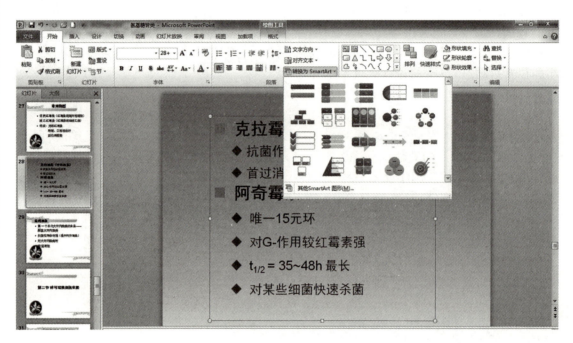

图 5-10 文字转换为 SmartArt

2. 单击"垂直 V 形列表",如果没有合适的图形,选择单击"其他 SmartArt 图形(M)"进行选择。

3. 单击"SmartArt 工具→设计→SmartArt 样式→其他"下拉按钮,选择"鸟瞰场景",单击"更改颜色"下拉按钮,在下拉列表中选择需要的颜色(图 5-11)。

如果需要将 SmartArt 图形转成文字,先选定 SmartArt 图形,单击"SmartArt 工具→设计→重置→转换"下拉按钮(图 5-12),单击"转换为文本(C)"即可。

五、插入表格

由于在幻灯片中创建表格的方法与在 Word 或 Excel 中相似,因此不在此处详细说明建立及编辑表格和图表的具体方法。

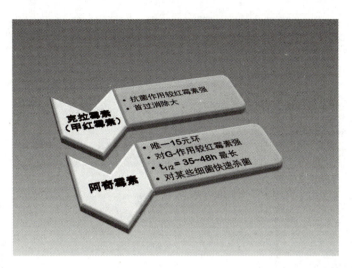

图 5-11　垂直 V 型列表："鸟瞰场景"

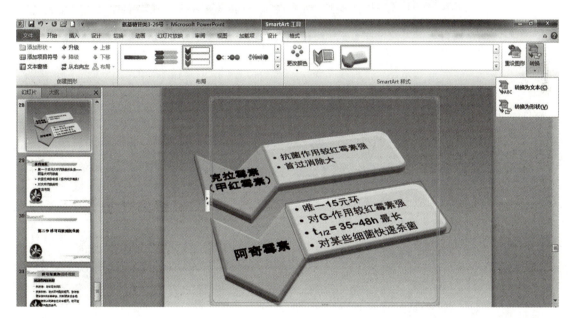

图 5-12　SmartArt 图转换为文本

六、插入视频和音频对象

在 PowerPoint 中除了可以包含文本和图形、图像外,还可以使用音频和视频内容,使用这些多媒体元素,可以使幻灯片的表现力更丰富。在医药学基础和专业课程的教学过程中,通过在幻灯片中加入某些操作过程的视频文件和声音解说,帮助学生更直观、深入地了解操作的全过程。

(一)插入视频

在幻灯片中插入视频的方式主要有两种,一是可以利用幻灯片版式来加入所需要的多媒体对象,版式中需含有媒体剪辑占位符(图 5-13),占位符中的第 6 个"插入视频剪辑"图标;二是可以使用插入选项卡,具体操作步骤如下:

1. 选择"插入→媒体→视频"下拉按钮,弹出"文件中的视频""来自网站的视频"和"剪贴画视频"3 个选项(图 5-14)。

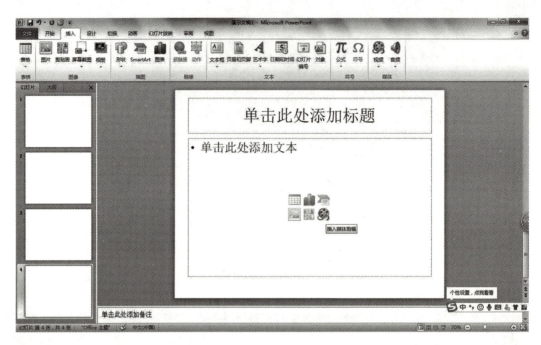

图 5-13　插入媒体剪辑

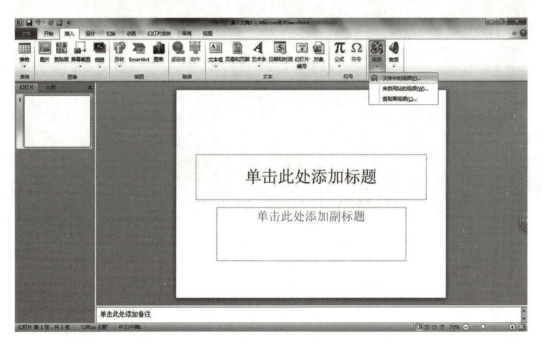

图 5-14　插入视频

2. 根据视频文件的 3 种不同来源选择不同的插入视频方式,选中需要插入的视频文件后单击【确定】按钮,即可将视频插入到幻灯片中。

如果视频太长,可以轻松地裁剪视频。插入视频文件后,可以在每个视频剪辑的开头和末尾处对视频进行修剪,这样可以缩短视频文件以使其与幻灯片的计时相适应。裁剪视频的方法是:在幻灯片上单击选定视频,通过"视频工具|播放→编辑→裁剪视频"实现。

（二）插入音频

在幻灯片中插入音频的具体步骤如下:

1. 选择"插入→媒体→音频"下拉按钮,弹出"文件中的音频""剪贴画音频"和"录音音频"3 个选项(图 5-15)。

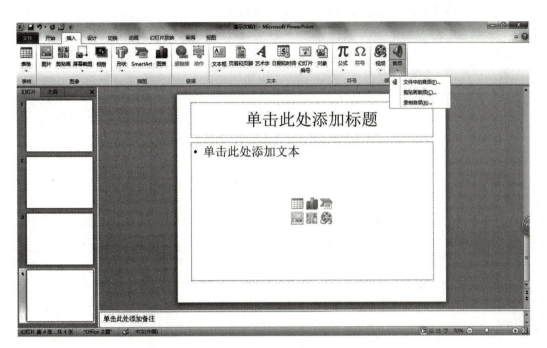

图 5-15　插入音频

2. 根据音频文件的 3 种不同来源选择不同的插入音频方式,选中需要插入的音频文件后单击【确定】按钮,即可将音频插入到幻灯片中。

七、幻灯片的编辑

在编辑好幻灯片后,可以对演示文稿进行适当的排版,如插入新幻灯片、删除幻灯片、复制或移动幻灯片等。

(一) 插入幻灯片

在演示文稿的排版过程中,如果发现遗漏了部分幻灯片,可在其中插入新的幻灯片进行编辑。

在普通视图中创建的新幻灯片将排列在当前正在编辑的幻灯片的后面。在幻灯片浏览视图中增加新的幻灯片时,其位置将在当前光标或当前所选幻灯片的后面。打开演示文稿,新建幻灯片可以单击"开始→幻灯片→新建幻灯片"下拉按钮,选择幻灯片版式后可在所选幻灯片后插入新的幻灯片。也可以按【Ctrl】+M 键新建一幻灯片。

在幻灯片浏览视图中插入幻灯片的优点是,浏览视图中可以更清楚、直观地选择要插入的新幻灯片的位置。

(二) 删除幻灯片

删除不需要的幻灯片,在幻灯片浏览视图中操作最直观,只要选中要删除的幻灯片后按【Delete】键,即可将选中的幻灯片删除,且位于该幻灯片之后的幻灯片会依次前移。如果误删了某张幻灯片,可单击快速访问工具栏上的【撤销】按钮。根据需要也可选中多张幻灯片一起删除。

普通视图下也能完成此操作。只要选中窗口左侧的"幻灯片|大纲"窗格的幻灯片缩略图,按【Delete】或【Backspace】键即可。

（三）移动幻灯片

在演示文稿的排版过程中,经常需要调整幻灯片的顺序,切换到幻灯片浏览视图,单击要移动的幻灯片,按住鼠标左键拖动幻灯片到需要的位置即可。此外,还可以通过"开始"选项卡的"剪贴板"组中的"剪切"和"粘贴"命令来移动幻灯片。

普通视图下也能完成此操作。只要选中窗口左侧的"幻灯片|大纲"窗格的幻灯片缩略图,拖动到目标位置松开鼠标即可。

（四）复制幻灯片

选择需要复制的幻灯片,单击"开始→剪贴板"选项组中的"复制"和"粘贴"命令,将所选幻灯片复制到演示文稿的其他位置,或按住【Ctrl】键不释放用鼠标拖动幻灯片到需要的位置即可。

若想在当前幻灯片后将当前幻灯片复制,选定当前幻灯片后,按【Ctrl】+D 快捷键复制幻灯片即可。

在演示文稿的排版过程中,可以通过移动或复制幻灯片,来重新调整幻灯片的排列次序。

（五）重用幻灯片

在演示文稿的排版过程中,也可以将其他演示文稿中一些已经设计好版式和内容的幻灯片复制到当前文档。单击"开始→幻灯片→新建幻灯片→重用幻灯片"命令,在窗口右侧重用幻灯片窗格中选择"浏览→浏览文件→打开要重用的幻灯片所在的文件",选择要重用的幻灯片即可。

第三节　幻灯片的外观设计和动画制作

PowerPoint 提供了大量的模板预设格式,应用这些格式,可以方便地设计出与众不同的演示文稿以及备注和讲义演示文稿。这些预设格式包括样本模板、主题、幻灯片版式、背景样式等内容。本节首先介绍 PowerPoint 中 3 种母版的视图模式以及更改和编辑幻灯片母版的方法、设置主题和背景样式方法,然后介绍如何在演示文稿中添加动画效果。在演示文稿中添加适当的动画效果,可以更好地吸引观众的注意力。PowerPoint 可以为幻灯片添加非常精彩的动画效果,大大地增强了演示文稿的感染力。

一、幻灯片母版

PowerPoint 中有一种特殊的幻灯片,称为母版,它包含了幻灯片文本和页脚(如日期、时间和幻灯片编号)等占位符,这些占位符控制了幻灯片的字体、字号、颜色(包括背景色)、阴影和项目符号样式等版式要素。

母版用于设置演示文稿中的每张幻灯片的预设格式。幻灯片母版可以为演示文稿中所有幻灯片设置一致的版式,既可以使演示文稿中的所有幻灯片具有统一的外观风格,还可以具有个性化的风格。如果要想修改演示文稿中多张幻灯片的外观,只需要修改幻灯片母版。

通常情况下,PowerPoint 母版分为幻灯片母版、讲义母版、备注母版 3 种形式。

（一）幻灯片母版

幻灯片母版是最常用的母版,它几乎控制了演示文稿中所有的幻灯片的外观。幻灯片母版是存储相关应用的设计模板信息的幻灯片,这些模板信息包括字形、占位符大小或位置、背景设计和配色方案。一旦修改了幻灯片母版,则所有采用这一母版建立的幻灯片格式也随之发生改变。例如在幻灯片母版中添加了一张图片,那么在每张幻灯片的相同位置上都会出现这张图片。

　　编辑幻灯片母版:打开演示文稿"氨基糖苷类.pptx",单击"视图→母版视图→幻灯片母版"命令,进入"幻灯片母版"视图状态,默认显示的是标题幻灯片版式,单击左边窗格第一张幻灯片缩略图进入幻灯片母板视图(图5-16),默认的幻灯片母版中有五个占位符:标题区、对象区、日期区、页脚区、数字区。此时"幻灯片母版"选项卡也会随之出现。

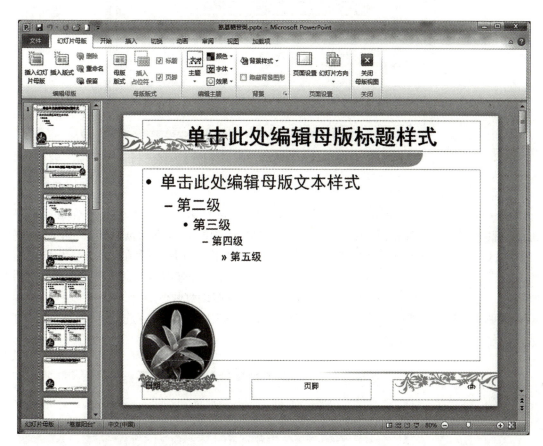

图 5-16　幻灯片母板视图

　　1. **修改文本格式**　依次单击"单击此处编辑母版标题样式"及下面的"第二级、第三级……"字符,可以设置相应层次的文本格式。

　　2. **设置日期区、页脚区、数字区**　分别选中日期区、页脚区、数字区,可以根据需要改变相应位置文本格式。可以选中后通过拖动鼠标改变其位置。例如,如果希望每张的编号在幻灯片的右上方,单击选中数字区,用鼠标拖动至右上方即可。

　　3. **插入日期、页脚、编号**　单击"插入→文本→页眉和页脚"按钮,打开对话框(图5-17),如果选中"日期与时间"复选框,并选择"自动更新",则以后每次打开文件,系统会自动更新日期与时间。"标题幻灯片中不显示"选项也很有用,可在标题幻灯片中隐藏"页眉与页脚"的设定。如果选中"幻灯片编号"复选框,则每张幻灯片将会显示编号,页脚文字也是同样操作。

　　4. **向母版中插入对象**　如果希望每张幻灯片上出现同样的对象,可以向母版中插入该对象。

　　5. **关闭母版视图**　全部设置完毕,最后单击"幻灯片母版视图→关闭→关闭母版视图"按钮,退出"幻灯片母版"视图,幻灯片母版设计完成。

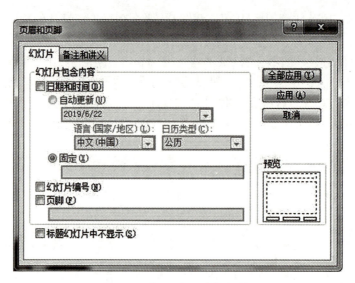

图 5-17　"页眉与页脚"对话框

（二）讲义母版

讲义母版用于控制讲义的打印格式，单击"视图→母版视图→讲义母版"按钮，进入"讲义母版"视图状态（图 5-18）。讲义母版视图中包括 4 个占位符，分别为页眉区、日期区、页脚区和数字区（页码）。这些文本占位符的设置与前面介绍的幻灯片母版的设置方法相同。用户可以在讲义母版的空白处添加图片、文字性说明、页眉和页脚等内容。讲义有 9 种可以使用的打印格式，即每页可打印 1 张、2 张、3 张、4 张、6 张和 9 张幻灯片，第 4 张、6 张和 9 张幻灯片可以有水平和垂直方向选择。通过单击"页面设置→每页幻灯片数量→选择每页打印的幻灯片数目"设定。在讲义母版视图中包含有多个虚线框，用于表示每页包含幻灯片的数量。

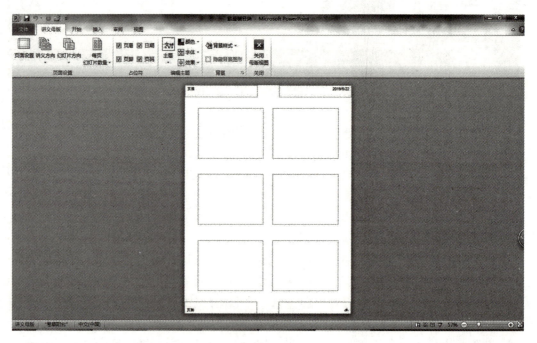

图 5-18　讲义母版视图

（三）备注母版

备注母版用于演讲者备注页的格式化，使所有备注页有统一的外观。单击"视图→母版视图→备注母版"按钮,进入备注母版视图状态,设置方法与上面的讲义母版设置类似。

二、设置幻灯片的主题

主题是一组统一的设计元素,使用颜色、字体和图形设置文档的外观,以及幻灯片使用的背景。PowerPoint 提供了多种主题,包括项目符号和字体的类型与大小、占位符大小与位置、配色方案、背景图案等,利用不同的主题可以编辑出不同风格的幻灯片。单击"设计→主题→其他"按钮,在显示的主题中单击选定某一主题,即应用于所用幻灯片,更改了幻灯片的整体设计。

可以将一个主题应用于所有幻灯片、也可以仅用于选定幻灯片或者应用于母版幻灯片中。在选定主题时右击选定的主题,在弹出的快捷菜单中单击所需要的选项即可。

例如,要求给"氨基糖苷类"演示文稿的前三张幻灯片设置名为"跋涉"主题,具体操作步骤如下:

1. 打开"氨基糖苷类"演示文稿,选定第一至三张幻灯片。

2. 选择"设计→主题",在选定的"跋涉"主题上单击右键,在弹出的快捷菜单(图 5-19)中选择"应用于选定幻灯片(S)",则为前三张幻灯片设置了"跋涉"的主题。

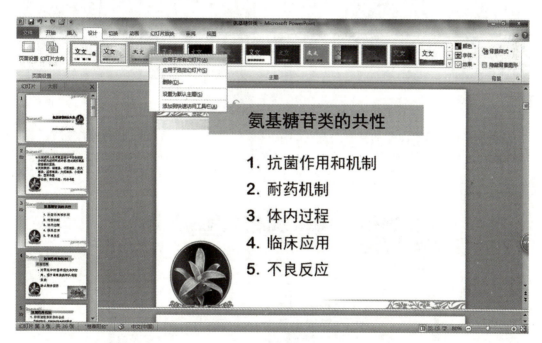

图 5-19　主题的选定

如果对"跋涉"主题的配色组合不满意,还可以修改配色方案,定位到前三张幻灯片,单击"设计→主题→颜色→内置→流畅",则为前三张幻灯片选择了新的配色组合。

如果对该方案中的个别颜色不满意,可以单击"设计→主题→颜色→新建主题颜色(C)"命令,在打开的"新建主题颜色"对话框中,还可以为幻灯片中的文字、背景、超链接、已访问的超链接等自定义配色方案。

单击"设计→主题→字体"下拉按钮,可以进行选择,更改"跋涉"主题的字体。

三、幻灯片背景设置

在 PowerPoint 中,当应用了主题时,可自动给幻灯片预设该主题的背景。如果对幻灯片的

背景不满意,用户也可以根据需要任意设置背景。设置幻灯片背景操作如下:

　　打开演示文稿,选定要修改背景的幻灯片,单击"设计→背景→背景样式→右键单击样式6(图 5-20)→应用于所选幻灯片(s)",背景样式 6 就应用到选定幻灯片。

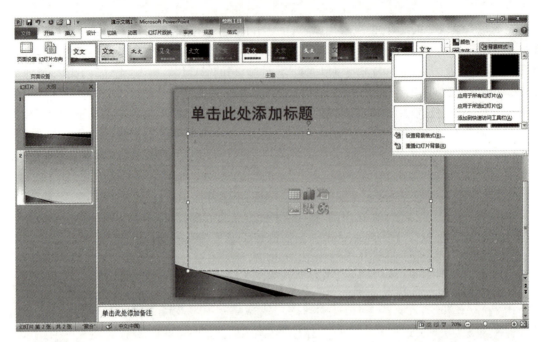

图 5-20　背景样式库

　　如果感觉上面简单设置的背景不理想,还可以单击"设计→背景→对话框按钮　",打开设计背景格式对话框(图 5-21),在该对话框中修改,修改方法同前面的 Word 形状设置,可以填充为渐变、纹理、图案或图片,得到满意的背景色彩和图案。

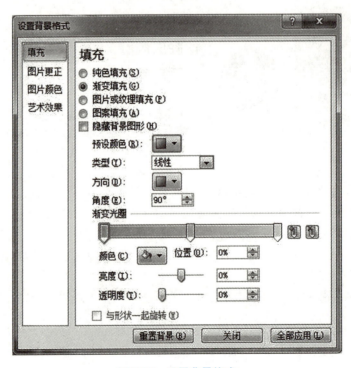

图 5-21　设置背景格式

四、动画效果设置

在计算机上放映演示文稿,称为幻灯片放映。幻灯片放映是将幻灯片直接显示在计算机的屏幕上,可以在幻灯片之间增加生动的切换方式,甚至可以让幻灯片上的对象都动起来,让幻灯片播放时更加生动,更加吸引观众的注意力。

PowerPoint 中有两种不同的动画设计:幻灯片内所含对象的动画和幻灯片切换动画。幻灯片动画与幻灯片切换是两个不同的概念。幻灯片动画是设置幻灯片内各个对象出现的动画效果及出现的顺序,是指幻灯片内动画;而幻灯片切换则是指在演示期间从一张幻灯片切换到下一张幻灯片时,在"幻灯片放映视图"中出现的动画效果。在幻灯片放映时产生的动画效果,可以使幻灯片在放映时更加生动形象。

(一)自定义动画

利用"自定义动画"为幻灯片中的对象设定特殊的动画效果,单击"动画→动画→其他"下拉按钮,在其中可设定对象的进入、强调、退出和动作路径的动画效果,甚至可以自己绘制对象的动作路径。选定动画后,通常还可以为该对象的动画设置不同的效果。

例如,我们可以对第 4 张幻灯片上的药品图片进行如下设置:进入效果为"从右飞入",强调效果为"跷跷板",动作路径为"心跳",退出效果为"缩放"。具体操作步骤如下:

1. 选定第 4 张幻灯片上的药品图片。

2. 单击"动画→动画→其他"下拉列表按钮,即可见多种进入方式。

3. 单击"飞入"选项→单击"效果选项"下拉列表中的"自右侧(R)"命令(图 5-22)。

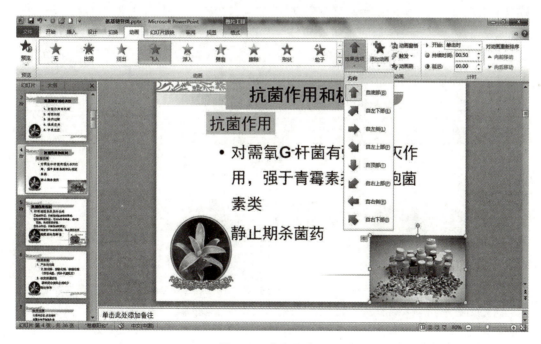

图 5-22 自定义动画

4. 单击"动画→高级动画→添加动画"下拉列表,如果列表中没有所需要的效果,可以单击列表下方的"更多进入效果(E)""更多强调效果(M)""其他动作路径(P)"或"更多退出效果(X)"中选择(图 5-23)。每次单击"添加动画"只能对同一对象设置一种效果。分别为药品图片设置强调效果为"跷跷板",动作路径为"心跳",退出效果为"缩放"。

5. 设置后即可看到图片对象出现动画效果标记 1、2、3、4,如果需要更改已设定的动画效

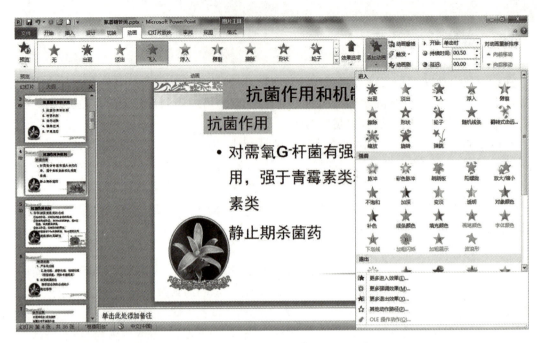

图 5-23　添加动画

果,可以单击相应的效果标记进行更改或删除。

6. 自定义动画设置后,根据需要可以在"动画窗格"中进行相关效果的设置(图 5-24)。

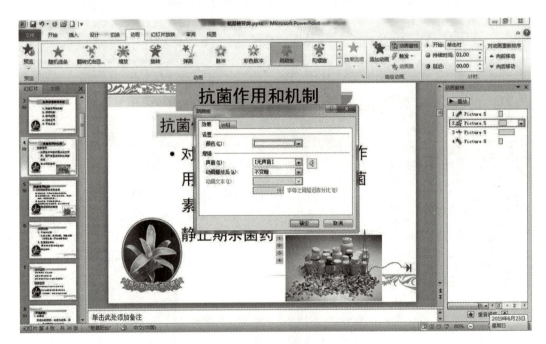

图 5-24　动画窗格

在窗口右侧的动画窗格中,编号代表的是动画的顺序号,和幻灯片上动画效果标记号相对应;图标代表的是动画的类型;淡黄色的滑块是动画高级日程表,也叫时间线,是指动画播放的持续时间,分别拖动滑块的两端,可以改变开始和结束时间。

注意:如果要对设置的动画效果进行更多的设置,在"动画窗格"列表中,选择要设置的动画效果图标,双击列表打开"效果选项"对话框或者单击列表右边的下拉按钮,在弹出的菜单中选择"效果选项",打开相应效果选项对话框。在"效果"选项卡中可以设置动画播放方向、动画增强效果等;单击"计时"选项卡可以设置动画播放开始时间、速度和触发动作等。

如果为同一张幻灯片中的两个对象设置的动画效果一样,可以使用动画刷。为第一对象设置好各种动画效果后,选定该对象,按动画刷的快捷键【Alt】+【Shift】+C 或者单击"动画→高级动画→动画刷"按钮,这时,鼠标指针会变成带有小刷子的样式,然后单击另一对象,即可复制动画。

如果为同一张幻灯片中的多个叠放对象设置动画效果,就涉及图层问题。通常控制幻灯片中各个对象的图层,都是使用右键快捷菜单中的置于顶层或置于底层来控制,但如果层很多的时候,这个功能显然是很不方便的,有时候上面的层遮住了下面的层时,想调整就变得很麻烦。

在 PowerPoint 中也有可以控制图层的面板,叫做"选择窗格",选定幻灯片上的对象后,通过单击"绘图工具|格式→排列→选择窗格"按钮,可以在窗口右侧显示。

选择窗格,主要是控制每个元素的图层位置和可见性的。选择窗格的作用一是可以调整各个对象在画布上显示的图层;二是将不想显示的图层隐藏掉,这里需要注意的是,这个隐藏是真隐藏,就是若选择这个对象在这里不显示,那么在幻灯片放映的时候它也是不会被显示出来的。当我们在编辑某个图案时,不想被其他图层干扰,就可以通过单击右边的小眼睛图标来选择是否显示或隐藏相应的图层,当然也可以通过窗格下面的隐藏按钮全部来显示或隐藏所有图层,然后再把需要显示的图层显示出来。

灵活使用图层及动画设置,就可以为幻灯片设计出复杂的、丰富多彩的动画效果。

（二）幻灯片切换

切换效果是添加在幻灯片上的一种特殊的播放效果。演讲者在演示文稿的放映过程中,可以通过各种方式将幻灯片切入到屏幕上,还可以在切换时播放声音,其设置方法如下:

1. 选定要添加切换效果的一张或多张幻灯片。

2. 执行"切换→切换到此幻灯片→其他"下拉列表,显示很多切换效果(图 5-25)。

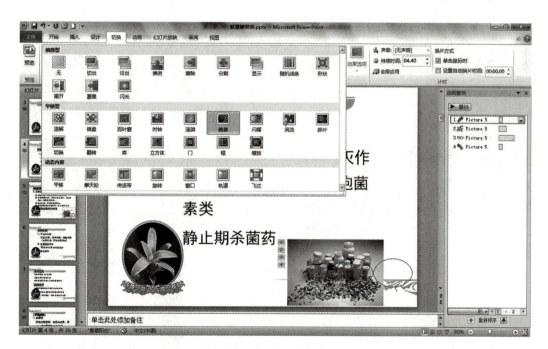

图 5-25　幻灯片切换

3. 单击下拉列表中的所需要的切换效果,单击"效果选项"选择一种所需要的效果。在"计时"选项组中,如果选中"单击鼠标时"复选框,则用鼠标单击幻灯片切换到下一张幻灯片;

如选中"设置自动换片时间"复选框,并设置时间,则幻灯片按设定的时间自动切换到下一张。当两个复选框都选中时,如选择的时间到了,则自动切换到下一张;如选择的时间未到而用鼠标单击幻灯片,也将切换到下一张。

4. 在"声音"列表框选择所需的声音,将要切换效果应用到所选幻灯片上。

5. 单击左侧的预览选项组的【预览】按钮可以预览所设置的切换效果。

若要全部幻灯片都用一种切换动画,可以单击"计时"选项组中【全部应用】按钮。

第四节　超链接和动作设置

超链接是实现在演示过程中,从一个演示文稿快速跳转到当前演示文稿内特定的幻灯片、其他演示文稿或文件的捷径。超链接点可以是幻灯片中的文字、表格、图片、图形、艺术字等任何对象。用户可以在演示文稿中添加超链接,然后通过该超链接跳转到演示文稿内某张幻灯片、另一个演示文稿、某个 Word 文档或某个 Internet 的地址等。超链接实现的方法有三种:"超链接"命令、动作设置和动作按钮。

一、设置超链接

（一）插入超链接

在 PowerPoint 中,可以使用"插入"选项卡中的"链接"选项组设置超链接。

1. **选定链接点**　在普通视图中,选择要作为超级链接的文本、图形或其他对象。

2. **打开超链接对话框**　单击"插入→链接→超链接"命令或者按【Ctrl】+K 快捷键,打开如图 5-26 所示的"插入超链接"对话框。

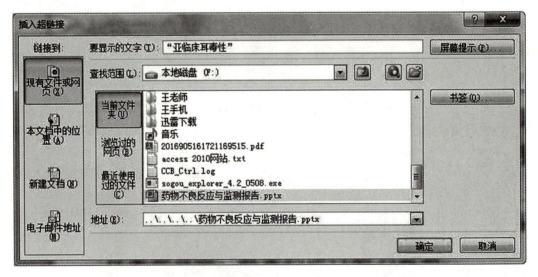

图 5-26　插入超链接

3. **选择超链接对象**　在左侧的"链接到:"标签下有"现有文件或网页(X)""本文档中的位置(A)""新建文档(N)"和"电子邮件地址(M)"4 个选项,用户可以根据需要选择。

（1）放映时显示提示信息:如果在放映时,要使鼠标指向超链接时能够显示提示信息,可以单击对话框右上方【屏幕提示(P)】按钮,然后在出现的"设置超链接屏幕提示"对话框中输入屏幕提示文本内容。

（2）链接到现有文件：如果要链接到现有文件，单击"现有文件或网页（X）→浏览文件"按钮，设置超链接的目标位置，在硬盘中查找目的文档"药物不良反应与监测报告 . pptx"。选定后单击【确定】按钮退出，超链接设置完成。

超链接设置完毕后，如果表示超链接的是文本，默认状态下文本将出现下划线并变色。演示文稿放映过程中，鼠标移动到表示超级链接的对象处，鼠标指针就会变成小手形状，这是超链接的标志，此时单击鼠标就跳转到超链接设置的相应位置。

（二）编辑超链接

在对演示文稿的排版过程中，可以根据需要编辑或者删除已经制作好的超链接。

1. 删除超链接　右键单击超级链接点，在弹出的快捷菜单中选择"取消超链接"命令即可完成删除超链接关系；也可以在弹出的快捷菜单中选择"编辑超链接"命令，就打开了和"插入超链接"对话框类似的名为"编辑超链接"的对话框，单击"删除链接"命令按钮即可。

2. 编辑超链接　若是只想修改链接对象，在快捷菜单中单击"编辑超链接"命令，在弹出的"编辑超链接"对话框中，可以实现对原超链接的编辑。

二、动作设置

演示文稿放映时，由演讲者操作幻灯片上的对象去完成下一步既定工作，称这项既定的工作为该对象的动作。

1. 选定对象　选定要设置动作的对象。

2. 动作设置对话框　单击"插入→链接→动作"命令，出现"动作设置"对话框（图 5-27）。

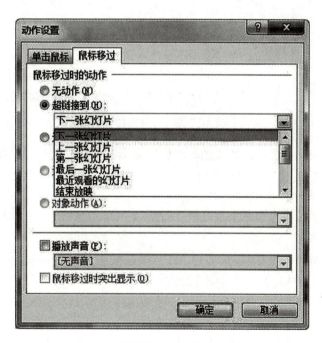

图 5-27　动作设置

3. 确定超链接的对象　在"鼠标移过"选项卡中选择"超链接到（H）:"单选按钮，单击下拉按钮，展开"超级链接"列表，从中选择超链接的对象。

4. 设置完毕　单击【确定】按钮，对象动作设置完毕。

鼠标移过是指鼠标在对象上悬停时应执行的操作。

三、动作按钮

PowerPoint 中有一组内置的按钮,可执行像"下一步""上一步""主页""帮助""信息""播放声音"或"播放影片"等动作。在幻灯片放映中单击这些按钮时,就能够激活另一个程序、播放声音或影片,或者跳转到其他幻灯片、文件和 Web 页。

1. **选择幻灯片**　选择需要插入动作按钮的幻灯片缩略图。

2. **打开动作按钮**　单击"插入→插图→形状→动作按钮",出现(图 5-28)12 个小图标按钮。

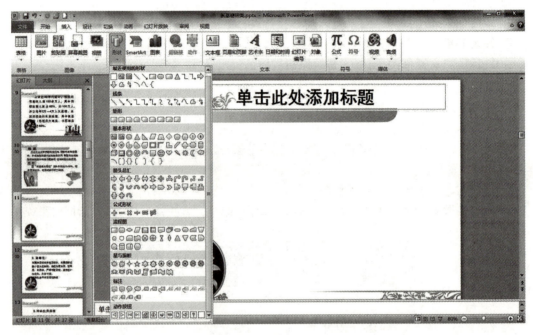

图 5-28　动作按钮

3. **选择动作按钮**　从中单击所需的动作按钮图标如"后退或前一项"按钮,在幻灯片上合适的位置单击鼠标,将出现所选的动作按钮(这时所添加的按钮为默认大小)并打开(图 5-27)对话框,有两个选项卡:"单击鼠标"和"鼠标移过"。

4. **设置动作**　如果要使用单击启动跳转,请选择"单击鼠标";如果要使用鼠标移过启动跳转,请选择"鼠标移过"选项卡。

5. **确定超链接对象**　选择"超链接到(H):"单选按钮,单击下拉按钮,展开"超级链接"列表,从中选择单击"上一张幻灯片",单击【确定】。

该动作按钮的大小和位置可以利用鼠标进行拖动调整。这样就在当前幻灯片上添加了一个动作按钮,放映过程中单击该按钮将自动跳转到上一张幻灯片。如果需要修改已存在的动作按钮,只需右击动作按钮,选择"编辑超级链接"进行动作修改,如果要删除动作按钮,可选中动作按钮后直接按【Backspace】或【Delete】键。

四、超级链接文字颜色的设置

在演示过程中,通常需要超链接文字的颜色鲜艳醒目,超链接的文字颜色和已访问超链接的文字颜色需要不同的颜色区分开。单击"设计→主题→颜色→新建主题颜色"命令如图 5-

29 所示,分别单击"超链接"和"已访问的超链接"右下角的下拉按钮,选择喜欢的文字颜色即可。

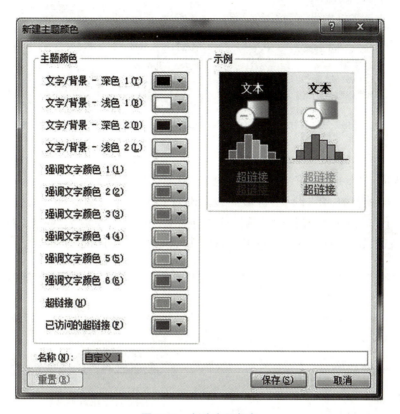

图 5-29　新建主题颜色

第五节　演示文稿的输出

一、演示文稿的打印

演示文稿的建立、修饰完成之后,通常屏幕放映是最终的目的,但有时也需要将制作好的演示文稿打印出来。根据实际需要,可以将它们打印成幻灯片、讲义、备注页或大纲页,印刷成资料。可以用彩色、灰度或用纯黑白打印,可以打印整个演示文稿,也可以打印特定的幻灯片。完成打印工作的前提是,在 Windows 操作系统中安装并设置了打印机。打印演示文稿之前还需要进行页面设置。

(一) 页面设置

可以设置打印纸张的大小和打印方向,方法是单击"设计→页面设置"按钮,打开"页面设置"对话框(图 5-30)。可以在"幻灯片大小"下拉列表中选取幻灯片的尺寸大小,也可以自己定义幻灯片宽度和高度。在"方向"选项区设置幻灯片页面或备注、讲义和大纲在打印纸上是横向还是纵向打印。还可以在对话框中设置幻灯片的起始编号。设置完毕后单击【确定】按钮,在"页面设置"对话框中的修改即可生效。

(二) 打印

进行了页面设置以后,就可以利用"打印"命令进行打印了。选择"文件→打印"命令,弹

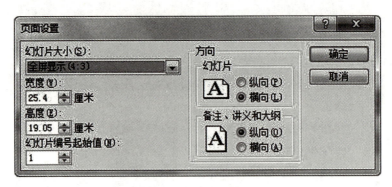

图 5-30 页面设置

出打印设置界面(图 5-31)。在"打印机"下拉列表中选择打印机名称,在打印"份数"微调框中输入需要打印的份数,在"设置"区域中设置幻灯片的打印范围以及每页打印幻灯片的数目,在"颜色"下拉列表中设置打印颜色,依次完成相关的设置,类似于 Word,用户同样可以看到打印预览,如果效果满意,就可以单击"打印"命令按钮开始打印了。

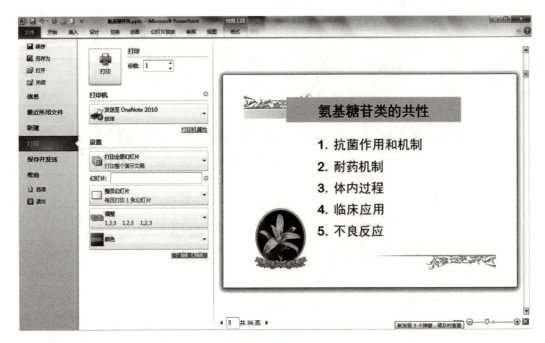

图 5-31 打印设置

用户还可以通过在打印预览状态下单击"整页幻灯片"下拉按钮,选择不同的打印内容,从而只打印演示文稿的整页幻灯片、备注页、大纲或将演示文稿打印成讲义,单击"打印"命令按钮便开始打印。

将演示文稿打印成讲义时,有每页 1、2、3、4、6、9 张幻灯片共九种打印版面供选择,其中每页 3 张幻灯片的版面包含听众填写备注的空行。

根据需要进行设置完成后,单击"打印"命令即可。

二、创建为 PDF 文档

对于自己创建的希望保存的幻灯片,不想让其他人修改,但还希望能够轻松共享和打印这些文件,此时可以使用 PowerPoint 将文件转换为 PDF 或 XPS 格式,而无需其他软件或加载项。

单击"文件→保存并发送→创建 PDF/XPS 文档"（图 5-32），再单击右侧"创建 PDF/XPS"命令，打开"发布为 PDF 或 XPS"对话框，根据需要进行设置完成后，单击"发布"命令即可进入到 PDF 文档。

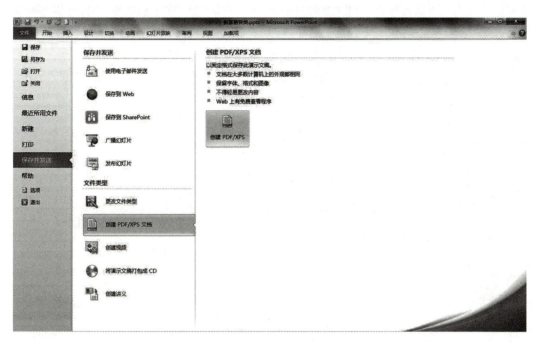

图 5-32　创建 PDF 文档

该文档中幻灯片以一张张连放的形式显示，可以进行编辑修改，修改完成后保存 PDF 文档。

三、创建为视频

PowerPoint 允许用户将演示文稿保存为" ＊.wmv"格式的视频文件，这种视频文件能够方便地使用 U 盘和电子邮件等途径进行传播。同时，只要安装了 Windows Media Player，用户就能在计算机上观看演示文稿，而无需安装 PowerPoint 软件。

将演示文稿转换为视频的方法是，单击"文件→保存并发送→创建视频"（图 5-33），在右侧的窗格中单击"计算机和 HD 显示"下拉按钮，然后根据用途在打开的列表中选择用于显示视频的设备及显示分辨率；根据需要设置是否需要计时和旁白以及放映每张幻灯片的时间后，再单击"创建视频"命令，在弹出的"另存为"对话框中保存文件即可。

在 Windows 操作系统下，只需要找到刚才保存的视频文件，双击打开就可以方便地在 Windows Media Player 中直接观看。

四、创建为图片

有时候希望将演示文稿以图片的形式保存，以方便查看。可以将演示文稿中的每张幻灯片都作为一张张图片文件保存，也可以只将某一张重要的幻灯片保存为图片。

可以单击"文件→保存并发送→更改文件类型"（图 5-34），根据需要在右边的列表框中选择单击"JPEG 文件交换格式（ ＊.jpg）"或者"PNG 可移植网络图形格式（ ＊.png）"后，再单击"另存为"命令按钮，打开另存为对话框保存即可。此外，也可以直接单击"文件→另存为"命令，打开另存为对话框（图 5-35）选择图片类型，起名保存。

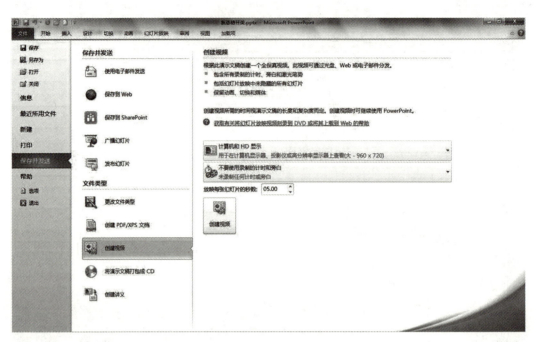

图 5-33　创建视频

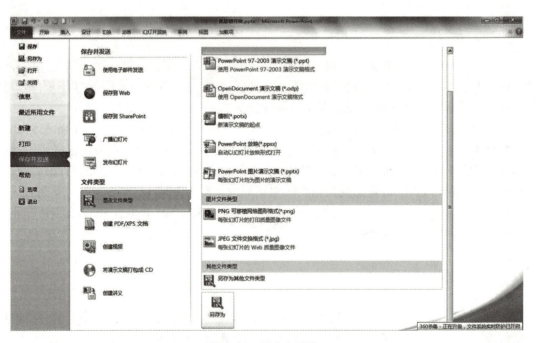

图 5-34　创建为图片

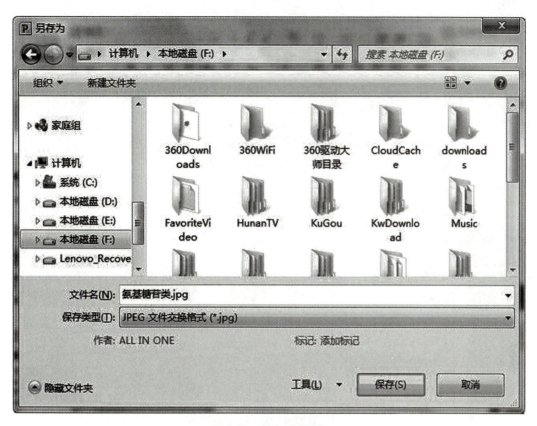

图 5-35　另存为对话框

　　如果在存盘时选择将演示文稿中的每张幻灯片都保存成图片,系统会自动建立同名的文件夹,该文件夹里面的每张图片文件自动命名为:"幻灯片 1""幻灯片 2""幻灯片 3"等。打开该文件夹,就可以很方便地查看每张图片。

五、创建为 Word 文档

　　将演示文稿创建为 Word 文档,就是将演示文稿创建为可以在 Word 中进行编辑和设置格式的讲义。转换成 Word 文档方便用户阅读和打印。

　　打开需要转为 Word 文档的演示文稿,单击"文件→保存并发送→创建讲义"命令按钮(图 5-36),继续单击右边的"创建讲义"命令按钮,弹出"发送到 Microsoft Word"对话框(图 5-37),单击"只使用大纲"单选项,单击【确定】命令按钮,系统自动启动 Word,并将演示文稿中的文字转换到 Word 文档中。在 Word 文档中编辑并保存此讲义,即可完成 Word 文档建立。

　　此外,也可以将 Word 的大纲文件转变成演示文稿。

　　打开要导入到演示文稿的 Word 文档,单击"视图→大纲视图"按钮,将文档切换为大纲视图,保存后退出 Word。然后打开要使用的 PowerPoint 演示文稿,单击"开始→新建幻灯片→幻灯片(从大纲)",在打开的"插入大纲"对话框(图 5-38)中选中刚才存盘的 Word 大纲文档,单击"插入"命令按钮,这样 Word 大纲文档就变成了 PowerPoint 演示文稿中的幻灯片。

　　二者的对应关系是 Word 大纲文档的一级标题变为 PowerPoint 演示文稿页面的标题,Word 大纲文档的二级标题变为 PowerPoint 演示文稿页面的第一级正文,Word 大纲文档的三级标题变为 PowerPoint 演示文稿页面第一级正文下的主要内容,其余以此类推。

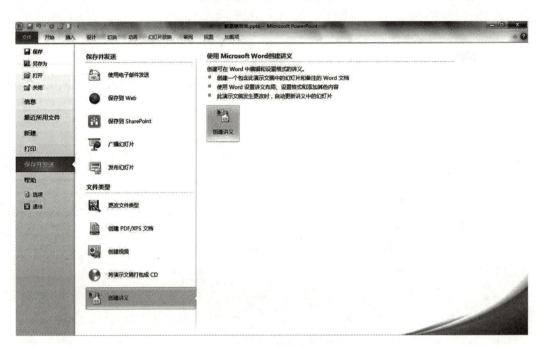

图 5-36　创建讲义

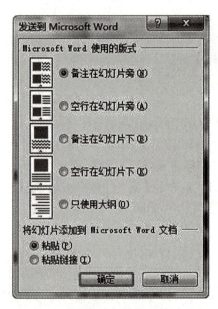

图 5-37　发送到 Microsoft Word 对话框

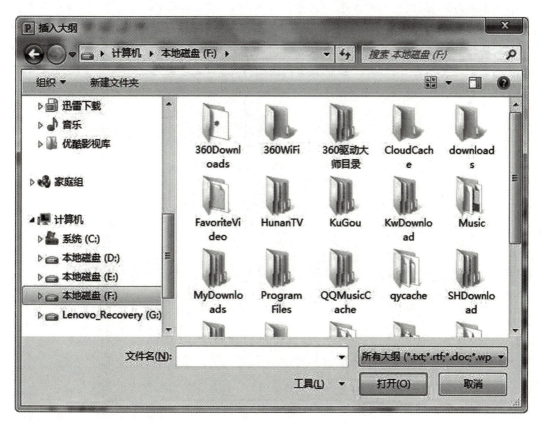

图 5-38　插入大纲对话框

【案例】

设计一文件名为"综合设计"的演示文稿,包含6张幻灯片。任选一种主题使用,幻灯片切换为向下推进。个别幻灯片需要设置应用不同的背景。修改幻灯片母版,设置标题文字字号和颜色。向幻灯片中插入表格、图片(外形为椭圆形)、形状、图表、Excel表格等对象,设置动画及效果;插入超链接,要求超链接文字颜色是红色,已访问的超链接文字颜色是蓝色。

给出材料文件夹,里面含有:牡丹图片、金丝桃图片、临床班学生成绩的Excel文件、"樱花"视频文件。具体要求如下:

第一张幻灯片:版式为标题幻灯片。设计幻灯片母版使标题字体为华文新魏,字号是48磅。所有幻灯片切换为向下推进。

第二张幻灯片:版式为标题和内容。插入表格,表格中的字体是华文隶书,28磅,边框设置随主题默认。分别对表格中的文字建立超链接,链接到以后相应的幻灯片中。

第三张幻灯片:版式为只有标题。背景:预设中的"麦浪滚滚",忽略母版背景样式。插入椭圆形牡丹图片,单击有"淡出"动画效果。标题的进入方式为"形状"(与上一动画同时),强调:更改字体颜色为红色(上一动画之后出现)。使用动作按钮建立超链接,链接到第二张幻灯片。

第四张幻灯片:版式为标题和内容。插入"樱花"视频文件,裁剪视频文件:区间1:00—2:30min;对标题"樱花"文字建立超链接,链接到第二张幻灯片。

第五张幻灯片:版式为空白。插入图片、插入艺术字,对艺术字建立超链接链接到第二张幻灯片。

第六张幻灯片:版式为标题和两项内容。插入对象,Microsoft Excel 工作表;插入图表,图表类型为"三维簇状柱形图"(内容为临床班学生成绩 .xlsx 中的姓名和英语成绩);无图例、无背景和网格线。设置自定义动画:图表以"玩具风车"、表格以"中心转移"方式同时出现。利用形状插入动作按钮建立超链接,链接到第一张幻灯片。

(王　丽)

第六章　图像处理技术在医学中的应用

医学信息技术是计算机科学、信息技术深入医学应用的具体领域。广义的医学信息技术覆盖了整个医疗科技领域,比如信息化医疗设备的研发与应用、医疗管理信息系统和临床信息系统的开发与实施、数字化医院的建设与管理、临床医疗技术的数字化、区域医疗协同与信息资源共享、远程医疗会诊与远程医学教育等,都是医学信息技术研究的范围。它需要计算机、信息技术与临床、基础医学多门学科(人体解剖学、生理学、病理学、药理学、生物化学、分子生物学等)的交叉与协作。

目前,数字图像处理技术是医学信息技术发展的重要方向之一,在医学领域的应用十分广泛,如病理切片、免疫细胞分析、解剖学等都涉及计算机图像处理的相关理论及技术,同时,随着计算机技术和医学成像的发展,医学图像由二维向三维、从静态到动态发展,三维动态仿真模拟等技术从多视角为医学实践提供了更多的科学信息。各种图像处理技术的不断发展使医学图像处理与分析已经成为医学科研及教学中的一种重要技术和方法。

第一节　图像处理概述

图像处理(image rocessing)是对图像进行分析、加工和处理,使其满足视觉、心理以及其他要求的技术,又称影像处理。目前大多数的图像是以数字形式存储,因而图像处理很多情况下指数字图像处理。图像处理技术的主要内容包括图像压缩,增强和复原,匹配、描述和识别 3 个部分。常见的处理有图像数字化、图像编码、图像增强、图像复原、图像分割和图像分析等。数字图像处理技术已经广泛地应用于各个行业和领域。

一、基本概念

1. **亮度**　各种图像模式下的图像原色的明暗度。亮度的调整就是明暗度的调整。例如,在灰度模式中,亮度就是将白色到黑色之间连续划分为 256 种色调,即由白到灰,再由灰到黑;在 RGB 模式中,亮度代表各种原色的明暗度,即红(R)、绿(G)、蓝(B)三原色的明暗度。

2. **色相**　色彩颜色,即从物体反射或透过物体传播的颜色。色相是由颜色名称标识的。例如:光由红、橙、黄、绿、青、蓝、紫 7 色组成,每一种颜色代表一种色相。

3. **饱和度**　亦称为彩度,是指颜色的强度或纯度。将一个彩色图像饱和度降低为 0 时,就会变为一个灰色的图像。

4. **对比度**　就是指不同颜色之间的差异。对比度越大,两种颜色之间的反差就越大,反之对比度越小,两种颜色之间的反差就越小,颜色越相近。

5. **像素值**　像素(pixel)是指在由一个数字序列表示的图像中的一个最小单位,是组成图像的不可分割的最小基本单元。每一个点阵图像包含了一定量的像素,其数量决定图像在显示介质上所呈现的大小,被称为像素值。例如:某数码相机的像素值是 1 400 万,则代表其拍摄的每幅图像含有 4 536×3 024 个(总数约 1 400 万)像素。

6. **分辨率**　分辨率是指图像在单位长度内所含有像素的数量。分辨率有多种类型,一般分为以下几种:

(1)图像分辨率:即每单位长度图像含有多少个像素,单位为 DPI(dots per inch,点/英寸)或为 PPI(pixels per inch,像素/英寸),例如 300DPI 就表示该图像每英寸含有 300 个点或像素。在 Photoshop 中也可以用 cm(厘米)为单位来计算分辨率。分辨率的大小直接影响图像的品质。分辨率越高,图像越清晰细腻,所产生的文件也就越大。但是,图像分辨率一般不会影响屏幕显示的质量,但会影响到打印出来的图像品质。

另外,图像的像素值、图像的分辨率和图像文件大小三者之间有密切的关系。一个分辨率相同的图像,如果像素值不同,它的文件大小也不同,像素值越大所保存的文件也就越大;同样,增加一个图像的分辨率,也会使图像文件变大。

(2)位分辨率:也称位深,用来衡量每个像素存储的信息位数。这个分辨率决定在图像的每个像素中存放多少颜色信息。如一个 24 位的 RGB 图像,R、G、B 三色各用 8 位二进制表示,因此存储每一个像素需要 24 位。例如一张尺寸为 640×480 的 24 位彩色数字图片,就由 307 200(640×480)个像素组成,每像素可表示 16 777 216(2 的 24 次方)种颜色。

(3)屏幕分辨率:即屏幕可显示的最高像素或感光点数,如一个屏幕的分辨率为 4K(16∶9),则该屏幕每行最多显示 3 840 个像素,每列最多可显示 2 160 个像素。

(4)输出分辨率:是指打印机等输出设备在输出图像的每单位长度上所产生的点数。从打印设备的角度而言,图像的分辨率越高,打印出来的图像质量也就越细腻、越真实。但这并不意味着图像的分辨率越高成像品质越好,因为图像的品质主要取决于输入阶段(即扫描阶段或创建新文件时的尺寸),而打印的分辨率起不到对图像本身改变的作用。严格地说,提高图像分辨率影响的是打印的品质及输出大小。

二、图像分类

在计算机中,按照颜色和灰度的多少可以将图像分为二值图像、灰度图像、索引图像和真彩色 RGB 图像四种基本类型。目前,大多数图像处理软件都支持这四种类型的图像。

1. **二值图像**　二值图像的每个像素的值为 0 或 1("0"代表黑色,"1"代表白色)。二值图像通常用于文字、线条图等的存储。

2. **灰度图像**　灰度是指图像中点的颜色深度,如对应由 0(黑色)过渡到 255(白色)的变化,灰度图像每个像素用 8 位二进制表示。二值图像可以看成是灰度图像的一个特例。

3. **索引图像**　索引图像采用一个颜色表存放并索引图像中的颜色,最多可使用 256 种颜色,当图像转换为索引颜色时,图像处理软件将构建一个颜色查找表,用以存放并索引图像中的颜色。如果原图像中的某种颜色没有出现在该表中,则软件将选取现有颜色中最接近的一种,或使用现有颜色模拟该颜色。索引图像只支持单通道(8 位/像素)。

4. **RGB 彩色图像**　该图像的每一像素的颜色需由 R、G、B 三个分量来表示,如前述 24 位彩色图像,RGB 图像与索引图像一样都可以用来表示彩色图像。与索引图像一样,它分别用红(R)、绿(G)、蓝(B)三原色的组合来表示每个像素的颜色。RGB 图像通常用于表示和存放真彩色图像,也可以存放灰度图像。

三、存储方式

数字化图像数据有两种存储方式:位图存储(bitmap)和矢量存储(vector)。

1. **位图图像**　位图方式是将图像的每一个像素点转换为一个数据,当图像是单色(只有黑白二色)时,8 个像素点的数据占据一个字节(一个字节为 8 位二进制数);256 色图像每一个像素点用一个字节(8 位二进制数)存储。这样就能够精确地描述各种不同颜色模式的图像图面。位图图像能够制作出色彩和色调变化丰富的图像,可以逼真地表现自然界的景象,同时也可以很容易地在不同软件之间交换文件。用数码相机和扫描仪获取的图像都属于位图。

2. **矢量图像**　矢量图像存储的是图像信息的轮廓部分,而不是图像的每一个像素点。例如,一个圆形图案只要存储圆心的坐标位置和半径长度,以及圆的边线和内部的颜色即可。该存储方式图像缩放不会失真,图像的存储空间也要小得多。

四、图像处理软件

目前比较常用的图像处理软件有 Photoimpact、Photoshop、Illustrator 及免费软件 Photopea、Pixlr 等,此外还有用于动态图片处理的 Ulead GIF Animator,Gif Movie Gear 软件等。其中,Photoshop 是目前 PC 上公认的最好的通用平面设计软件,它功能完善、性能稳定、使用方便。同时,Photoshop 软件中的工具、调整、滤镜等功能,可以实现对医学影像的增强处理。例如:常用来对医学图像进行增强处理的平滑、锐化、边缘化、伪彩色等操作都可以利用 Photoshop 来完成。此外,MATLAB 软件也被广泛应用于医学图像的分析,可实现图像分割、配准、融合及纹理解析,改善图像质量,边缘识别等自动化图像处理功能。

五、虚拟现实技术

虚拟现实技术是一种可以创建和体验虚拟世界的计算机仿真技术,是一种人机交互接口,即采用计算机生成的信息多源融合的、交互式的三维动态视景和支持实体行为的虚拟环境(virtual environment,VE)。用户借助必要的设备,"进入"这个虚拟环境中,实现人与虚拟环境之间的信息交换,用户将以自然的方式和这个环境之间进行交互。这里的交互是指在虚拟环境中可让用户产生置身于相应的真实环境中的虚幻感与沉浸感(immersion),即身临其境的感觉。

虚拟现实技术产生于 20 世纪 50~70 年代,最早是由美国人 Jaron Lanier 提出来的。该技术综合了计算机图形学、传感器技术、多媒体技术、动力学、光学、人工智能、计算机网络技术及社会心理学等研究领域,是多媒体和三维技术发展的更高境界。

虚拟现实技术已经成为计算机与医学相结合的重点发展领域,其相关的研究、开发和应用方兴未艾,正在影响着并改变着医学实践方法。当前,虚拟现实技术的研究方向可概括为 3R(VR、AR、MR),包括:虚拟现实(virtual reality,VR),即让用户沉浸其中的由计算机生成的三维虚拟环境,并与现实环境相隔绝;增强现实(augmented reality,AR),即在真实环境中增添或者移除、由计算机实时生成的可以交互的虚拟物体或信息;混合现实(mixed reality,MR),即通过全息图,将现实环境与虚拟环境相互混合,也可以看成是 VR 与 AR 的混合。3R 技术都是基于计算机视觉的仿真模拟技术,也被称为第四代数码技术。三种技术相辅相成,其关系如图 6-1 所示。

关系图的左侧是现实世界(reality),右侧是虚拟世界(virtual world)。

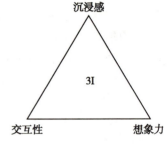

图 6-1　"3R"家族关系图　　　　图 6-2　虚拟现实技术的特性

　　虚拟仿真营造部分现实感觉,让人身临其境,就是虚拟现实(VR),现实世界叠加部分虚拟内容,丰富现实世界,就是增强现实(AR),最终达到虚拟世界。而混合现实(MR)是现实世界和虚拟世界的融合,强调现实和虚拟的互动。

　　虚拟现实技术具有三个重要特性:沉浸感(immersion),交互性（interaction）,想象力(imagination)。其中交互性与沉浸感是决定一个系统是否属于虚拟现实系统的关键特性,沉浸感是虚拟现实最终的目标,其他两者是实现这一目标的基础,三者之间是过程和结果的关系。虚拟现实技术的 3I 特性如图 6-2 所示。

　　随着计算机视觉,计算机仿真、医学三维图像处理等多方面技术的快速发展,虚拟现实技术在医学方面得到越来越广泛的应用,如虚拟内镜、虚拟外科手术、虚拟康复训练,以及各种用于医学教学的虚拟实验室系统等。

第二节　Photoshop 图像处理

一、Photoshop 基本操作

（一）Photoshop 工作区域

　　Photoshop CS6(以下简称 PS)完整的工作区域由菜单栏、工具箱、选项栏、面板、状态栏与文件选项卡等组成,如图 6-3 所示。在实际工作中,工具箱中的工具与面板是主要工作方式。

　　1. **菜单栏**　菜单栏包含执行任务的菜单,如图 6-4 所示。这些菜单是按主题进行组织的。例如,"图层"菜单中包含的是用于处理图层的命令。

　　PS 菜单系统包括文件、编辑、图像、图层、文字、选择、滤镜、3D、视图、窗口和帮助等,在每个菜单中又包含有数十个子菜单和命令,每一类菜单都有独特的作用。

　　(1)子菜单命令:在 PS 中,一些命令从属于一个大的菜单命令项,但其本身又具有多种变化或操作方式,为了使菜单组织更加有效,PS 使用了子菜单模式以细化菜单。在菜单命令下拉菜单中右侧有三角标识的,表示该命令下面包含有子菜单。

　　(2)显示为灰色的菜单命令:许多菜单命令需要一定的运行条件,如果当前操作没有达到某个菜单命令的运行条件,此菜单命令就显示为灰色。

　　(3)包含对话框的菜单命令:在菜单命令的后面显示有 3 个小点的,表示选择此命令后,会弹出参数设置的对话框。

　　2. **选项栏**　选项栏提供使用工具的选项,利用工具选项条,可以完成对各工具的参数设

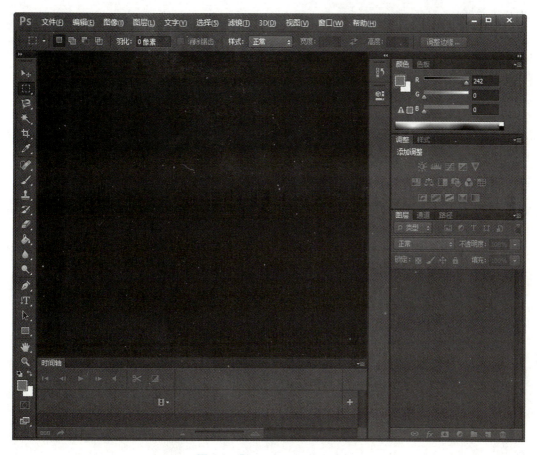

图 6-3 Photoshop 工作区域

| 文件(F) | 编辑(E) | 图像(I) | 图层(L) | 文字(Y) | 选择(S) | 滤镜(T) | 3D(D) | 视图(V) | 窗口(W) | 帮助(H) |

图 6-4 菜单栏

置,如图 6-5 所示。当选择不同的工具时,工具选项条中将会显示与工具相应的参数。

注意:先选工具,然后才能使用相应的选项栏。

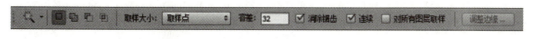

图 6-5 选项栏

3. **工具箱** 工具箱中存放着用于创建和编辑图像的工具。下面介绍 PS 中工具箱的基本操作。

(1)吸管工具:选择前景色或背景色,单击选择前景色;Alt+单击选择背景色。

(2)导航工具:包括抓手工具、放大和缩小工具。

1)屏幕放大缩小,结合导航器面板的应用。选放大镜,单击图像放大,按 Alt 键+单击则缩小。

2)双击放大镜,图像回到实际大小。

3)抓手工具移动。双击抓手工具图像布满画面显示。

(3)选取工具:包括矩形、椭圆、单行和单列选取工具,主要功能为通过拖拽建立选区。

小技巧:在建立选区后,【Alt】+拖拽,从原选区中减去后选的部分;【Shift】+拖拽,从原选区中加上后选的部分。

（4）移动工具 ✛：主要功能是剪切移动选择的区域，用于对图像和选择的内容进行移动、复制。

小技巧：【Alt】+移动，复制选区中的图像；【Shift+Alt】+移动，按水平、垂直或45°方向移动。

（5）套索工具：建立自动封闭选区，如图6-6所示。包括如下工具：

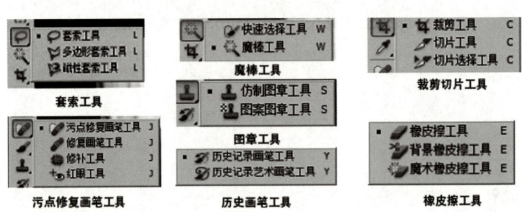

图6-6　常用工具

1）自由套索：创建任意选区。

主要操作为：鼠标拖动建立选区，松开拖拽中的鼠标，自动封闭选区。

2）多边形索套工具：创建多边形选择区域。

主要操作为：鼠标单击确定起点，再单击其他点，用于建立边缘路径，双击后自动封闭选区。

3）磁性索套：用于建立图像与背景颜色差别较大或图像边界分明的选区。

主要操作为：鼠标单击起点，并沿对象边缘移动，PS会根据颜色差异，自动识别图的边缘，双击鼠标自动封闭选区。

（6）魔棒工具：创建色彩相同或相近的选择区域（图6-6）；按容差取颜色范围，取值很重要，越大包含的颜色越多。

（7）裁剪、切片工具：如图6-6，包括如下工具：

1）裁剪工具：主要功能为裁切图像。

2）切片工具：把图像切片后，图像的矩形区域可用于Web中创建链接，翻转和动画，便于Web查看。

（8）污点修复画笔工具：通过选择区域来完成对图像的修复（图6-6）。主要包括：

1）修复画笔工具：是把复制的图像经过处理后复制到指定的位置，使复制的图像可以与底层颜色相互融合，产生更加理想的效果。也可以理解为校正瑕疵，使瑕疵的颜色消失在周围的图像中。

主要操作为：按【Alt】键并单击鼠标取图像样本，然后在要修复的位置拖动鼠标复制样本到指定位置。

2）修补工具：用其他区域图案修复选中的区域。

主要操作为：先选中有瑕疵的区域，将该区域拖到其他无瑕疵的地方，松开鼠标则修补。

（9）画笔工具：包括画笔与铅笔工具，主要用于直接绘画。

（10）图章工具：如图6-6。

1）仿制图章工具：通过在图像中选择源点复制图像，从而对图像进行修复。

主要操作为：首先按住【Alt】键再单击鼠标取源点，然后移动鼠标到指定位置单击，即可将源点的图像复制到相应位置。

2）图案图章工具：是将复制的图像设置为样本，然后对其进行复制，也可以将定义的图案复制到图像中。

（11）历史画笔工具：如图6-6。

1）历史记录画笔工具：记住从前发生的事，把以后的事件擦掉。

2）历史记录艺术画笔工具：使图像产生特殊的艺术效果的功能。

（12）橡皮工具：如图6-6。

1）橡皮擦工具：是最基本的擦除工具，当擦除背景层时，被擦除的区域露出背景色；当图像由多图层组成时，擦除普通层时，被擦除区域显示透明色，从而显示出它所覆盖的内容。

2）背景擦除工具：用来擦除图像中特定的颜色为透明色。

3）魔术擦除工具：用来擦除与鼠标单击处颜色相近的颜色。

（13）其他常用工具

1）油漆桶工具和渐变工具

渐变工具：用来在图像文件或指定的范围内填充各种各样的渐变颜色。

油漆桶工具：用来在图像中进行填充颜色或图案的工具。

2）模糊、锐化和涂抹工具

模糊工具：通过画笔使图像变得模糊，工作原理是降低像素之间的反差。

锐化工具：是通过画笔锐化图像的工具，工作原理是增加像素之间的反差。

涂抹工具：是将图像进行涂抹，可以产生在未干图画上用手指涂抹的效果。

3）减淡工具、海绵工具

减淡工具：用于对图像的阴影、中间色和高光部分进行提亮和加光处理。

海绵工具：通过给图像进行加色或去色，从而改变图像的饱和度。

4）形状工具：包括矩形工具、圆角矩形工具、椭圆工具、多边形工具、直线工具或自定形状工具。

5）文字工具：用于为图像加入文字。

6）钢笔工具：是一种矢量绘图工具，包括钢笔、自由钢笔、添加锚点、删除锚点和转换点5种工具。

7）路径选择工具：用于选择图形上的路径。

8）快速蒙版：是一种高级的选区技术，它能够方便地选择或隔离图像的一部分。使用笔和橡皮工具可以改变蒙版的形状。

（二）文件操作

1. 建立新文件

（1）新建文件方法有以下几种。

1）文件→新建。

2）Ctrl+O。

3）Ctrl+双击工作区空白处。

（2）新建对话框内容：新建对话框如图6-7所示，其中各选项说明如下。

1）名称：自定义图像的名称。

2）大小：尺寸一定时，分辨率越高，图像越大。

3）分辨率：为每英寸的像素数，分辨率越高图像越清晰。

4）颜色模式：用于指定颜色模式，包括位图（黑白两色）、灰度（纯白到纯黑，取值0~255）、双色调（增加灰度图像的色调范围）、RGB（由红、绿、蓝三原色组成）、CMYK（由黄色、黑色、青色、洋红组成更丰富的颜色）、Lab（由亮度和两个色度分量组成，色域范围最广）六种模式。

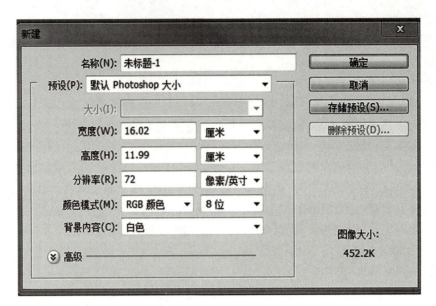

图 6-7　新建对话框

5）内容：新建文件的背景色，包括白色背景、背景色、透明。注意在应用背色时，要先选定背景色，然后再新建文件选"背景色"。

2. **保存文件**　保存文件方法：执行"文件→保存→选择保存位置→文件格式→文件命名→保存"操作完成。

二、Photoshop 常用操作

（一）图像绘制

Photoshop 用于绘画的工具包括铅笔工具、画笔工具、颜色替换工具和混合器画笔工具等，它们主要作用是绘制和更改像素。当其与钢笔工具等结合使用时，可以方便地绘制出绚丽的效果以及更好地对现有图片进行修改。Photoshop 可根据需求预设自定义功能，其中"画笔工具"就具备这种强大的自定预设功能。

下面将使用"画笔工具"和"定义画笔预设"等组合使用生成特殊画笔效果。例：制作如图 6-8 所示笔画效果。

（1）新建一个图像，尺寸自定，RGB 模式 8 位通道，背景内容白色。

（2）使用油漆桶工具填充背景颜色为黑色。

（3）打开图层面板，新建图层 1，然后使用钢笔工具添加路径，在路径上单击右键弹出菜单，选择描边路径（图 6-9），在描边路径对话框中选择画笔（图 6-10）。

（4）打开图层面板，按住 Ctrl 键选中图层 1，调出选区（图 6-11）；在选择编辑菜单中的"定义画笔预设"，输入画笔名称。

（5）再打开画笔设置，在画笔设置面板中，设置画笔笔尖形状为刚才添加的路径，设置大小为 97 像素、间距为 10%（图 6-12），形状动态选项中控制设置为渐隐、数值为 350（图 6-13）。然后选择红色，使用画笔工具即可绘制出最终效果，见图 6-8。

"画笔"面板中的每一种画笔都有数种基本属性可以编辑，包括"大小""角度""间距""圆度"等，对于圆形画笔，还可对其"柔和度"参数进行编辑。

编辑上述常规参数，可以单击"画笔"面板参数区的"画笔笔尖形状"选项，此时"画笔"面板如图 6-14 所示，上述参数均显示在参数显示区。若要编辑上述参数，拖动相应的滑块或在

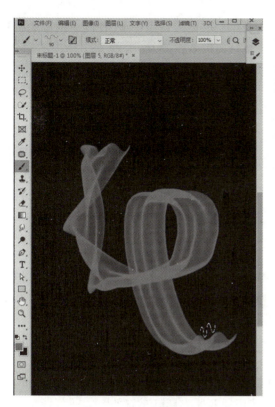

图 6-8　特殊笔画效果

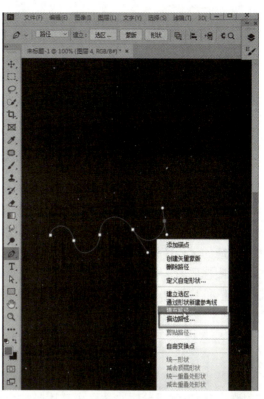

图 6-9　描边路径

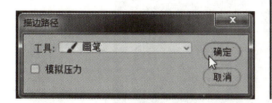

图 6-10　描边路径类型

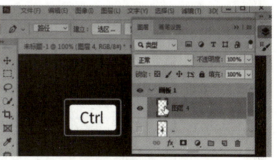

图 6-11　转换选区

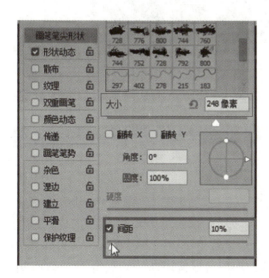

图 6-12　画笔设置

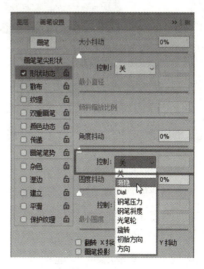

图 6-13　形状动态选项

155

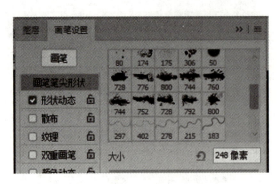

图 6-14　画笔笔尖形状

文本框中输入数值即可,在调节的同时,可在预览区观察调节后的效果。

(二) 范围选取操作

在 Photoshop 中处理图像时,进行范围选取是一项比较重要的工作,有效及精确的范围选取有助于提高图像编辑质量并提高工作效率。在 Photoshop 中图像操作只对选取范围以内的区域才有效,不管是执行滤镜、色彩或色调的高级功能,还是进行简单的复制、粘贴与删除等编辑操作,都与当前的选取范围有关,而对选取范围以外的图像区域不起作用。因此,编辑图像时必须选定要执行功能的区域范围,才能有效地进行编辑。

范围选取的方法有很多种,可以使用工具箱中的选框、套索、魔棒等工具,也可以使用菜单命令,还可以通过图层、通道、路径来制作选取范围。其中最为智能化的工具就是"魔术棒"和"磁性套索"工具。

1. **魔术棒** 该工具用于迅速在图像中选择颜色大致相同的区域,在实际应用中适合抠取背景为单色的图像。

打开素材文件如图 6-15 左所示,用魔棒工具单击 CT 图片中的深色区域,即可选择中间连续的深色区域,如果此时在选区中使用颜色填充(使用油漆桶工具填充前景色),即可将 CT 图片中的相应区域置换为红色,便于观察,如图 6-15 右图所示。

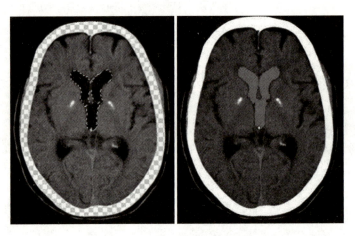

图 6-15　使用魔术棒工具建立选区

在选择"魔术棒"工具,在菜单栏下的选项栏中出现如图 6-16 的设置。

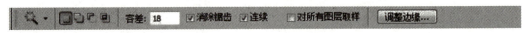

图 6-16　魔术棒工具选项栏

"魔术棒"工具图标旁边的四个图标从左至右分别为:新选区、添加到选区、从选区中减去、与选区交叉。在这里选择"新选区";同时,"容差"选项中可填入 0~255 的值,数值越小,则选择的颜色与点击处的颜色越相似,选择的范围也就越小。反之,数值越大,则选择的颜色与点击处的颜色差别越大,选择的范围也就越大。在这里使用默认的数值 18;选择"消除锯齿"选项,以使得选区更平滑。

2. 磁性套索 该工具适合抠取边缘比较清晰,与背景反差较大的图像。

打开素材文件如图 6-17 左图所示,在工具箱中选择"磁性套索"工具,在 Photoshop 菜单栏下的选项栏中出现如图 6-18 的设置,"磁性套索"工具图标旁边的四个图标从左至右分别为:新选区、添加到选区、从选区中减去、与选区交叉。选择"新选区"。

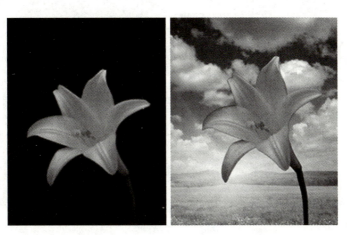

图 6-17　使用磁性套索工具建立选区

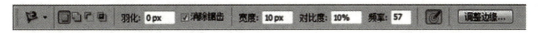

图 6-18　磁性套索工具选项栏

"羽化"选项中可填入 0~250 的值,它能软化选区的边缘,数值越大,软化的边缘越宽。在这里使用默认的数值 0;选择"消除锯齿"选项,以使得选区更平滑。

"宽度"选项中可填入 1~256 的像素值,它可以设置一个像素宽度,"磁性套索"工具只检测从鼠标光标到你指定的宽度距离范围内的边缘。在这里使用默认的数值 10。

"对比度"选项中可填入 1~100 的百分比值,它可以设置"磁性套索"工具检测边缘图像灵敏度。若选取的图像与周围的图像之间的颜色差异比较明显(对比度较高),则应设置一个较高的百分数值。反之,对于图像较为模糊的边缘,则应输入一个较低的边缘对比度百分数值。在这里使用默认的数值 10%。

"频率"选项中可填入 0~100 的值,它可以设置此工具在选取时关键点创建的速率。设定的数值越大,标记关键点的速率越快,标记的关键点就越多;反之,设定的数值越小,标记关键点的速率越慢,标记的关键点就越少。当查找的边缘较复杂时,需要较多的关键点来确定边缘的准确性,可采用较大的频率值;当查找的边缘较光滑时,就不需要太多的关键点来确定边缘的准确性,可采用较小的频率值。在这里使用默认的数值 57。

设置完成后,使用套索工具,沿抠图的对象边缘划动,即可选中图像,然后可以按【Ctrl】+C 将选中部分复制,再粘贴到其他画面中,即可完成图片背景的修改,见图 6-17 右图。

(三) Photoshop 图层、通道、蒙版

图层、通道和蒙版是 Photoshop 中很重要的应用工具,在抠图、合成等领域功能强大,下面我们就来介绍关于这几个方面的功能。

1. 图层概述 图层是 Photoshop 的核心功能,图层可以看作是一张一张独立的透明胶片,其中每一张胶片上都绘制有图像,最终图像由各个图层组合而成,如图 6-19 所示。Photoshop 的图层有多种类型:文字图层、样式图层、背景图层等,根据不同需要选择不同的图层,将大幅提高工作效率。

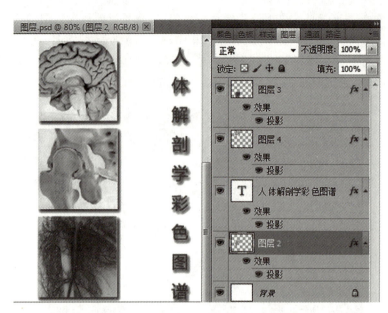

图 6-19 图层面板

　　"图层"面板是管理图层的主要工具,各种图层操作基本都可以在"图层"面板中实现。通过调用图层面板可以查看和管理 Photoshop 中的图层。图层面板是最经常使用的面板之一。它通常与通道和路径面板整合在一起。一幅图像中至少有一个图层存在,如图 6-20 所示。

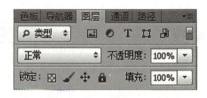

图 6-20 图层及路径面板

　　如果新建图像时背景内容选择白色或背景色,那么新图像中就会有一个背景层存在,并且有一个锁定的标志,如图 6-21。如果背景内容选择透明,就会出现一个名为图层 1 的层,如图 6-22。

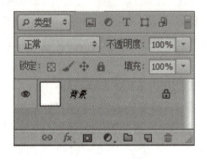

图 6-21 图层锁定

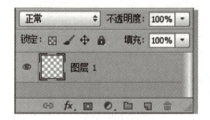

图 6-22 背景图层

　　2. **Photoshop 图层应用**　下面利用图层功能来绘制图 6-19 所示图像。

　　首先新建一个图像,尺寸 415×480 或自定,RGB 模式 8 位通道。背景内容选白色。

　　下一步,打开图层面板,在其中已有一个名为"背景"的图层,并且图层最右方有一个锁定的标志,见图 6-21。图层面板可以显示各图层中内容的缩览图,这样可以方便查找图层。

　　再建立一个新的图层用来放置解剖图片。新建图层的方法就是点击图层面板下方 的按钮,如图 6-23 所示,图层面板会出现一个名为"图层 1"的新层(图 6-24)。用这种方法建立的新层都是透明的,缩略图中显示出灰白相间的方块。

　　然后,在图层前"显示|隐藏"图标上点击右键,这时可以更改"显示|隐藏"效果和颜色标记。颜色标记与图层中的内容无关,它的作用是令面板中的图层看起来更为突出。如果只想

158

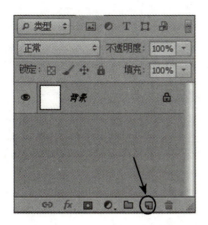

图 6-23　新建图层按钮

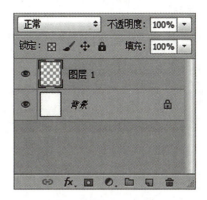

图 6-24　新建图层

更改图层名称,在图层名称处双击即可。可以使用中文命名图层。这里将图层名改为"血管",并将颜色改为红色。

下一步,选择所需图像,进行复制,粘贴到"血管"图层,粘贴前要注意图层面板中目前选择的是否为"血管"层,如果选择的是背景层,这个图像就会画在背景层上。

然后,选择"编辑"→"变换"→"缩放"命令或按【Ctrl】+T 键调出自由变换控制框,将光标移至变换控制框中的变换控制句柄上,当光标变为双箭头时拖动鼠标,即可改变图像的大小,调整图像到合适大小,最后移动图像到合适位置(图 6-25)。

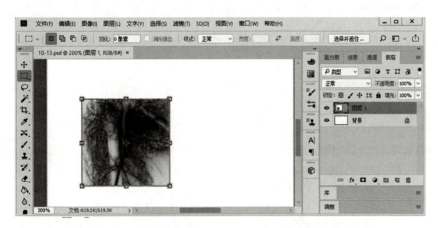

图 6-25　在图层上编辑图像

从"血管"层的缩览图中可以看到大致的形状。这就是缩览图的作用,可以根据大致的形状来判断并选择图层。

再新建两个图层命名为"骨骼"和"大脑",颜色标记为绿和黄。复制所需图像粘贴到相应图层,调整大小和位置。

下一步为各个图层创建效果。在图层面板的"血管"层空白处双击,打开"图层样式"对话框,选择其中的"投影",设置"投影|结构"(图 6-26)。

图层样式定义了若干种内置的视觉效果,包括投影、外发光、内发光、斜面和浮雕、描边等常见效果,用户可以随时对细节进行调整,从而得到不同的视觉效果。

需注意:图层样式的所有操作都从属于某一个图层,即只有图层中存在图像时才可以看出图层样式的效果。

然后对"骨骼""大脑"层逐一创建效果,如图 6-27 所示。注意:当图层使用图层样式时,

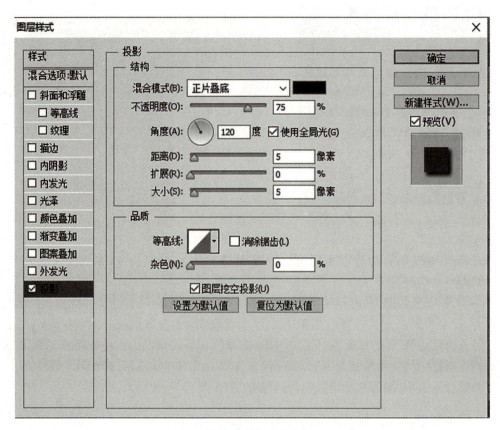

图 6-26 图层样式

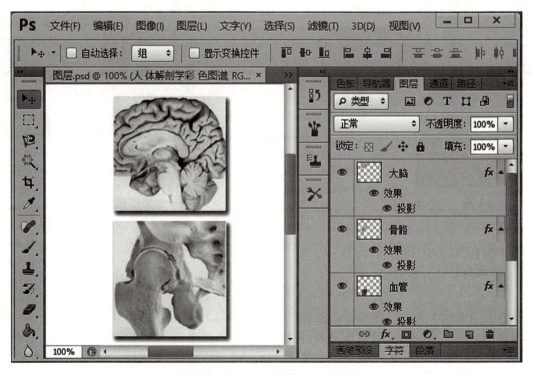

图 6-27 图层效果

在图层面板的相应层下会显示提示信息。

最后输入文字,在工具箱中选择文字工具,在工具选项条中设置文字属性参数(图 6-28),输入图像中所需的文字,完成后单击文字工具选项条右侧的"提交所有当前编辑"按钮,即可完成输入文字,单击【取消】按钮可取消文字的输入。

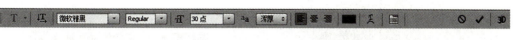

图 6-28　文字工具选项条

除了在输入文字前通过在工具选项栏中设置相应的文字格式选项来格式化文字,还可以使用"字符"面板对其进行格式化操作,其操作如下:

在"图层"面板中双击要设置文字格式的文字图层缩览图,或利用文字工具在图像中的文字上双击,以选择当前文字图层中要进行格式化的文字。

单击工具选项栏中的"切换字符和段落面板"按钮,弹出如图 6-29 所示的"字符"面板。

设置所需改变的选项,如"设置行间距""垂直缩放""水平缩放""设置所选字符的字距调整""设置基线偏移"等。最后单击工具选项栏中的"提交所有当前编辑"按钮。

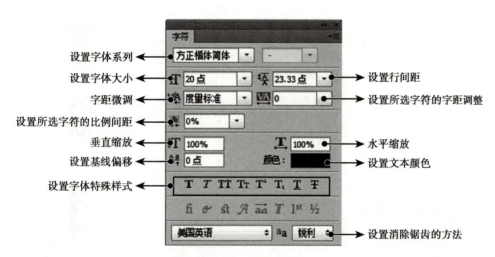

图 6-29　字符面板

各个图层完成后,可使用移动工具在图像中拖动以调整图像和文字的位置,同时按住【Shift】键即可保持水平、竖直或 45°方向的拖动。此外也可以使用键盘的上下左右方向键"微移"图层,每次微移的距离依据图像显示比例不同而不同,如果在 100% 显示比例下,每次轻移的距离是 1 像素。显示比例越小轻移的距离越大。图像显示比例可以在图像窗口的标题栏看到。最终效果见图 6-19。

3. Photoshop 通道　在 Photoshop 中,通道被用来存放图像的颜色信息及自定义的选区,用户不仅可以使用通道辅助制图,还可以通过改变通道中存放的颜色信息来调整图像的色调。

当一个图像文件被调入 Photoshop 后,会自动创建图像文件固有通道,即颜色通道或原色通道,数目取决于图像的颜色模式。选择颜色通道进行调整可快速清除图像中包含的一种主要颜色。如果要选择的对象与背景的颜色截然不同,通过调整颜色通道就可以隐藏背景。下面通过实例来详细了解。

(1)打开素材文件,如图 6-30 所示。

(2)需要在"混合颜色带"下拉列表中选择一个合适的通道,再通过对通道的调整来隐藏

天空,具体操作如下:

　　打开"通道"面板,分别单击"红""绿""蓝"通道,同时观察图像的效果,找到花卉与天空颜色反差最大的通道,在本案例中是蓝色通道,天空的色调要比花卉的色调浅。将"本图层"中的白色滑块向左拖动,使蓝色的天空变为透明,如图 6-31 所示。

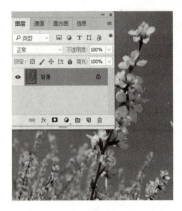

图 6-30　打开素材文件

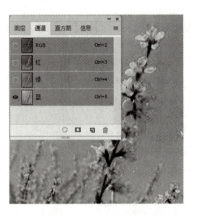

图 6-31　通道面板

　　(3)在"通道"面板中选择"RGB"通道,返回到彩色图像的编辑状态。要处理的图像是背景图层中的图像,而背景图层又不能够设置混合选项,因此,先要将它转换为普通图层。按住【Alt】键双击背景图层,将背景图层转换为普通图层。双击该图层的缩览图,打开"图层样式"对话框,在"颜色混合带"选项中选择"蓝通道"。按住【Alt】键单击"本图层"中的白色滑块,将它分开并分别调整,可将蓝色的天空变为透明区域,如图 6-32 所示。

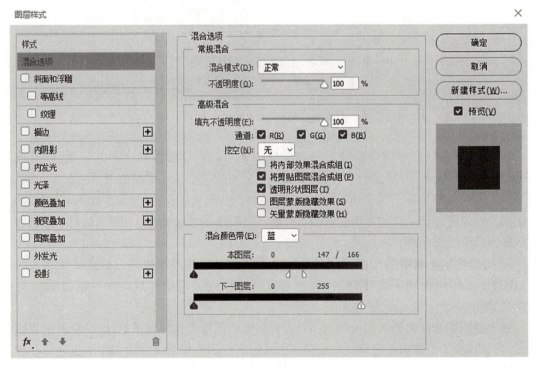

图 6-32　图层样式

　　(4)按住【Ctrl】键单击"图层"调板中的创建新图层按钮,在当前图层的下方新建一个图层。在该图层上填充一个径向渐变,如图 6-33 所示。

162

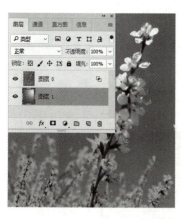

图 6-33　图层面板

Photoshop 的功能强大,操作繁多,本章仅对建立选区和通道、图层进行简要介绍,若想了解更多内容,请自行参阅其他文献。

4. Photoshop 蒙版　图层蒙版的核心是有选择地对图像进行屏蔽,其原理是 Photoshop 使用一张具有 256 级色阶的灰度图(即蒙版)来屏蔽图像,灰度图中的黑色区域隐藏其所在图层的对应区域,从而显示下层图像,而灰度图中的白色区域则能够显示本层图像而隐藏下层图像。由于灰度图具有 256 级灰度,因此能够创建非常细腻、逼真的混合效果。

如图 6-34 所示为由两个图层组成的一幅图像,"图层1"中的内容是冰块图像(图 6-35),而背景图层中的图像是蓝色,在此通过为"图层 1"添加一个图层蒙版,使"图层 0"中的冰块呈现透明效果,显示出背景图层中的图像。

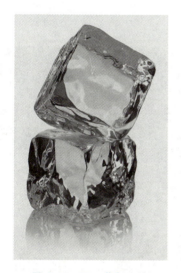

图 6-34　图层蒙版实例

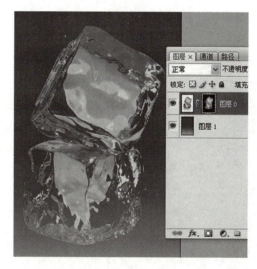

图 6-35　原图

如图 6-36 所示为蒙版对图层的作用原理示意图。

下面通过实例来详细了解。

(1)打开素材文件,在图层面板中选择图层蒙版按钮,添加蒙版,如图 6-37 所示。

(2)按住【Alt】键点击白色的蒙版,进入蒙版编辑状态,复制图层粘贴到图层蒙版中,如图 6-38 所示,图层蒙版中有了一个和图层一样的图层。

(3)使用建立选区工具(如魔术棒、钢笔等)抠出冰块外形,在选区上点击右键,选择反向,填充黑色(注意:此处是在蒙版中填充),如图 6-39 所示,然后点击图层,此时冰块已经抠出,如图 6-40 所示。

(4)新建背景图层,填充一个径向渐变蓝色,如图 6-41 所示。再将图层 0 复制一次,如图 6-42 所示,透明效果更为明显。

对比"图层"面板与图层所显示的效果,可以看出以下特点。

1)图层蒙版中的黑色区域可以隐藏图像对应的区域,从而显示底层图像。

2)图层蒙版中的白色部分可以显示当前图层的图像的对应区域,遮盖住底层图像。

3)图层蒙版中的灰色部分,一部分显示底层图像,一部分显示当前层图像,从而使图像在

163

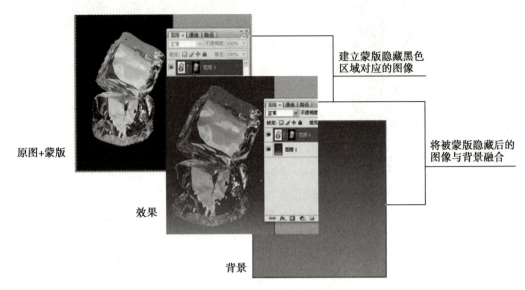

建立蒙版隐藏黑色
区域对应的图像

将被蒙版隐藏后的
图像与背景融合

原图+蒙版

效果

背景

图 6-36　蒙版对图层的作用原理

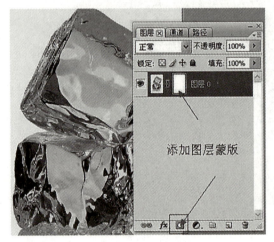

图 6-37　添加蒙版图

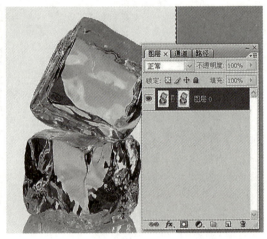

图 6-38　在蒙版中复制图层

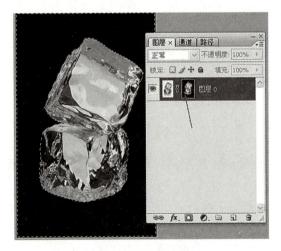

图 6-39　建立冰块选区

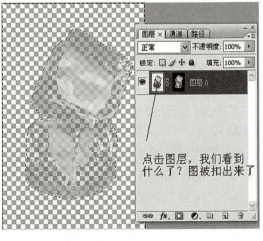

图 6-40　抠出冰块

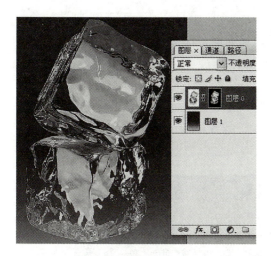

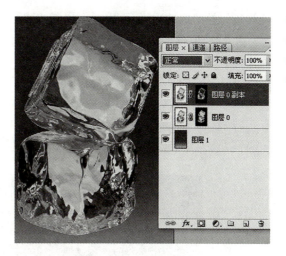

图 6-41　建立背景图层　　　　　　　　　　图 6-42　最终效果

此区域具有半隐半显的效果。由于所有显示及隐藏图层的操作均在图层蒙版中进行,并没有对图像本身的像素进行操作,因此使用图层蒙版能够保护图像的像素,并使工作有很大的弹性。

"属性"面板能够提供用于调整蒙版的多种控制选项,使操作者可以轻松更改蒙版的不透明度、边缘柔化程度,可以方便地增加或删除蒙版、添加反向蒙版或调整蒙版边缘。

三、Photoshop 在医学上的应用

目前,临床上医学图像后处理主要以应用随机软件进行直接处理为主,而 Photoshop 图像处理软件可以对原始影像数据进行一些简单而方便的后期处理,能够增加诊断信息,提高判读能力,使病症的定位更准确,形态结构更丰富、更清晰,方法简便实用。

数字医学图像处理中常用到的技术包括图像增强、图像分割、边缘检测、纹理分析、图像的配准与融合、图像压缩等。通过数字图像处理,可以提高图像视感质量。其中,图像增强处理是医学数字图像处理中非常重要的部分。医学图像增强主要是为了将图像中部分特征有选择地突出,具体表现为突出目标物轮廓,增强图像中的细节,提高层次感,滤除各类噪声等。

图像增强处理是数字图像处理的一个重要分支。为了更好地满足临床医师的诊断需要,对于一些图像对比度较差、亮度很暗的医学影像,通过图像增强技术可以改善图像质量,使原来不清晰的图像变得清晰,强调某些需关注的特征,抑制非关注的特征,从而进一步加强对图像的判读和识别。

Photoshop 软件中的工具、调整、滤镜等功能,可以实现对医学影像的增强处理。例如,常用来对医学图像进行增强处理的平滑、锐化、边缘化、伪彩色等操作都可以利用 Photoshop 来完成。

具体来说,Photoshop 可在医学影像中进行如下处理。

(一) 图像锐化处理

图像经过采集、存储、转换或传输等处理后,质量有可能下降,难免有些模糊。可以对图像进行锐化处理,增强图像轮廓,降低模糊程度,使图像更清晰。

1. USM 锐化　通过增加图像边缘的对比度来实现锐化图像,根据指定的阈值查找与周围像素不同的像素,并按指定的数量增加像素的对比度。对于由阈值指定的相邻像素,根据指定的数量,较浅的像素变得更亮,较暗的像素变得更暗。

2. 查找边缘　可以显著地转换所标识图像的区域,并突出边缘,用相对于白色背景的黑

色线条勾勒图像的边缘,生成图像周围的边界。

3. **照亮边缘**　用于对图像边缘进行处理,可以标识颜色的边缘,并向其添加类似霓虹灯的光亮。

例:USM 图像锐化处理。

操作解析(图 6-43 为处理后的图片与原始图片对比)。

(1)选择"滤镜"菜单,锐化/USM 锐化选项。

(2)在 USM 锐化对话框中,设置数量为 150%,半径为 3,阈值为 3。

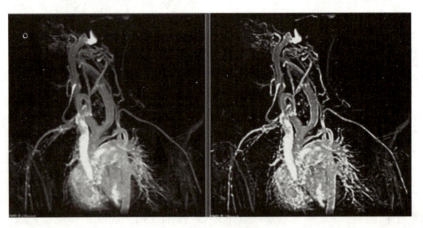

图 6-43　图像锐化处理

(二) 图像平滑处理

图像在采集、传输过程中受到各种因素的干扰,容易造成图像毛糙,此时就需对图像进行平滑处理。在 Photoshop 中,可以采用中间值与高斯模糊的方法对图像进行平滑处理。

1. **中间值方法**　通过混合选区中像素的亮度来减少图像的杂色。中间值滤镜搜索像素选区的半径范围以查找亮度相近的像素,扔掉与相邻像素差异太大的像素,并用搜索到的像素中间亮度值替换中心像素。

2. **高斯模糊方法**　"高斯"是指当 Photoshop 将加权平均应用于像素时生成的钟形曲线。"高斯模糊"滤镜可以添加低频细节,并产生一种朦胧效果。

例:高斯模糊方法进行图像平滑处理。

操作解析(图 6-44 为处理后的图片与原始图片对比)。

(1)选择"滤镜"菜单,模糊|高斯模糊选项。

(2)在高斯模糊对话框中,设置半径为 1.7。

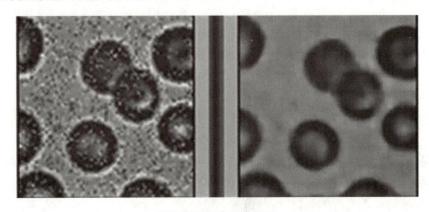

图 6-44　图像平滑处理

3. **伪彩色处理**　大量的医学图像是单色(黑白)图像,将其处理成彩色图像将有助于医生对疾病的诊断和治疗。伪彩色处理就是把黑白图像的灰度值映射成相应的彩色,适应人眼对颜色的灵敏度,提高鉴别能力。在处理过程中,人眼对绿色亮度响应最灵敏,可把细小物体映射成绿色。人眼对蓝光的强弱对比灵敏度最大,可把细节丰富的物体映射成深浅与亮度不一的蓝色。

例:黑白图像伪彩色处理。

操作解析(图 6-45 为处理后的图片与原始图片对比)。

(1)选择魔术棒工具,设置容差为 10,选择图片中深色区域,并通过"选择"菜单→选取相似选项进行进一步选择,选择区域如图。

(2)设置前景色为红色,使用油漆桶工具(或按【Alt】+【Del】快捷键)进行填充。

(3)同样方法选择图片中浅色与灰色区域,分别使用绿色与蓝色进行填充。

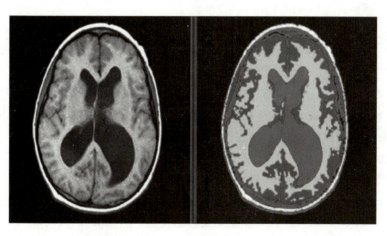

图 6-45　伪彩色处理

4. **图像边缘化处理**　在医疗教学和科研中,对于一些医学图片,可以对图像的边缘进行处理,使其轮廓更加清楚。查找边缘可以显著的转换所标识图像的区域,并突出边缘,用相对于白色背景的黑色线条勾勒图像的边缘,生成图像周围的边界。

例:查找图像边缘。

操作解析(图 6-46 为处理后的图片与原始图片对比)。

操作方法:选择"滤镜"菜单,风格化|查找边缘选项。

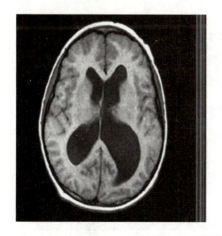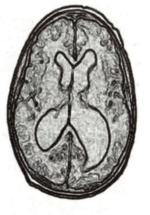

图 6-46　查找图像边缘

数字医学图像处理技术已经融入到医学的各个领域,不仅可以满足临床诊断上的日常的需要,为临床外科手术提供数字实现手段,还可应用于医学院校开设的医学形态学的相关课程教学,以及生命科学相关领域的科研工作等方面。医学图像处理将为医学研究与发展带来不可估量的价值。

第三节 Mimics 三维图像处理系统

随着医学成像和计算机辅助技术的发展,从二维医学图像到三维可视化技术成为研究的热点,医学图像由二维向三维、从静态到动态发展,三维动态仿真模拟从多视角给我们提供与演示更多的科学信息。本节介绍 3D 医学处理软件 Mimics 的功能及其在医学领域中的应用。

一、概述

医学图像三维重建是使用计算机对计算机断层扫描(computed tomography,CT)、磁共振成像(magnetic resonance imaging,MRI)以及超声等成像设备得到的人体断层二维图像进行处理,重新还原被检物体的三维图像,在屏幕上显示人体器官的立体视图,它可以科学、准确地重建被检物体,具有很强的临床实用性,在现代医学中起着越来越重要的作用。

医学图像的三维可视化的方法很多,但基本步骤大体相同。从 CT、MRI 或超声等成像系统获得二维断层图像,然后将图像格式转化成计算机能够处理的格式。通过二维滤波,减少图像的噪声影响,提高信噪比和消除图像的尾迹。采取图像插值方法,对医学关键部位进行各向同性处理,获得体数据。经过三维滤波后,不同组织器官需要进行分割和归类,对同一部位的不同图像进行配准和融合。根据不同的三维可视化要求和系统平台的能力,选择不同的方法进行三维面绘制、体绘制,实现三维重建。常用 3D 医学处理软件有:Mimics、Amira、3D-Doctor 等。

Mimics(materialise's interactive medical image control system)是一个交互式的医学影像控制系统,提供了断层图像(CT、MRI、micro-CT 等)的可视化、分割提取,以及对象的三维渲染。Mimics 为用户提供了许多工具来进行由二维图像到三维对象的转化,并且为其在不同领域的后续应用提供了链接。它是模块化结构的软件,可以根据用户的不用需求有不同的搭配。

Mimics 包括六大模块。图 6-47 所示为基础模块与功能模块之间的链接,以及主要的应用领域。

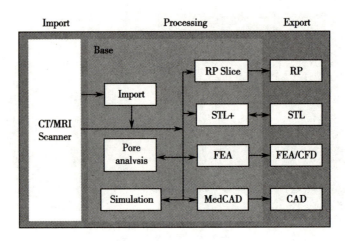

图 6-47 功能模块之间的关系

二、基础模块案例演示

（一）图像导入

Mimics 不仅支持 DICOM(digital imaging and communication in medicine)格式数据,也支持 BMP 以及 TIFF 格式。前者可以自动导入,后者可以通过半自动和手动方式导入。

打开软件,单击 File 后(图 6-48), 分为自动导入,半自动导入,手动导入三种。

1. **自动导入**(auto-import) 自动导入仅限于 DICOM 格式文件。单击 Import Images 后(图 6-49),弹出 Import Images 窗口,左上角显示"1",即第 1 步,左侧为路径选择栏,右侧为内容,找到你所存放的 DICOM 格式文件的文件夹后,右侧即显示其中的内容,默认全部选中状态,可单击下方【Next】,或可选择

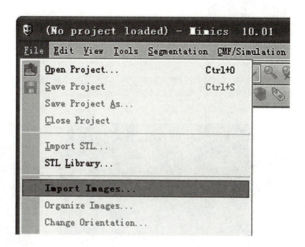

图 6-48 图像导入

需要导入的图像,然后单击【Next】,进入第 2 步(图 6-50)。如果选中的图像参数一致(高、宽、像素大小、倾斜角度、定位、标注、患者信息、对象信息及图像重建中心等)则显示为一个部分;否则,分成几个部分分别显示,有着不同重建中心的序列可以被融合到一起,也可单独保存,然后单击【Convert】。如果定位参数缺失或不能识别则进入 Change Orientation 对话框,需手动设置图像的方向。R=右,L=左,A=前,P=后,T=上,B=下,X=未知。移动鼠标至图像中标为"X"的部位(图 6-51),右键单击,选择 top 或 bottom 等。设置完成,单击 OK。

2. **半自动导入**(semi-automatic import) 当导入的文件格式为 BMP 或 TIFF 时,会弹出 BMP/TIFF import 对话框,设置参数,手动更改 Slice Distance,Pixel Size 数值,然后单击 OK 即

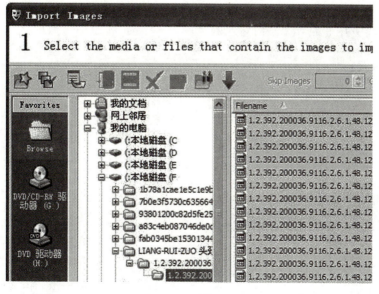

图 6-49 图像导入

2 Check the studies to convert.

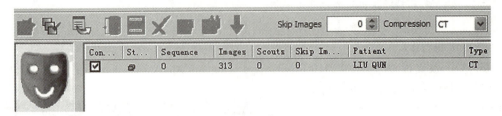

图 6-50　图像转换

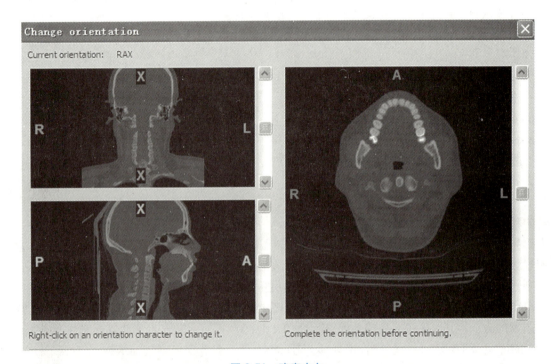

图 6-51　确定方向

可,如导入错误,则说明其余数值有变动,应向 CT 扫描人员索取变动信息并填入,其余同前。

3. **手动导入**(manual import)　当在 Import Images 窗口的第一步时,将对话框下方的 manual import 选中并单击 Next。当导入的文件为多个时,将其中参数内容填写后,单击 OK 即可。

（二）图像分割

它包括灰度阈值、区域生长、形态学操作、布尔操作、动态区域生长、蒙罩编辑等分割工具,帮助用户快速方便地突出感兴趣区域。

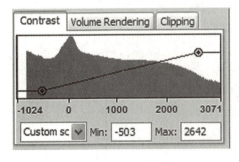

图 6-52　窗口操作

1. **窗口操作**　窗口操作(windowing)指的是调整视窗图像的对比度(contrast),使感兴趣的组织突出显示,以便于观察。调节栏在右下角的 Contrast(图 6-52),以直方图的方式,此图横轴为图像的 CT 值,纵轴为图像的对比度。通过域值分割得到感兴趣区域的 CT 值范围,可以建立完整的组织器官的蒙罩,同时过滤掉噪点(低于设定最小值为黑色,高于设定最大值为白色)。通过调整纵轴使感兴趣区域对比度达到最佳状态,图像清晰,便于图像的分割。

2. 阈值分割　以提取骨为例,在导入图像后。

(1)单击 Tools,在下拉菜单下单击【Draw Profile Lines】按钮,即 Thresholding 阈值分割按钮,在轴向视图中选取要提取的组织,分别在感兴趣的组织两侧左键单击即可,软件会自动生成一条线段横跨目标组织。

(2)弹出 Profile lines 对话框,单击 Start Thresholding,Mimics 会自动分析并在左上方图示中表现出来。

(3)弹出对话框 Thresholding,也可手动修改最小值(Min)和最大值(Max)。

(4)单击 Apply 按钮,关闭对话框,可以看到,在 3 个视图里(轴视图、侧视图、前视图)骨组织被提取出来了,以默认的颜色区分,同时在右上角 Marks 栏里将此次结果定义为蒙罩,起名为 Green,以 Visible 状态显示为可见,其中最低阈值为226,最高阈值为 3 071(图 6-53)。

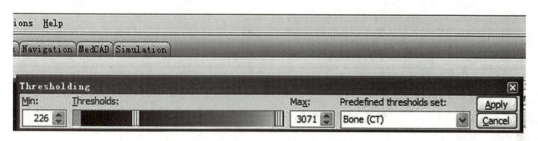

图 6-53　阈值分割

3. 计算 3D

(1)如图 6-54 所示,在选中需要 3D 重建的蒙罩(即对象,本例为 Yellow)的状态下,单击其右下角的 Calculate 3D from Mask 按钮。

(2)弹出 Calculate 3D 对话框,默认选择 Optimal(最优的),单击 Calculate,开始计算。

(3)稍等片刻,在 3D 视图中便可见到重建后的 3D 模型,此为面重建。在项目管理器的3D 信息栏中可以看到自动命名的 3D 对象,处可视状态。

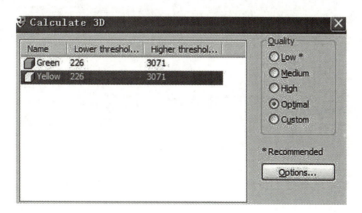

图 6-54　计算 3D

(三)　图像导航

提供原始数据的轴向、冠状位和矢状视图;根据感兴趣区域重建得到的三维模型,可以对三维模型进行点导航、缩放、平移和旋转等操作(图 6-55)。

单击导航是通过左键单击三维模型上任一点,使所有二维图像迅速追踪到同一点。缩放视图是在主菜单栏上单击 Zoom 工具,在三维图像上画一个方框来放大方框内选中的对象。

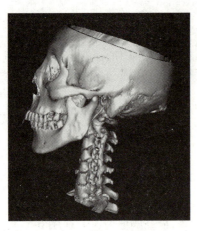

图 6-55　骨三维模型

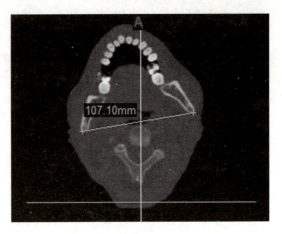

图 6-56　图像测量

要使显示恢复原来大小,选择 Unzoom tool,然后单击三维视窗。全屏显示(Zoom to full screen)工具或空格键,可使 3D 视窗放大至全屏。平移视图是从主工具栏或 3D 工具栏中选择"Pan"工具进行视图移动,按住鼠标左键 3D 视图进行移动。旋转视图是选择"Rotate"按钮,在 3D 视窗中按住鼠标左键移动来旋转 3D 对象。此外,还可以对模型进行透明切换、体重建、剖切等操作。

(四) 图像配准

单击 Registration,可以对导入的不同数据进行配准,软件提供图像配准、点配准和 STL 配准等功能。

(五) 图像测量

激活 Tools 工具栏(图 6-56),有点对点测量、轮廓线和灰度值测量、密度测量等测量功能,可以对二维、三维结构进行相关测量等。

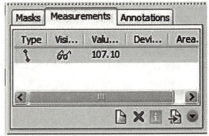

图 6-57　图像测量面板

应用 Measurements 标签(图 6-57),单击工具栏上的"New"按钮。选择 Measure Distance。单击图像上的单击两个点来测量两点之间的距离。用上述方法也可以进行角度、密度等测量,单击将测量结果以 TXT 格式导出。

三、Mimics 在医学基础与临床中应用案例

【案例】

人体血管三维数字化

目的:探讨用羧甲基纤维素—氧化铅作填充剂的灌注技术在血管造影及血管的三维可视化的可行性。

方法:应用羧甲基纤维素作为氧化铅造影剂的载体,配制成羧甲基纤维素-氧化铅填充剂,选择人体新鲜标本,进行全身动脉灌注,然后进行 CT 扫描。按常规腹部 CT 扫描条件:512×512 重建矩阵,0.625mm 层厚,无层间距连续扫描,窗位:35~40Hu,窗宽:250~300Hu。用 Mimics 软件进行三维重建。具体步骤如下:

1. 导入扫描数据。

2. 应用图像分割工具,首先选择盆腔动脉血管为分割对象,到 Measurement 标签中,选择 Profile line,单击 Locate 按钮来定位 Profile line。确定最佳阈值。羧甲基纤维素-氧化铅动脉血

管填充物密度高于骨密度,只需一次分割即能完成,单击"Calculate 3D"按钮,得到盆腔血管三维模型(图6-58)。

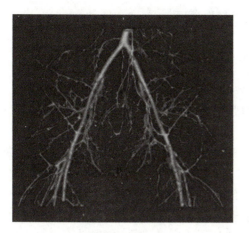

图6-58　血管模型

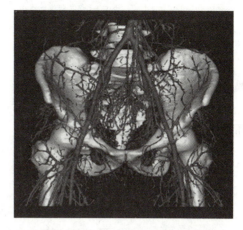

图6-59　骨和血管模型

3. 通过上述操作,进行第二次分割,隐藏"mask",选择骨为分割对象,到 measurement 标签中,选择 Profile Line,单击 Locate 按钮来定位 Profile Line。确定最佳阈值。因为动脉血管在骨盆有丰富的分支,分割中会出现噪点及误选区,需要应用"Region Growing"分割功能,分割完成进行"calculate 3D",得到骨盆三维模型,同时显示三维血管模型(图6-59)。

4. 在上述基础上,选择"Volume Rending"可以进行体渲染,体渲染不需要任何分割,迅速实现二维图像的三维可视化。

5. 同样应用分割功能建立皮肤三维模型,单击"Toggle Transparency",同时显示显示三维血管模型(图6-60)。应用 CMF/Simulation 工具,对皮肤三维模型进行切割,同时显示所有三维模型(图6-61)。

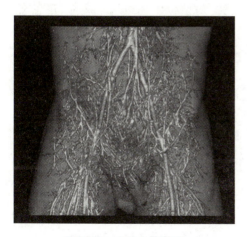

图6-60　皮肤血管模型

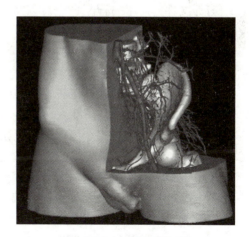

图6-61　三维切割模型

由于人体血管结构具有分级复杂、形态迂曲多变、走行多向且夹杂于各组织器官之间的特点,所以长期以来是解剖学工作者的研究难点与热点。盆腔多器官三维模型可视化,能够将一般大/中动脉血管的形态、走行、血管与骨骼之间的三维空间解剖关系得到直观显示。既往的研究方法及结果的展示都以二维为主,以羧甲基纤维素-氧化铅作填充剂的灌注技术,通过 CT 扫描在标本上获得高质量的血管影像,此法简便易行,为标本血管三维重建提供较为理想技术支持。随着软件的升级可以更加清晰、准确地分离动静脉,对于今后临床术前设计及教学具有重要意义。

第四节 三维建模软件

随着现代医学技术快速发展,传统的医学资源已无法满足医学各学科实践需求,而虚拟现实技术则能够给人以身临其境的"真实感受",优秀的三维模型可以精确地展示解剖学、组织胚胎学、法医学等多种学科的形态学特征,因此虚拟现实技术在医学形态学等领域的研究与发展带来不可估量的作用。

三维建模软件能够利用立方体、球体等基本的几何元素,通过平移、缩放、旋转、布尔运算等几何操作,构建复杂的几何场景;提供虚拟现实中所需的各种三维模型,在虚拟现实开发过程中承担着建立三维场景、实现交互以及开发应用功能等方面的任务。

几何建模的创建与描述是虚拟场景造型的重点。构建三维模型时主要应用的建模方法有:几何建模(geometric modeling)、物理建模(physical modeling)、行为建模(kinematic modeling)、对象特性建模(object behavior)以及模型切分(model segmentation)等。

当前较为常用的三维建模软件包括3dsMax、Maya、Autodesk AutoCAD 等,这些软件易于理解,可以把复杂的建模过程变得简单。另外还有一些开源的 3D 建模软件,用户可以自由使用它们,例如 Blender、Rhino、Art of Illusion、Ayam、ORGE、K-3D 和 SDL 等。

本节主要介绍三维建模软件 3ds Max 在医学领域的应用。

一、3ds Max 基础操作

(一)文件操作

用户可以使用多种方式打开和保存 3ds Max 文件,常用方法如下:

1. 打开文件 使用"打开"命令可以从"打开文件"对话框中加载场景文件、角色文件等到场景中。

方法一:按快捷键【Ctrl】+O,弹出"打开文件"话框,从中寻找正确的路径和文件,双击该文件即可。

方法二:单击 3ds Max 快捷工具栏中的【打开】按钮,其他同方法一。

2. 保存文件

(1)保存:使用"保存"命令可以覆盖上次保存的场景文件;如果是第一次保存场景,则此命令的工作方式与"另存为"相同。

1)单击 3ds Max 工具栏中的【保存】按钮。

2)单击应用程序按钮,在弹出的下拉菜单中选择"保存"命令。

(2)另存为:单击应用程序按钮,在弹出的下拉菜单中选择"另存为"命令,弹出"文件另存为"对话菜单框,选择保存目录,填写文件名称,选择保存类型,单击【保存】按钮。

(二)工作区域

3ds Max 2017 的初始工作界面如图 6-62 所示,主要包括如下几个区域:标题栏、菜单栏、主工具栏、视图区、命令面板、视图控制区、动画控制区信息提示区及状态行、时间滑块和轨迹栏。

1. 菜单栏 3ds Max 菜单栏中的大多数命令都可以在相应的命令面板、工具栏或快捷菜单中找到,相对于在菜单栏中执行命令,这些方式要方便得多。

2. 主工具栏 菜单栏下方即主工具栏,在主工具栏中可以快速访问 3ds Max 中很多常见任务的工具和对话框,如图 6-63 所示。选择"自定义→显示→显示主工具栏"命令,可显示或

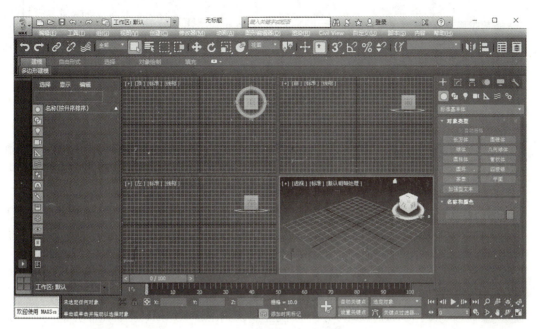

图 6-62　3ds Max 工作区域

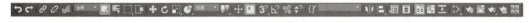

图 6-63　主工具栏

关闭主工具栏（其他工具栏也可照此操作），也可以按快捷键【Alt】+6 进行切换。

3. **视图区**　视图区位于整个工作区域的中间，几乎所有的工作都要在此显示。3ds Max

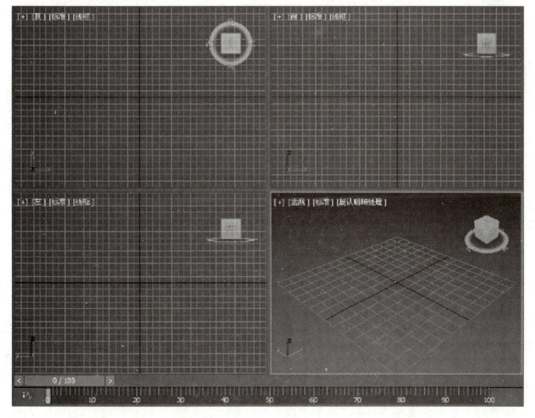

图 6-64　视图区

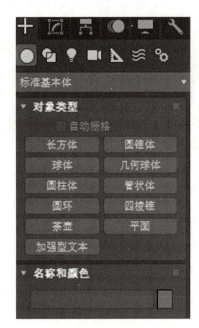

图 6-65 命令面板

的默认状态显示 4 个视图,分别为顶视图、前视图、左视图及透视图。这种视图方式是标准的划分方式,也是比较通用的划分方式,如图 6-64 所示。

视图区最下方是时间滑块与轨迹栏,用于设置动画、浏览动画以及设置动画帧数等。

4. 命令面板 3ds Max 命令面板位于视图区的右侧,集中了大多数关键的功能与参数控制项目,是主要操作控制区。命令面板中包括 6 个部分:创建、修改、层次、运动、显示和实用程序,如图 6-65 所示。

5. 信息提示及控制区动画控制区 工作区域最下方从左至右分别是信息提示区与状态栏、动画控制区以及视图控制区。

信息提示区与状态栏用于显示视图中物体的操作效果,如移动、旋转坐标及缩放比例等,如图 6-66 所示。

动画控制区如图 6-67 所示,主要用来控制动画的设置和播放。

视图控制区位于动画控制区的右侧,如图 6-68 所示,主要用于调整视图中物体的显示状态,可进行平移、缩放、旋转等操作,用于更改观察角度和方式。

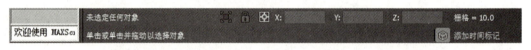

图 6-66 信息提示区与状态栏

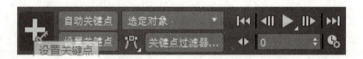

图 6-67 动画控制区

(三)对象操作工具

1.“选择对象”工具 主工具栏中包含了编辑对象时常用的各种工具,单击“选择对象”工具,在任意视图中将鼠标指针移到目标对象上,即可选择该对象,如图 6-69 所示。被选定的线框对象变成黄色,被选定的着色对象其边界框的角处显示蓝白色边框,并显示方向轴。

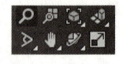

图 6-68 视图控制区

2.“选择并移动”工具 单击“选择并移动”工具(或按快捷键 W),可选择物体并可进行移动操作,移动时根据定义的坐标系和坐标轴向来进行,鼠标指针放在操纵轴上时变成移动形态,拖动即可沿相应的轴方向移动对象。鼠标指针放在轴平面上,轴平面会变成黄色,拖动即可在该平面上移动对象,如图 6-70 所示。

3.“选择并旋转”工具 单击“选择并旋转”工具(或按快捷键 E),选择物体并可进行旋转操作,旋转时根据定义的坐标系和坐标轴向来进行,鼠标指针放在操纵范围即变成旋转形态,拖动可实现相应的旋转操作。红、绿、蓝 3 种颜色操纵轴分别对应 X、Y、Z 这 3 个轴向,当前操纵的轴向颜色为黄色,如图 6-71 所示。

外圈的灰色圆弧表示在当前视图的平面上进行旋转。若在透视图的内圈灰色圆弧范围内拖动,对象可在 3 个轴向上任意旋转。

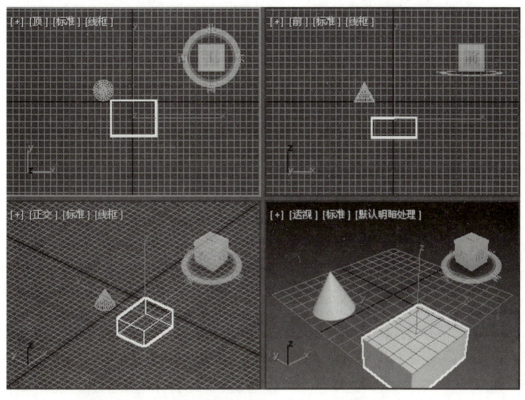

图 6-69　对象选中状态

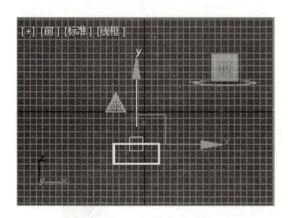

图 6-70　沿 y 轴移动对象

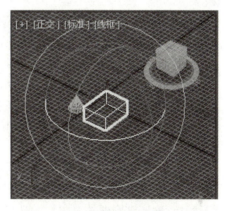

图 6-71　对象旋转

4. **"选择并均匀缩放"工具**　单击"选择并旋转"工具(或按快捷键 E),选择物体并可进行旋转操作,旋转时根据定义的坐标系和坐标轴向来进行,鼠标指针放在操纵范围即变成旋转形态,拖动可实现相应的旋转操作。红、绿、蓝 3 种颜色操纵轴分别对应 X、Y、Z 这 3 个轴向,当前操纵的轴向颜色为黄色。"选择并移动""选择并旋转"和"选择并缩放",这 3 种工具有以下相同操作:

(1)在各个工具按钮上右击,在弹出的对话框中输入数据,即可实现精确的移动、旋转或缩放,如图 6-72 所示。

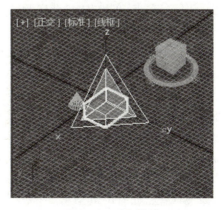

图 6-72　对象缩放

（2）当选择其中一种工具时，按住 Shift 键并拖动，将弹出"克隆选项"对话框，如图 6-73 所示。

其中，"复制"表示生成的新对象与原始对象相同，但两者相互独立，互不影响；"实例"表示修改原始对象参数或添加修改器时新生成的对象也会改变，反之亦可，即影响是相互的；"参考"表示修改原始对象参数或添加修改器时，新生成的对象也会改变，即原始的对象会影响新对象。

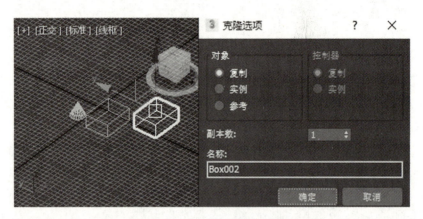

图 6-73　"克隆选项"对话框

在使用上述 4 种选择工具的时候，都可以配合快捷键进行选择对象增减操作：按【Ctrl】键并点击视图中的对象，可增加选择对象；按【Alt】键并点击已选择的对象，则可以减去选择的对象。

5. "选择区域"工具　单击"绘制选择区域"按钮，长按鼠标左键将弹出 5 种选择区域形状，如图 6-74 所示，用于控制上述 4 种选择工具的选择效果。

（1）"矩形选择区域"：拖曳鼠标，选择矩形框内对象。

（2）"圆形选择区域"：拖曳鼠标，选择圆形框内对象。

（3）"围栏线选择区域"：单击鼠标，拉出直线，在拐点处单击，直到末端进行双击，所经过路径将围成多边形区域，多边形框内对象被选择。

（4）"套索选择区域"：拖动鼠标绘制区域，选择所需对象。

（5）"喷漆选择区域"：按住鼠标左键，此时鼠标指针处显示一小圆形区域，框入该圆框的对象均被选择。

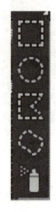

图 6-74　"选择区域"工具

6. "角度捕捉切换""百分比捕捉切换"工具　在"角度捕捉切换"按钮上右击，在弹出的"栅格和捕捉设置"对话框的"角度"栏中输入每次旋转的角度限制（如输入 20）或在"百分比"一栏中输入缩放百分比（如输入 10）。当单击启用角度捕捉切换按钮后，对所有对象的旋转变换操作将以相应角度（或百分比）递增或递减，如图 6-75 所示。

7. "微调器捕捉切换"工具　在"微调器捕捉切换"按钮上右击，将会弹出"首选项设置"对话框。"微调器捕捉切换"工具设置 3ds Max 中所有微调器每次单击时增加或减少的值。在"微调器"参数设置框中可设置"精度"及"捕捉"的值。例如，设置"精度"为 1，"捕捉"为 10，则表示在微调器的编辑字段中显示的小数位为 1 位，每单击一次微调器增加或减少 10。

8. "镜像"工具　在视图中选择需要镜像的对象，单击主工具栏中的"镜像"按钮，弹出"镜像"对话框，如图 6-76 所示。"镜像"工具的作用是模拟镜子效果，把实物翻转或复制反转的像，其中常用参数如下：

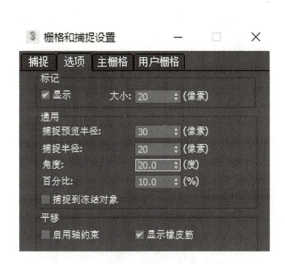

图 6-75　"栅格和捕捉设置"对话框

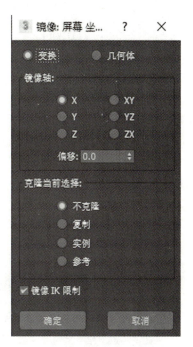

图 6-76　"镜像"对话框

1)"镜像轴":用于设置镜像的轴或者平面。

2)"偏移":用于设定镜像对象偏移源对象轴心点的距离。

3)"克隆当前选择":默认是"不克隆",即只翻转对象而不复制对象。其他与"选择并缩放"工具中介绍的"克隆选项"作用相同。

9."对齐"工具　"对齐"工具用于调整视图中两个对象的对齐方式。假设当前视图中存在一个圆锥体和长方体。先选中圆锥体,单击"对齐"工具,再选中长方体,将会弹出"对齐当前选择"对话框。此时,"当前对象"为圆锥体,"目标对象"为长方体,即圆锥体参照长方体位置对齐(即对齐时圆锥体移动,长方体位置固定)。

1)"对齐位置"选项区中的"X 位置""Y 位置""位置"用于确定物体沿世界坐标系中哪条约束轴与目标物体对齐。

2)"对齐方向"选项区中的"X 轴""Y 轴""Z 轴"用于确定如何旋转当前对象,以使其按选定的坐标轴与目标对象对齐。

3)"匹配比例"选项区中的"X 轴""Y 轴""Z 轴"用于选择匹配两个选定对象之间的缩放轴,将"当前对象"沿局部坐标轴缩放到与"目标对象"相同的百分比。如果两个对象都未进行缩放,则大小不会更改。

二、三维基础建模

建模是三维制作的基本环节,也是材质、动画及渲染等环节的前提。3ds Max 基础建模方式有内置几何体建模、复合对象建模、二维图形建模等。

(一) 内置几何体建模

3ds Max 内置了一些基本模型,分为若干种类型,包括标准基本体、扩展基本体、复合对象等。选择命令面板中的【创建】按钮,并选择"几何体"按钮,在下方列表中选择模型类型,"对象类型"栏中将列出该类型所包含的模型,如图 6-77 所示。点击选择要创建的模型按钮之后,在视图中通过单击、移动、拖动鼠标等操作即可创建模型,右击结束创建。

例：创建"胶囊"模型。

（1）单击命令面板【创建】按钮，单击"几何体"按钮。

（2）在下拉列表中选择"扩展基本体"选项。

（3）在"对象类型"栏中单击"胶囊"按钮，如图 6-77 所示。

（4）在顶视图中拖动鼠标左键，画出胶囊顶部，然后松开左键，移动鼠标，生成胶囊中部的圆柱体，最后再单击鼠标左键一次完成。

（5）单击【修改】按钮，打开"修改"面板。

（6）在"参数"栏中，调整"半径"的值为 14，高度为−58，边数为 12，如图 6-78 所示，然后自行调整参数，观察模型变化。

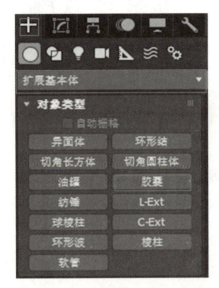

图 6-77　创建内置模型

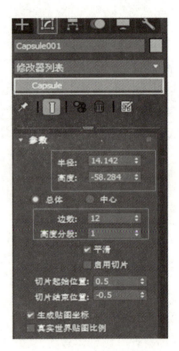

图 6-78　修改模型参数

在创建过程中，如果因某些操作结束，导致右侧的"参数"栏消失。此时单击命令面板中的"修改"标签，可再次进入"修改"面板继续修改对象的参数。

标准基本体及扩展基本体的创建方法大致相同，各种模型的参数略有差别。下面介绍一些常用的重要模型参数含义。

1. **分段**　所有的标准基本体都有"分段"属性。"分段"值的大小决定了模型能否弯曲及弯曲的程度。"分段"值越大，模型弯曲就越平滑，但同时也将增加模型的复杂程度，降低刷新速度。图 6-79 展示了圆环"分段"值为 12 和 36 的效果。

2. **边数**　标准基本体中的圆锥体、圆柱体、管状体、圆环以及扩展基本体中的切角圆柱体、油罐、胶囊、纺锤、球棱柱和环形波都有"边数"属性。该属性决定了弯曲曲面边的个数，其值越大，侧面越接近圆形。图 6-80 展示了圆柱体"边数"值为 6 和 24 的效果。

3. **平滑**　拥有"边数"属性的基本体一般也拥有"平滑"属性。该属性也用于平滑模型的弯曲曲面。当勾选"平滑"属性时，较小的边数即可获得圆滑的侧面。图 6-81 展示了圆柱体"边数"值为 6 时，未勾选和勾选"平滑"属性的效果。

4. **切片**　标准基本体中的圆锥体、球体、圆柱体、管状体和圆环，以及扩展基本体中的油罐、胶囊、纺锤都有"切片"属性，在修改参数面板中选择"启用切片"复选框时，可设置"切片起始位置"和"切片结束"位置属性。这两个属性用于设置从基本体 X 轴的 0 点开始，环绕其 Z

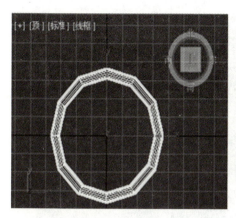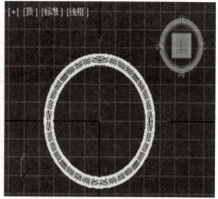

图 6-79　圆环"分段"值为 12 和 36 的效果

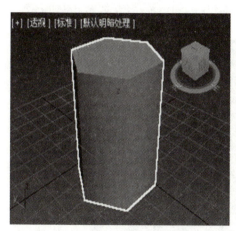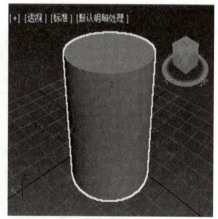

图 6-80　圆柱体"边数"值为 6 和 24 的效果

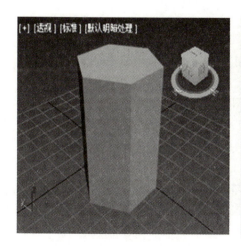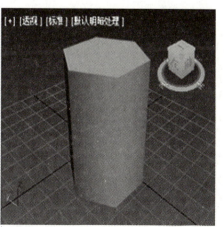

图 6-81　勾选和未勾选"平滑"效果

轴的切割度数。两个参数设置无先后之分,负值按顺时针移动切片,正值按逆时针移动切片。图 6-82 展示了圆柱体"切片起始位置"为 240,"切片结束位置"为 160 的效果。

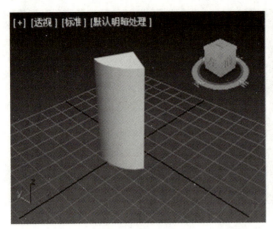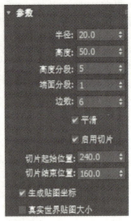

图 6-82　切片效果

下面我们将使用 3ds Max 的基础建模工具创建一个 DNA 模型,如图 6-83 所示。

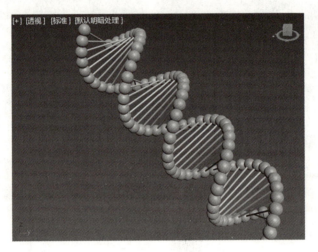

图 6-83　"DNA 双链"模型

例:创建"DNA 双链"模型。

(1)创建新文件,单击命令面板【创建】按钮,单击下方"几何体"按钮。

(2)在下拉列表中选择"标准基本体"选项。

(3)单击"球体"按钮,在"左视图"中拖住鼠标左键,创建球体。

(4)单击【修改】按钮,打开"修改"面板,修改模型的参数,设置"半径"为 35,如图 6-84 所示。

(5)利用同样的方法在"左视图"中创建圆柱体,单击【修改】按钮,打开"修改"面板,修改模型的参数,设置"半径"为 5,"高度"为 300,如图 6-85 所示。

(6)单击选择圆柱体,单击"对齐"按钮,单击选择球体,弹出"对齐当前选择"对话框。该对话框中参数设置,如图 6-86 所示,使其圆柱体左侧(最小)与球体中心在 X 轴方向上对齐,单击【应用】按钮。

(7)在"对齐当前选择"对话框中继续操作,该对话框中的参数设置,使其圆柱体中心与球体中心在 Y 轴和 Z 轴方向上对齐,单击【确定】按钮。参数见图 6-86。

(8)单击选择球体,单击"镜像"按钮,弹出"镜像"对话框。设置参数为:镜像轴 X,偏移

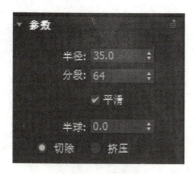

图 6-84 球体参数

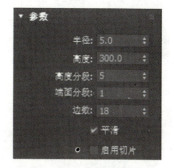

图 6-85 圆柱体参数

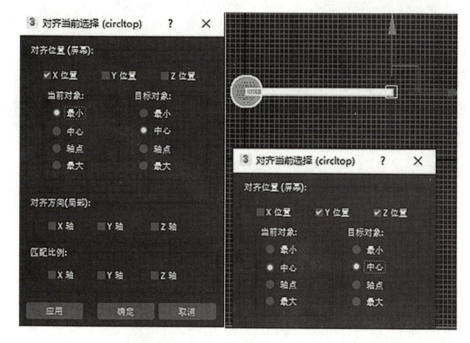

图 6-86 X轴、Y轴、Z轴方向对齐设置

300,克隆当前选择为实例,如图 6-87 所示,则克隆出另一个球体置于圆柱体的另一侧,单击【应用】按钮。

(9)按【Ctrl】+A 组合键,全选场景中所有模型,选择菜单"组"→"组"命令,弹出"组"对话框,输入组名"碱基对",单击【确定】按钮。如图 6-88 所示。

(10)选择"工具"→"阵列"命令,弹出"阵列"对话框。该对话框中的参数设置如图 6-89 所示,单击【确定】按钮,最终效果见图 6-83。

(二) 以二维图形为基础建模

现实中复杂的三维物体很难分解为简单的几何基本体,直接建模的工作量很大,对于这种模型,可以先制作二维图形,再通过复合建模或修改器建模等工具将其转换成三维模型。

3ds Max 中的二维图形是一种矢量线,由基本的顶点、线段和样条线等元素构成。使用二维图形建模的方法是先绘制一个基本的二维图形,然后进行编辑,最后添加转换命令即可生成三维模型。

1. 二维图形对象的层级结构

(1)顶点:顶点是线段开始和结束的点,有下面 4 种类型。

1)角点:是指两边的线段互相独立,两个线段可以有不同的方向。

2)平滑:是指两边的线段的切线在同一条线上,使曲线有光滑的外观。

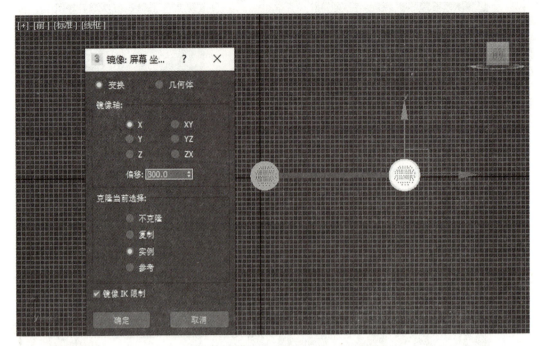

图 6-87　"镜像"参数设置及效果

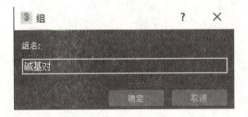

图 6-88　"组"对话框

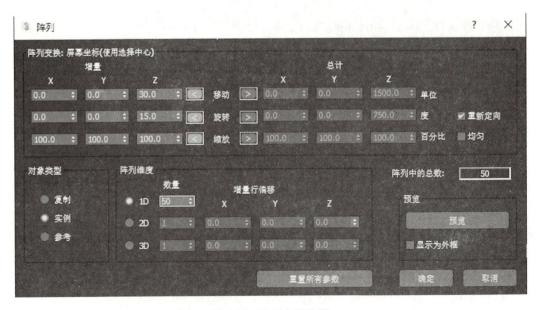

图 6-89　阵列参数设置

3）贝塞尔曲线（Bezier curve）：切线类似于平滑顶点。但该类型提供了一个句柄，可以用来调节切线矢量大小。

4）贝塞尔曲线角点：分别为顶点的线段提供了各自的调节句柄，它们是相互独立的，而且两个线段的切线方向是可以单独进行调整。

（2）线段：两个顶点之间的连线。

（3）控制手柄：位于顶点两侧，控制顶点两侧线段的走向与弧度。

（4）样条曲线：由一条以上连续线段构成。

（5）二维图形对象：由一条以上样条曲线组合而成。

2. 创建二维图形 选择命令面板中的【创建】按钮，然后单击【图形】按钮，在下拉列表中选择需要的图形类型，在"对象类型"栏中将列出该类所属的模型创建按钮，如图6-90所示。

二维图形中除了截面以外其他的图形都有"渲染"和"插值"属性（图6-90）。在默认情况下，二维图形是不能被渲染的，但可以在"渲染"栏中进行相关设置，获得渲染效果。勾选"在渲染中启用"复选框，3ds Max 将使用指定的参数对样条线进行渲染；勾选"在视图中启用"复选框，可直接在视图中观察渲染效果。

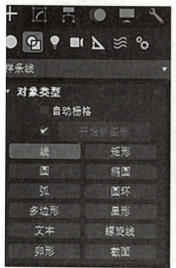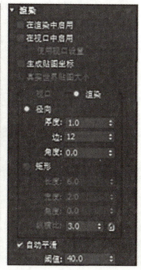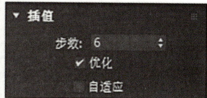

图6-90 创建二维图形及"样条线"参数

对于样条线而言，"插值"栏中的"步数"属性的作用与三维基本体的"分段"相似。"步数"的值越高，得到的曲线越平滑；"优化"选项可根据样条线以最小的折点数得到最平滑的效果。"自适应"是指系统将自动计算样条线的步数。

3. 访问二维图形的次对象 线在所有二维图形中是比较特殊的，它没有可以编辑的参数。创建线对象后，应在它的次对象层次（顶点、线段和样条线）中进行编辑。

对于其他二维图形，有两种方法来访问次对象：将其转换成可编辑样条线或者应用编辑样条线修改器。这两种方法在用法上略有不同。若转换成可编辑样条线，就可以直接在次对象层次设置动画，但同时将丢失创建参数；若应用编辑样条线修改器，则可保留对象的创建参数，但不能直接在次对象层次设置动画。

将二维对象转换成可编辑样条线有两种方法。

（1）在编辑修改器堆栈显示区域的对象名上右击，然后在快捷菜单中选择"转换为可编辑样条线"命令。

（2）在场景中选择的二维图形上右击，然后在快捷菜单中选择"转换为可编辑样条线"命令。

要给对象应用编辑样条线修改器，可以在选择对象后选择"修改"命令面板，再从编辑修改器列表中选取"编辑样条线"修改器即可。

4. "编辑样条线"修改器

（1）"选择"栏，用于设定编辑层次。设定编辑层次后，即可使用标准选择工具在场景中选择该层次的对象。

（2）"几何体"栏，许多次对象工具在该选项栏中，这些工具与选择的次对象层次紧密相关。样条线次对象层次的常用工具如下：

1）附加：给当前编辑的图形增加一个或以上图形，合成一个新对象。

2）分离：从一个二维图形中分离出指定的线段或样条线。

3）插入：用于插入顶点。

4）布尔运算：对样条线进行交、并、差等运算。

5）焊接：根据某阈值将两个点合并。

6）圆角（切角）：将角处理成圆角或切角。

7）拆分：在指定线段上添加等距离的多个顶点。

（3）"软选择"栏：该选项主要用于次对象层次的变换。软选择定义一个影响区域，在这个区域的次对象都被软选择。

5. 将二维对象转换成三维对象的编辑修改器

3ds Max 中有多种编辑修改器可将二维对象转换成三维对象。其中，挤出、车削、倒角和倒角剖面编辑修改器使用较多。

（1）"挤出"是沿着二维对象的局部坐标系的 Z 轴为其增加一个厚度。同时可以沿着拉伸方向指定段数。若二维图形是封闭的，可以指定拉伸的对象是否有顶面和底面。

（2）"车削"是绕指定的轴向旋转二维图形，它常用来建立对称模型，如杯子、盘子和花瓶等，其旋转角度的取值范围为 0°～360°。

（3）"倒角"与"挤出"类似，但它除了沿对象的局部坐标系的 Z 轴拉伸对象外，还可分若干层次调整截面的大小。

（4）"倒角剖面"作用类似于"倒角"，不同之处在于它用一个二维图形（称为"侧面"）来定义截面大小，变化更为丰富。

下面将使用上述二维对象转换三维对象工具制作血管和红细胞模型，如图 6-91 所示。

例：制作"血管及血细胞"模型。

（1）创建新文件，点击命令面板中的【创建】按钮，单击下方"图形"按钮。

（2）在下拉列表中单击"样条线"选项，在"对象类型"栏中单击"线"按钮，如图 6-92 所示。

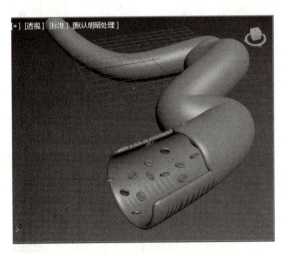

图6-91 血管与红细胞模型

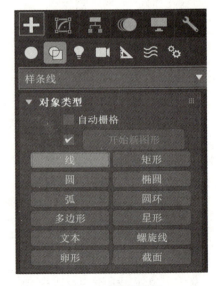

图6-92 创建样条线

（3）在顶视图中绘制样条线：在起点处单击左键，然后移动鼠标指针进行绘制，在拐点处单击，最后右击结束绘制。绘制的血管样条线如图 6-93 所示。

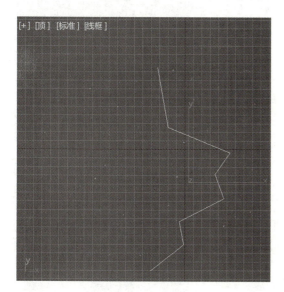

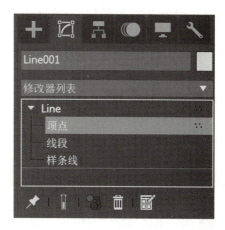

图 6-93　血管的样条线

图 6-94　样条线层级

（4）点击命令面板【修改】按钮，单击"Line"左侧的右箭头按钮，展开样条线层级，进入"顶点"层级，如图 6-94 所示。

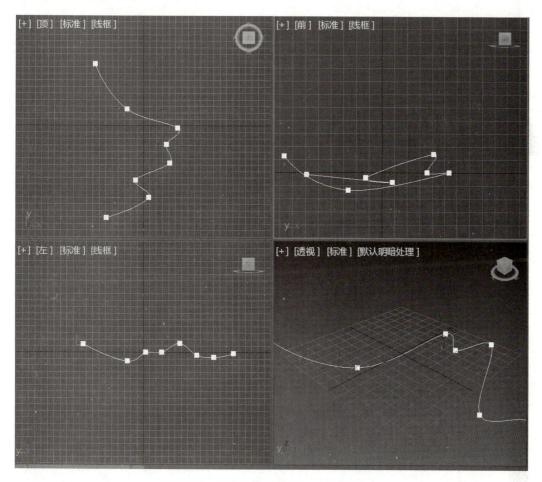

图 6-95　调节各个顶点位置，生成血管路径

（5）按【Ctrl】+A 组合键，选择全部顶点，在顶视图中右击，在弹出的快捷菜单的"工具 1"分类中选择"平滑"命令。

（6）调节各顶点在 X、Y、Z 三个方向上的位置，观察效果。如图 6-95 所示。

（7）点击命令面板【修改】按钮，展开"渲染"栏，设置参数如下（图 6-96）：勾选"在渲染中启用""在视图中启用"，径向厚度设置为 25，勾选"自动平滑"，渲染效果如图 6-97 所示（预览血管外形）。然后取消勾选"在视口中启用"复选框，恢复图 6-95 效果。

（8）在前视图中添加一个圆柱体（做血管外壁），设置圆柱体参数如图 6-98 所示。

（9）选择圆柱体（当前工作区中有两个对象：样条线 Line001 及圆柱体 Cylinder001），单击命令面板"修改按钮"，选择下方"修改器列表"，为圆柱体添加"FFD 2×2×2"修改器。单击"FFD 2×2×2"左侧的【箭头】按钮，展开 FFD 修改器层级，进入"控制点"层级，如图 6-99 所示。

（10）使用选择对象工具，在顶视图中圈选圆柱体顶部的 4 个控制点，单击"选择并缩放"按钮，缩小控制点的距离，效果如图 6-100 所示。

（11）给圆柱体再次添加"路径变形（WSM）"修改器（步骤同第 9 步），选中"路径变形绑定

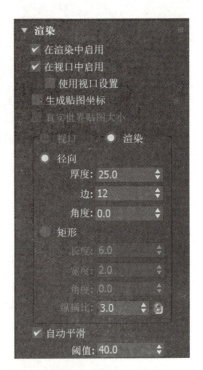

图 6-96 "渲染"栏参数

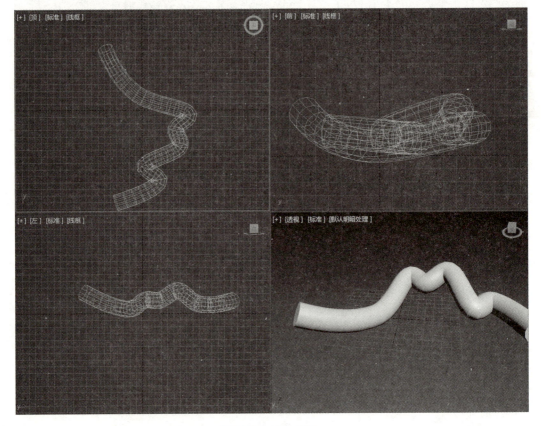

图 6-97 渲染效果

188

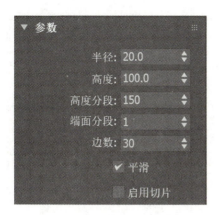

图 6-98　圆柱体参数

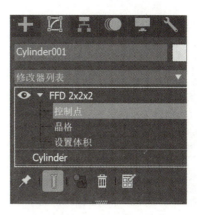

图 6-99　添加"FFD2×2×2"修改器

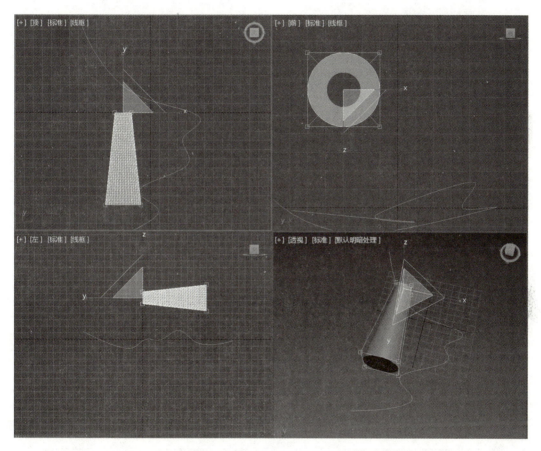

图 6-100　修改圆柱体的效果

（WSM）"，在"参数"栏中单击"拾取路径"按钮，如图 6-101 所示。

（12）在"参数"栏中单击"转到路径"按钮，然后增加"拉伸"的值，使圆柱体逐渐伸长，直到长度与样条线相同，完全覆盖样条线为止，参数见图 6-101。适当调整透视图的观察视角，效果如图 6-102 所示。

（13）右击模型，选择快捷菜单最下方"转换为"→"转换为可编辑多边形"选项。在命令面板中选择"可编辑多边形"，单击其左侧的【箭头】按钮，展开其层级，进入"多边形"层级，如图 6-103 所示。

（14）此时，模型将变为原始的圆柱体，按【F4】键，在圆柱体上显示模型网格，选择圆柱体粗端的部分小矩形网格并删除（按 Shift 可连续多选，按 Del 键删除），切除血管部分外壁；右击

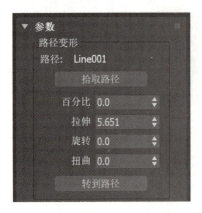

图 6-101　"路径变形"参数栏

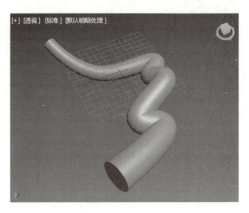

图 6-102　圆柱体附着到路径

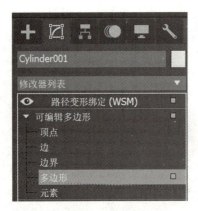

图 6-103　转换为"可编辑多边形"

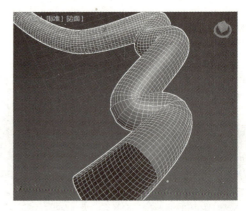

图 6-104　删除部分多边形后的效果

模型,再次选择快捷菜单最下方"转换为"→"转换为可编辑多边形"命令,出现血管开放效果。效果如图 6-104 所示。

　　(15)给圆柱体添加"壳"修改器,设置参数"内部量"为3,再次将模型转换为"可编辑多边形"。

　　(16)在命令面板中,单击"可编辑多边形"左侧的【箭头】按钮,展开其层级,进入"多边形"层级,如图 6-105 所示。

　　(17)在透视视图中,选中断面上的一条边,如图 6-106 所示。

　　(18)展开"修改"面板的"选择"栏,单击"环形"按钮,如图 6-107 所示。

　　(19)展开"编辑边"栏,单击"连接"按钮右侧的设置按钮,如图 6-108 所示。弹出"连接

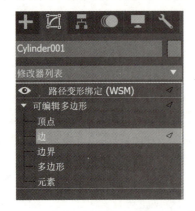

图 6-105　选择可编辑多边形的"边"层级

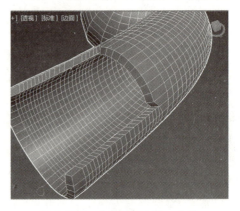

图 6-106　选中断面上的一条边

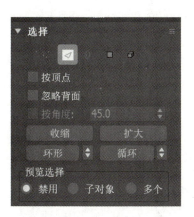

图 6-107　"选择"栏

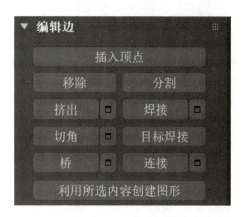

图 6-108　"编辑边"栏

边"参数框,参数设置如图 6-109 所示,单击【确定】按钮。

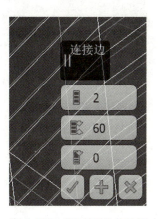

图 6-109　"连接边"参数框

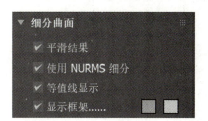

图 6-110　"细分曲面"栏

(20)展开"细分曲面"栏,勾选"使用 NURMS 细分"复选框,如图 6-110 所示。

(21)在"修改器列表"中添加"噪波"修改器,参数设置如图 6-111 所示。

至此,血管创建完成,效果如图 6-112 所示,下面开始创建血细胞:

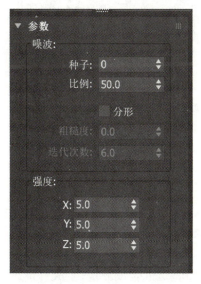

图 6-111　"噪波"修改器参数

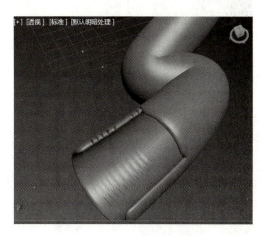

图 6-112　血管模型效果

191

（22）在顶视图中创建圆柱体，参数如下：半径5.0，高度2.0，高度分段2，断面分段1，边数36。

（23）将圆柱体转换为可编辑多边形，在命令面板中单击"可编辑多边形"左侧的【箭头】按钮，展开其层级，进入"多边形"层级；在透视视图中，调整角度，按Ctrl键，选择上下两个面，展开"编辑多边形"栏，单击"插入"按钮右侧的设置按钮，如图6-113所示。弹出"插入多边形"参数框，参数的设置如图6-114所示，单击【确定】按钮。

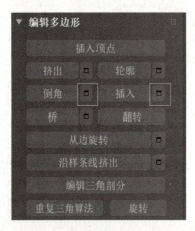

图6-113 "编辑多边形"栏

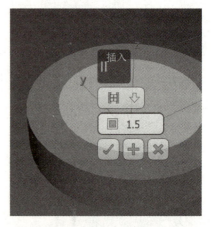

图6-114 "插入多边形"参数框

（24）展开"编辑多边形"栏，单击"倒角"按钮右侧的设置按钮（图6-113）。弹出"倒角多边形"参数框，参数设置如图6-115所示，单击【确定】按钮。

（25）再连续执行两次插入命令，参数不变，然后在"编辑几何体"栏中单击"塌陷"按钮，如图6-116所示。

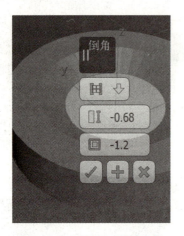

图6-115 "倒角多边形"参数

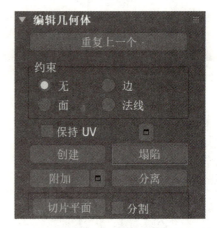

图6-116 "塌陷"按钮

（26）在"细分曲面"栏中勾选"使用NURMS细分"复选框，红细胞模型完成，效果如图6-117所示。

（27）将红细胞模型复制多个，每个都添加"噪波"修改器，设置不同的强度和比例并调整不同的旋转角度和位置。最终完成血管与红细胞模型，效果见图6-91。

（三）复合建模

复合对象建模是指通过对两个或两个以上的对象执行特定的合成方法，生成一个新对象的建模方式。复合建模扩展了基本几何体组合成复杂模型的能力，简化了建模复杂程度。3ds

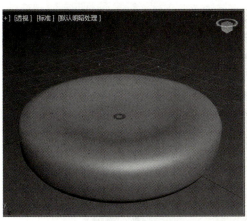

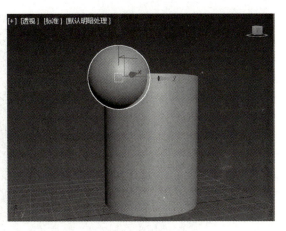

图 6-117　红细胞模型效果　　　　　　　　图 6-118　初始状态

Max 中提供了多种复合建模方式,在命令面板中选择"创建→复合对象"命令,即可在"对象类型"栏下显示复合对象创建工具。常用的复合对象建模方式如下:

1. **布尔运算**　复合建模中最常用的方式是布尔运算。布尔运算是指通过对两个对象进行"加/减/交"运算,进而合成新的对象形态的运算。

进行布尔运算时,首先创建两个原始对象(如圆柱体为对象 A,球体为对象 B,如图 6-118 所示)。单击命令面板【创建】按钮,选择"几何体",下拉列表中选择"复合对象",打开"对象类型"栏,如图 6-119 所示;然后选择对象 A,单击"布尔"按钮,再单击"布尔参数"栏中的"添加操作对象"按钮,即可指定对象 B,从而进行布尔运算,如图 6-120 所示,操作对象栏中上部为对象 A、下部为对象 B。各运算方式如下:

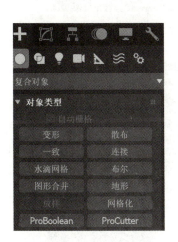

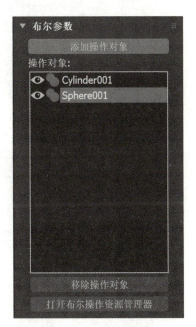

图 6-119　"复合对象"栏　　　　　　　　图 6-120　"布尔参数"栏

(1)并集:将对象 A、B 合并,相交部分删除,合成为一个新对象,如图 6-121 所示。

(2)交集:保留对象 A、B 的相交部分,删除其余部分,如图 6-122 所示。

(3)差集(A-B):从对象 A 中减去与对象 B 相交的部分(对象 B 完全删除),如图 6-123 所示。

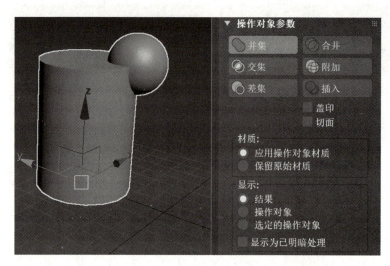

图 6-121　布尔运算-并集

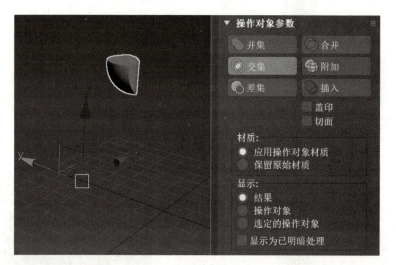

图 6-122　布尔运算-交集

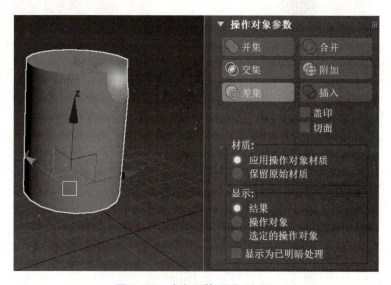

图 6-123　布尔运算-差集（A-B）

（4）差集（B-A）：从对象 B 中减去与对象 A 相交的部分（对象 A 完全删除）。在"操作对象"栏中交换两个对象的位置，效果如图 6-124 所示。

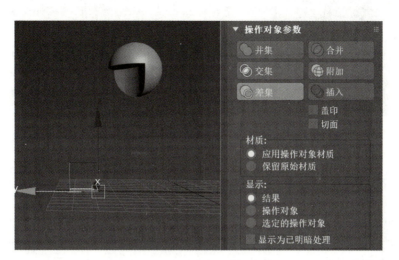

图 6-124 布尔运算-差集（B-A）

2. **放样** "放样"是将一个以上样条线（截面图形）沿着第 3 个轴（放样路径）挤出三维物体，"放样"方法也是实现二维图形生成三维模型重要手段。

1）在视图中选取要放样的样条线，在"复合对象"面板中单击"放样"按钮，打开"放样"参数设置界面，如图 6-125 所示。

2）在"创建方法"栏中通过单击"获取路径"或"获取图形"按钮，确定选择的样条线作为截面图形还是路径，如图 6-126 所示。

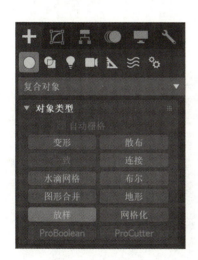

图 6-125 "放样"面板

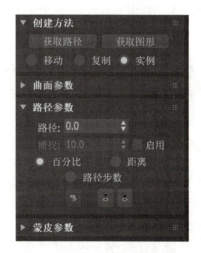

图 6-126 "创建方法"及各参数

3）在"曲面参数"栏中可以设定放样曲面的平滑度以及是否沿放样对象应用纹理贴图。

4）"路径参数"栏则用于设定路径在放样对象的位置等。

5）"蒙皮参数"栏用于控制放样对象网格的复杂度和优化程度等。

6）放样复合对象被创建后，还可通过"修改"面板的"变形"栏中提供的"缩放""扭曲""倾斜""倒角"和"拟合"工具可以调整放样对象的形状。如图 6-127 所示，单击相应按钮即可打开各个变形操作对话框，设置调整效果。

3. **图形合并** 图形合并是将一个网格物体与数个几何图形合并在一起。在合成过程中，

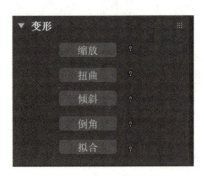

图 6-127　"变形"栏

几何图形既可深入网格物体内部,影响其表面形态,也可根据其几何外形将除此以外的部分从网格中减去。这种工具常常用于在模型表面雕刻镂空花纹或文字,或从复杂曲面物体上截取部分表面。

4. 连接　复合对象"连接"主要作用是在两个表面有孔洞的对象之间创建连接的面,填补对象间的空缺。首先确保每个对象均存在被删除的面,再执行此操作。这样令其表面产生一个或多个洞,然后使两个对象的洞与洞之间面对面连接。

三、材质与贴图

在 3ds Max 中,"材质与贴图"工具用于构造表现真实世界中自然物质表面的视觉效果,表达对象表面的物质形态。其中,材质用于表现物体的颜色、反光度透明度等表面特性;贴图则是将图片信息投影到曲面上的方法。

材质中包含多于一个图像即称为贴图材质。模型的复杂细节,如物体表面的线饰、凹槽等效果完全可以通过编辑材质与贴图实现,这样将大大减少建模过程中的信息量。因此,材质与贴图工具是减少建模复杂程度的重要方式之一。

(一) 标准材质的构成

材质使模型及场景更加具有真实感。材质用于描述对象如何反射或透射灯光。在 3ds Max 中,材质属性与灯光属性相辅相成,明暗处理或渲染将两者合并,用于模拟对象在真实世界设置下的情况。默认材质是标准材质,它适用于大部分模型。3ds Max 通过"材质编辑器"进行材质的选择、设置与应用,如图 6-128 所示。

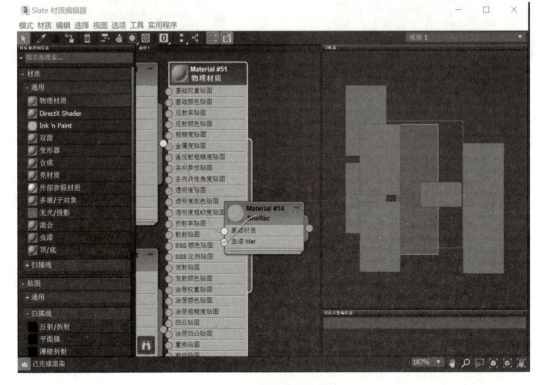

图 6-128　"材质编辑器"窗口

"Slate 材质编辑器"也被称为"板岩材质编辑器",其界面是一个具有多个元素的图形界面,其功能操作是基于节点及树形结构设计的。从左至右可分为 3 个区域:

(1)"材质|贴图浏览器"该面板显示了"材质|贴图浏览器"。要编辑材质,可将其从"材质|贴图浏览器"面板拖到视图中。要创建新的材质或贴图,可将其从"材质"组或"贴图"组中拖出。也可以双击"材质|贴图浏览器"条目以将相应材质或贴图添加到活动视图中。

(2)在活动视图中,可以通过将贴图或控制器与材质组件关联来构造材质树。也可以为场景中的材质创建一些视图,并从中选择活动视图。

(3)参数编辑器,可以在其中更改材质和贴图设置。

"Slate 材质编辑器"功能强大,但操作较为复杂,对于一些较简单的模型贴图过程,我们可以使用"精简材质编辑器"。通常,Slate 界面在设计材质时功能更强大,而精简界面在只需应用已设计好的材质时更方便。

单击"Slate 材质编辑器"的"模式"菜单,在其中选择"精简材质编辑器",如图 6-129 所示。

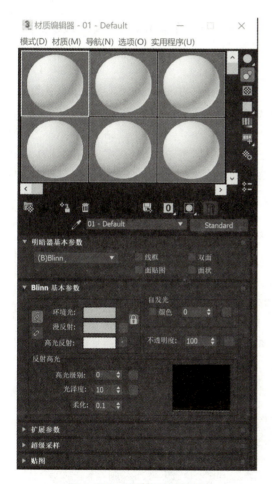

图 6-129　简单材质编辑器

编辑器窗口上方是"材质球"栏,用于预览材质的效果。下方是水平工具栏,用于对材质球的操作。右侧是垂直工具栏,用于材质的显示设定。

设置标准材质首先要选择明暗器。3ds Max 提供了 8 种不同的明暗类型,每种明暗器都有一组用于特定目的的特性。例如,"金属"明暗器用于创建有光泽的金属效果;"各向异性"明暗器用于创建高光区为拉伸并成角的物体表面,模拟流线型的表面高光,如头发、玻璃等。标准材质由以下参数来决定:

1. **颜色构成**　颜色主要通过漫反射、高光反射、环境光等部分色彩模拟材质的基本色,其中漫反射决定了对象本身的颜色,高光反射则控制对象高光区的颜色,而环境光主要影响对象阴影区的颜色。标准材质选择不同明暗器时参数略有不同。

2. **反射高光**　"反射高光"区域决定了高光的强度和范围形状,不同的明暗器对应的高光控制是不同的。常见的反射高光参数包括高光级别、光泽度和柔化。

1)"高光级别"决定了反射高光的强度,其值越大,高光越亮。

2)"光泽度"影响反射高光的范围,值越大范围越小。

3)"柔化"控制高光区域的模糊程度,使之与背景更融合,值越大柔化程度越强。

3. **自发光**　自发光是模拟彩色灯泡从内部发光的效果,简单来说就是使用漫反射颜色替换曲面上的阴影颜色。

4. **不透明度**　用来设置对象的透明程度,值越小对象越透明,0 即为全透明。设置不透明度后,可单击"精简材质编辑器"右侧的"背景"按钮,使用彩色棋盘格作为"示例窗"的背景,便于观察效果。

（二）贴图类型

材质中的贴图则是用来模拟材质表面的纹理、质地以及折射、反射等效果。3ds Max 的所有贴图都可以在"材质|贴图浏览器"窗口中找到,在"材质编辑器"窗口的"贴图"栏中单击某一贴图通道的 None 按钮就会弹出"材质|贴图浏览器"界面,可以选择任何一种类型的贴图作为材质贴图。

贴图包含多种类型,常用的有以下几种。

1. 二维贴图　二维贴图是二维平面图像,常用于几何对象的表面或者用于环境贴图创建场景背景,一般最常用是位图,其他二维贴图都是由程序生成的,如棋盘格贴图、渐变贴图、平铺贴图等。

2. 三维贴图　三维贴图是程序生成的三维模板,拥有自己的坐标系统。被赋予这种材质的对象切面纹理与外部纹理是相匹配的。3D 贴图包括凹痕贴图、大理石贴图和烟雾贴图等。

3. 合成器贴图　合成器贴图用于混合处理不同的颜色和贴图,包括合成贴图、混合贴图、遮罩贴图及 RGB 倍增贴图 4 种类型。

4. 反射和折射贴图　此类贴图用于具有反射或折射效果的对象,包括光线跟踪贴图、反射(折射)贴图、平面镜贴图及薄壁折射贴图 4 种类型。

（三）贴图坐标

贴图坐标用于指定贴图在对象上放置的位置、大小比例、方向等。使用系统默认的贴图坐标就能达到较好的效果,对于较复杂的环境,可根据需要改变贴图的各项参数,以达到更好效果。

对于较复杂的贴图而言,可以直接在"精简材质编辑器"中的"坐标"栏中进行贴图的偏移、平铺、角度等参数设置。也可以在"精简材质编辑器"中为对象设置贴图后,在"修改"面板中添加"UVW 贴图"修改器。并设置该修改器的"参数"栏,选择贴图坐标类型。

常用的贴图坐标类型如下:

(1)面:直接为对象的每块表面进行平面贴图。

(2)平面:以对象的面为单位投射贴图,两个共边面将投射为一个完整贴图,单个面则投射为一个三角形。

(3)长方体:将贴图分别投射在 6 个面上,每个面都是一个平面贴图。

(4)柱形:贴图投射在一个柱面上,环绕在圆柱的侧面。用于造型近似柱体的对象时非常有效。默认状态下柱面坐标系会处理顶面与底面的贴图。若选择"封口"选项,则会在顶面与底面分别以平面方式进行投影。

(5)球形:贴图坐标以球形方式投射在物体表面,这种贴图会出现一个接缝,这种方式常用于造型类似球体的对象。

(6)收紧包裹:该坐标方式也是球形的,但收紧了贴图的四角,将贴图的所有边聚集在球的一点,这样可以使贴图不出现接缝。

(7)XYZ to UVW:贴图坐标的 XYZ 轴会自动适配物体造型表面的 UVW 方向。此类贴图坐标可自动选择适配物体造型的最佳贴图形式,对于不规则对象比较适合选择此种贴图方式。

下面我们将使用材质及贴图工具为前一小节创建的血管制作材质,如图 6-130

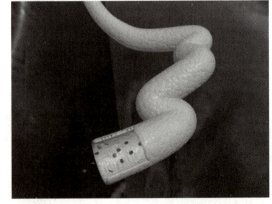

图 6-130　血管渲染效果

所示。

　　例：制作"血管"材质。

　　（1）打开前例制作的"血管.max"文件，选中血管模型。

　　（2）单击主工具栏上的"材质编辑器"按钮打开"材质编辑器"窗口。

　　（3）单击"模式"菜单，选择"精简材质编辑器"，切换为精简模式。

　　（4）单击任意材质球，选择"明暗器基本参数"栏中明暗器类型为（B）Blinn，基本参数中漫反射和环境光颜色设置如图6-131所示，高光颜色参数设置如图6-132所示。其余设置如图6-133所示。

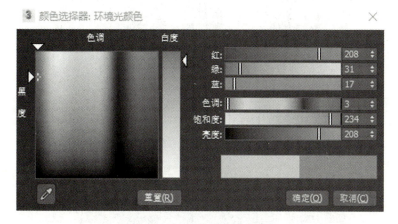

图6-131　环境光颜色参数设置

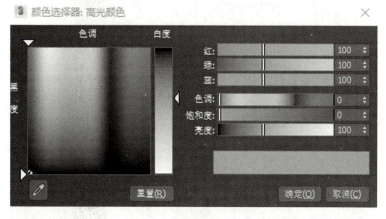

图6-132　高光颜色参数设置

　　（5）打开下方"贴图"栏列表，单击"漫反射颜色"右侧的"无"按钮，打开"材质|贴图浏览器"窗口，搜索"衰减"，双击搜索结果。打开衰减参数栏的第一个色块右侧的"无"按钮，打开"材质|贴图浏览器"窗口，搜索"噪波"，双击打开。设置噪波参数如图6-134所示，其中颜色#1色块参数设置如图6-135所示，第2个色块（颜色#2）参数设置如图6-136所示。

　　（6）单击一次水平工具栏的"转到父对象"按钮，回到"衰减参数"栏继续设置，其中第2个色块选择器参数设置如图6-137，此时衰减参数栏如图6-138所示，再修改"衰减类型"为"阴影/灯光"。

　　（7）再单击一次"转到父对象"按钮，回到"贴图"栏列表，将"凹凸"的值修改为80，单击"凹凸"右侧的"无"按钮，打开"材质|贴图浏览器"窗口，搜索"细胞"贴图，双击打开，采用参数默认值即可。然后单击"转到父对象"按钮。

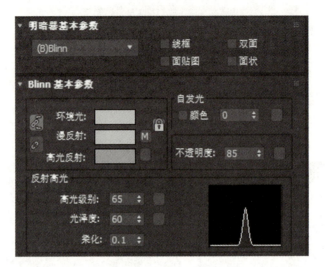

图 6-133　明暗器参数设置

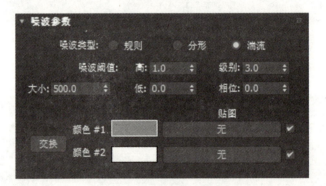

图 6-134　噪波参数设置

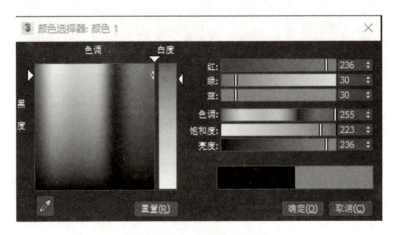

图 6-135　噪波颜色#1 设置

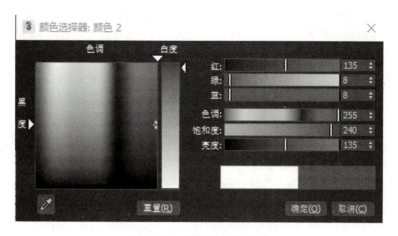

图 6-136　噪波颜色#2 设置

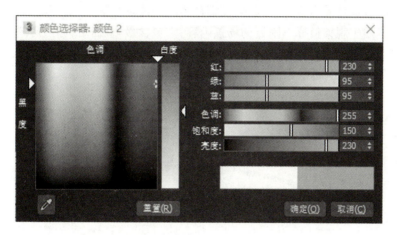

图 6-137　衰减第二色块设置

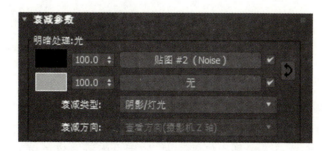

图 6-138　衰减参数设置

（8）单击"将材质指定给选定对象"按钮，把编辑好的材质指定给血管。

（9）按【F8】键，弹出"环境和效果"对话框，单击"环境贴图"下面的"None"按钮，打开"材质|贴图浏览器"窗口，搜索"位图"，双击打开，在弹出的对话框中选择血管的背景图（自行下载），单击"打开"按钮。

（10）按【F9】键进行渲染，血管红细胞渲染效果图见图 6-130，保存文件。

四、摄影机与灯光

3ds Max 中的摄影机与现实中的摄影机原理相似，但功能更加强大，通过调整摄影机的观察角度可以为模型添加逼真效果，因此调节摄影机是 3D 建模工作的重要组成部分。灯光的

201

主要是对场景进行多角度照明、烘托场景气氛和产生视觉冲击。产生照明是由灯光的亮度决定的;烘托气氛是由灯光的颜色、衰减和阴影决定的;产生视觉冲击是结合前面建模和材质,并配合灯光摄影机的运用来实现的。

(一) 摄影机概述

摄影机用于从不同的角度、方向观察同一个场景,通过调节摄影机的角度、镜头、景深等设置,可以得到一个场景的不同效果。3dsMax 摄影机是模拟真实的摄影机设计的,具有焦距、视角等光学特性,但也能实现一些真实摄影机无法实现的操作,如瞬间更换镜头等。

单击"创建"主命令面板上的摄影机按钮,即可进入摄影机的创建面板。

1. 摄影机的类型 3ds Max 中有三种摄影机对象,分别为"物理""目标"和"自由"摄影机。

物理摄像机可模拟用户熟悉的真实摄影机设置,比如光圈、焦距、快门速度、曝光度等。借助增强的空间和视图内反馈,可以使创建图像和动画更加容易、效果更逼真。它将场景的帧设置和曝光控制与其他特效合成在一起,可以实现实时照片及渲染。

目标摄影机用于观察目标点附近的场景内容,它包含摄影机和目标点两部分,这两部分可以同时调整也可以单独进行调整。摄影机和摄影机目标点可以分别设置动画,从而产生各种有趣的效果。如图 6-139 所示为目标摄影机始终面向其目标。

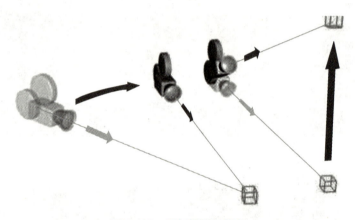

图 6-139 目标摄影机视角

自由摄影机用于观察所指方向内的场景内容,它没有目标点,所以只能通过旋转操作来对齐目标对象。该摄影机类型多应用于轨迹动画的制作,例如建筑物中的巡游,车辆移动中的跟踪拍摄效果等。自由摄影机图标与目标摄影机图标看起来相同,但是不存在要设置单独目标点的动画。当要沿一个路径设置摄影机动画时,使用自由摄影机要更方便一些。如图 6-140 所示自由摄影机可以不受限制地移动和定向。

2. 摄影机的主要参数 在此统一进行介绍,三种摄影机的大部分是类似参数。

"镜头"微调框:设置摄影机镜头的焦距长度,单位为 mm。镜头的焦距决定了成像的远近和景深。其值越大看到的越远,但视野范围越小,景深也越小。在"备用镜头"选项组中则提供了一些常用的镜头焦距。

"视野"微调框:设置摄影机观察范

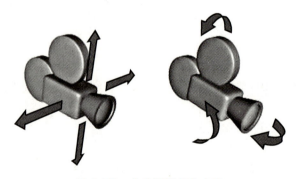

图 6-140 自由摄影机自由度

围的宽度,位为度。"视野"与焦距是紧密相连的,焦距越短视野越宽。

(二) 灯光简介

"灯光"对象是用来模拟现实生活中不同类型的光源的,通过为场景创建灯光可以增强场景的真实感、场景的清晰程度和三维纵深度。在没有添加"灯光"对象的情况下,场景会使用默认的照明方式,这种照明方式根据设置由一盏或两盏不可见的灯光对象构成。若在场景中创建了"灯光"对象,系统的默认照明方式将自动关闭。若删除场景中的全部灯光,默认照明方式又会重新启动。在渲染图中,光源会被隐藏,只渲染出其发出的光线产生的效果。

3ds Max 中提供了标准灯光和光度学灯光。标准灯光简单、易用,光度学灯光则较复杂。下面主要介绍标准灯光的类型和参数。

1. 标准灯光的类型

(1)聚光灯:聚光灯能产生锥形照射区域,有明确的投射方向。聚光灯又分为目标聚光灯和自由聚光灯。目标聚光灯创建后产生两个可调整对象:投射点和目标点。这种聚光灯可以方便地调整照明的方向,一般用于模拟路灯、顶灯等固定不动的光源。自由聚光灯创建后仅产生投射点这一个可调整对象,一般用于模拟手电筒、车灯等动画灯光。

(2)平行光:平行光的光线是平行的,它能产生圆柱形或矩形棱柱照射区域。平行光又分为目标平行光与自由平行光。目标平行光与目标聚光灯相似,也包含投射点和目标点两个对象,一般用于模拟太阳光。自由平行光则只包含了投射点,只能整体移动和旋转,一般用于对运动物体进行跟踪照射。

(3)泛光:泛光是一个点光源,没有明确的投射方向,它由一个点向各个方向均匀地发射出光线,可以照亮周围所有的物体。但需要注意,如果过多地使用泛光会令整个场景失去层次感。

(4)天光:天光是一种圆顶形的区域光。它可以作为场景中唯一的光源,也可以和其他光源共同模拟出高亮度和整齐的投影效果。

2. 灯光的常用参数　不同种类的灯光参数设置略有不同,这里主要介绍常用的基本参数的设置:

(1)"常规参数"栏:主要用于确定是否启用灯光、灯光的类型、是否投射阴影及启用阴影时阴影的类型。

(2)"强度/颜色/衰减"栏:"倍增"微调框用于指定灯光功率放大的倍数;"衰退"选项区用于设置衰退算法,配合"近距衰减"和"远距衰减"模拟距离灯光远近不同的区域的亮度。

(3)"阴影参数"栏:用于设置场景中物体的投影效果,包括阴影的颜色、密度(密度越高,阴影越暗)、材质,确定灯光的颜色是否与阴影颜色混合。除了设置阴影的常规属性外也可以让灯光在大气中透射阴影。

五、动画生成的基本流程

动画是 3ds Max 的基本功能,利用它可以创建出几乎所有可以想象得到的动画效果。3ds Max 动画囊括了很多功能,诸如基础动画、层级动画、控制器动画、角色动画、粒子动画,甚至动力学动画等。

动画是以人眼的"视觉暂留"现象为基础实现的。当一系列相关的静态图像在人眼前快速通过的时候,人们就会觉得看到的是动态的,而其中的每一张静态图像称为一帧。

传统意义上的动画是将对象的运动姿势和周围环境定义成若干张图片,然后快速地播放这些图片,使它产生光滑流畅的动画效果。一分钟的动画大概由 720 帧以上的单独图像组成,图像越多,动画的质量就越好,这是一项很艰巨的任务,所以为了解决这个问题,关键帧的概念应运而生。3ds Max 就采用了关键帧的动画技术,创作者只需要绘制关键帧的内容即可,关键帧之间的信息则由 3ds Max 计算得出。

　　3ds Max 中实现动画的途径有很多,如使用自动关键帧和手动关键帧,使用轨迹视图、动力学系统、反动力学系统;使用动画控制器;使用外部插件等。

　　3ds Max 生成动画的基本流程如下。

　　1. 制作场景及对象模型　首先要构思情节,设计脚本,完成基础准备后开始进行角色创建(对象建模),建立场景。在建模过程中要根据情节的要求设置相应参数,包括灯光和摄影机等。

　　2. 进行时间配置　完成对象设计和场景设计后,进入到动画设计阶段,主要是进行动画时间配置,即对动画时长、帧频等参数进行设置。单击动画控制区中的"时间配置"按钮,弹出"时间配置"对话框。如图 6-141 所示。

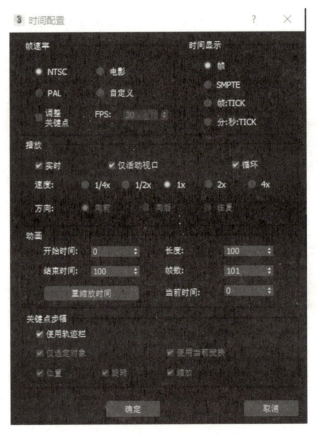

图 6-141　动画"时间配置"对话框

　　该对话框中,"帧数率"区域用于设置帧频(单位为帧/秒,f/s),帧频越高,动画的播放速度越快。其中,NTSC(30f/s)、PAL(25f/s)和电影(24f/s)均为视频标准制式,其帧频是固定的。

　　"动画"区域用于设置动画的总帧数,总帧数越大,动画的时间越长。其中:

　　(1)开始时间/结束时间:用于指定时间滑块中显示的范围。

　　(2)长度:用于指定显示活动时间段的帧数,用于控制动画的长短。

　　(3)帧数:用于指定要渲染的帧数,其值为长度加 1。

　　(4)当前时间:用于指定时间滑块当前帧。

　　(5)重缩放时间:用于调整活动时间段的动画,以匹配指定的新时间段。

"关键点步幅"选项组用于配置启用关键点模式时所使用的方法。默认勾选"使用轨迹栏"复选框,指定关键点模式遵循轨迹栏中的全部关键点。

3. 记录动画　在 3ds Max 工作区域下方的"动画控制区"中除了提供了动画的播放控制按钮外,还提供了基础动画设置的控制按钮,常用的有"自动关键点"和"设置关键点"按钮。

"自动关键点"按钮:开启/关闭自动关键点模式。开启自动关键点状态后,时间轨迹都变成红色。软件会自动将当前帧记录为关键帧,并记录下对模型的任何修改,如移动、旋转、缩放等。

利用"自动关键点"模式制作动画的一般步骤如下。

(1)在起始帧创建模型,设置场景。

(2)单击"自动关键点"按钮,启动"自动关键点"模式。

(3)拖动时间滑块到需要产生变化的时间位置上。

(4)变换对象或修改可设置动画的参数。

例:使用"自动关键点"创建血细胞运动效果,如图 6-142 所示。

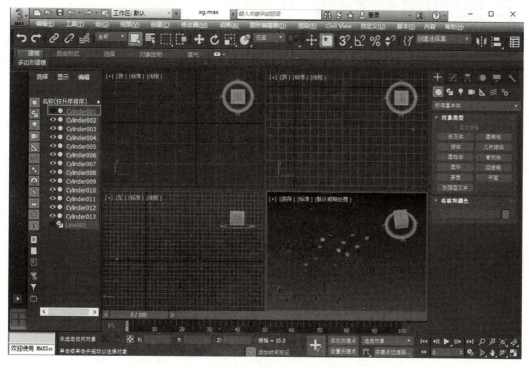

图 6-142　启动"自动关键点"状态

(1)打开前例创建的血管 . max 文件。

(2)在工作界面左侧对象栏中将血管对象前的显示图标关闭。

(3)单击自动关键点按钮,启动自动动画制作。

(4)拖动时间滑块到第 20 帧。

(5)单击"选择并移动"按钮,选择任意一个血细胞分别向前拖动一小段。

(6)拖动时间滑块到第 45 帧。

(7)单击"选择并旋转"按钮,选择任意血细胞,旋转角度。

(8)单击"时间配置"按钮,弹出"时间配置"对话框,设置"动画"选项组中的"长度"值为 50。

(9)单击"播放动画"按钮,查看动画效果。

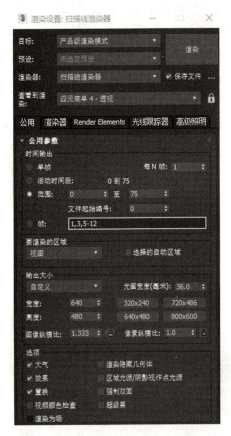

图 6-143　"渲染设置：扫描线渲染器"对话框

"设置关键点"按钮：开启/关闭设置关键点模式开启设置关键点模式后，时间轴都变成红色。此时单击【设置关键点】按钮，软件将当前帧记录为关键帧，并记录下对模型的任何修改。

4. 结束记录　所有的关键点设置完毕，再次单击"自动关键点"按钮或"设置关键点"按钮即可关闭记录关键点的状态，时间轨迹恢复正常。

5. 播放及调整动画　动画制作完成即可用动画播放控制区的按钮控制动画播放来查看动画效果，并且反复进行调整和测试。

6. 渲染生成视频文件　3ds Max 动画制作最后步骤是渲染，生成视频文件，才可用视频播放软件观看。单击主工具栏上的"渲染设置"按钮或按【F10】键可弹出"渲染设置：扫描线渲染器"对话框，用于设置渲染参数，如图 6-143 所示。

（1）"时间输出"选项组：点选"活动时间段"或"范围"单选按钮，指定渲染的帧范围。默认渲染结果为单帧效果，要渲染成视频需要选择时间段或帧范围。

（2）"输出大小"控制区：根据需要设置视频的分辨率。

（3）"渲染输出"控制区：单击【文件】按钮，弹出"渲染输出文件"对话框，用于指定视频文件保存位置，在"保存类型"下拉列表中选择保存的文件类型，如 AVI 文件。

（4）设置完成后单击"渲染"按钮即可在指定的保存位置生成视频文件。

（林　巍）

第七章　计算机网络基础知识

当前,人类已经全面进入了信息时代。计算机网络是信息社会的命脉和发展知识经济的重要基础,对社会生活的各个方面和社会经济的发展产生了重要影响。

本章将介绍计算机网络的基础知识,因特网(Internet)的基本知识及常见应用及网络安全防范知识。

第一节　计算机网络概述

计算机网络是计算机技术与通信技术紧密结合的产物,网络技术对信息产业的发展产生深远的影响,并且将发挥越来越大的作用。

一、计算机网络的概念

(一)计算机网络的定义

不同的计算机网络发展阶段,人们对计算机网络给出了不同的定义。它反映了当时网络技术发展的水平和人们对网络的认识程度。从当前计算机网络的特点观察,资源共享观点的定义准确地描述了计算机网络的主要特征。

资源共享观点将计算机网络定义为"以共享资源为目的,相互联通的自治计算机系统的集合"。资源共享观点的定义符合当前计算机网络的基本特征。

1. 计算机网络的目的是实现资源的共享,共享的资源包括计算机硬件、软件和数据。

2. 联通的计算机没有主从关系,是分布的独立的"自治计算机"。

3. 计算机之间遵循共同的网络协议和体系结构实现相互联通。

(二)计算机网络的发展

计算机网络是计算机技术与通信技术结合的产物,计算机网络的发展大致可分为 4 个阶段。

1. 面向终端的网络阶段　20 世纪 50 年代初,由一台中央主计算机连接大量的地理上处于分散位置的终端,构成面向终端的计算机网络。除中心计算机外,其余的终端设备没有自主处理的功能。

2. 计算机网络阶段　20 世纪 60 年代后期,美国国防部高级计划研究局将分布在不同地区的计算机用通信线路连接起来,互相进行信息传递和数据交换,建立了 ARPANET。本质上,ARPANET 与现代计算机网络没有任何区别。

3. 网络标准化阶段　20 世纪 70 年代末,国际标准化组织的计算机与信息处理标准化技术委员会成立专门机构,研究和制定网络通信标准,以实现网络体系结构的国际标准化。1984

年,正式颁布"开放系统互连基本参考模型(open system interconnection reference model,OSI/RM)"的国际标准。OSI/RM 体系结构和 Internet 所使用的传输控制协议/网际协议(transmission control protocol/internet protocol,TCP/IP)体系结构,是目前占主导地位的网络体系结构。

4. 高速网络与智能网络阶段　1993 年,美国政府公布了信息高速公路计划。通过数字化大容量光纤通信网络,把政府、企业、大学等科研机构以及家庭计算机联网,高速计算机网络成为新一代计算机网络的发展方向。此外,随着网络规模的增大与网络服务功能的增多,开展智能网络研究,提高通信网络业务开发能力,更加合理地进行网络业务管理,以分布和开放形式向用户提供服务。随着时间的推移,智能网络应用也将成为计算机网络更高层次的发展方向。

二、计算机网络的分类

计算机网络的种类繁多、性能各不相同,我们根据不同的分类原则,可以分为各种不同类型的计算机网络。

(一) 按照网络的覆盖范围分类

按照覆盖的地理范围进行分类,计算机网络可以分为局域网、城域网和广域网三类。

1. 局域网　局域网(local area network,LAN)是指在某一区域内由多台计算机互联成的计算机组。局域网可以实现文件管理、应用软件共享、打印机共享、工作组内的日程安排、电子邮件和传真通信服务等功能。

2. 城域网　城域网(metropolitan area network,MAN)是指某一城市范围内建立的计算机通信网络,传输媒介主要采用光纤。MAN 的重要用途是作为骨干网,将位于同一城市内不同地点的 LAN 进行互联。

3. 广域网　广域网(wide area network,WAN)是连接不同地区局域网或城域网计算机通信的远程网络。通常跨越很大的物理范围,可以连接多个地区、城市甚至国家,并提供远距离通信,形成国际性的远程网络。

(二) 按网络的交换方式分类

按交换方式来分类,计算机网络可以分为电路交换网、报文交换网和分组交换网三种。

1. 电路交换网　类似于传统的电话交换方式,电路交换方式是在用户开始通信前先申请建立一条从发送端到接收端的物理信道,并且在双方通信期间始终占用该信道。

2. 报文交换网　报文交换方式是把要发送的数据及目的地址包含在一个完整的报文内,报文的长度不受限制。

3. 分组交换网　分组交换方式是在通信前,发送端先把要发送的数据划分为一个个等长的单位(即分组),这些分组逐个由各中间结点采用存储转发方式进行传输,最终到达目的端。

除了以上分类方法外,还可按网络传输技术可分为广播式网络和点到点式网络;按采用的拓扑结构将计算机网络分为星状网、总线网、环状网、树状网和网状网;按不同的用途分为通用网、专用网等。

三、计算机网络的拓扑结构

拓扑是研究几何图形或空间在连续改变形状后还能保持不变的一些性质的一个学科。网络拓扑是网络形状,或者是网络在物理上的连通性。网络拓扑结构是指用传输媒体互连各种设备的物理布局,即用什么方式把网络中的计算机等设备连接起来。拓扑图给出网络服务器、工作站的网络配置和相互间的连接。

网络拓扑结构按形状可分为总线、星型、环型、树型和网状拓扑结构,如图 7-1 所示。

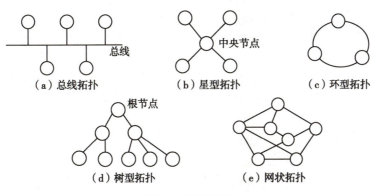

图 7-1　网络拓扑

1. 总线拓扑结构　总线结构是将所有结点都连接在一条公共总线上,数据传输采用广播式传输结构,数据发送给网络上所有的计算机。

2. 星型拓扑结构　星型结构是以中央结点为中心与各结点连接而组成的,各结点与中央结点通过点与点方式连接,中央结点执行集中式通信控制策略。

3. 环型拓扑结构　环型结构中各结点通过环路接口连在一条首尾相连的闭合环型通信线路中,环路中各结点地位相同。数据在环路中沿着一个方向在各个节点间传输,信息从一个节点传到另一个节点。

4. 树型拓扑结构　树型拓扑实际上是星型拓扑的发展和补充,为分层结构,具有根结点和各分支结点,适用于分支管理和控制的系统。

5. 网状拓扑结构　在一个大的区域内,将多个子网或多个局域网连接起来构成网状拓扑结构是实际应用中采用的结构图。在一个子网中,通过交换机、中继器将多个设备连接起来,而在子网间,通过路由器与路由器相连,路由器与子网相连,可让网络选择一条最快的路径传送数据。

在实际组网中,为了满足不同的要求,拓扑结构不一定是单一的,往往都是几种结构的综合布局。如图 7-2 所示,是某医院网络的拓扑结构,综合使用了星型和树型结构。

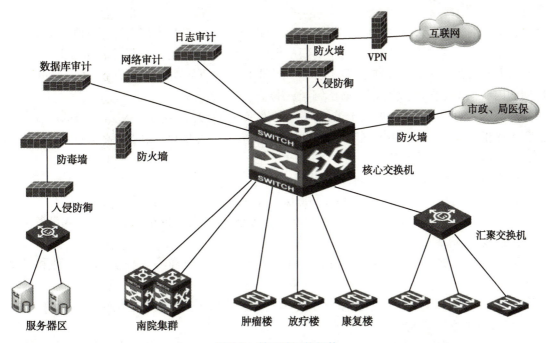

图 7-2　某医院网络拓扑

四、计算机网络的体系结构

计算机网络体系结构为不同的计算机之间互连和互操作提供相应的规范和标准,抽象地定义了计算机网络的构成及其之间的逻辑关系和功能,给出协调工作的方法和计算机网络必须遵守的规则。

(一) 网络协议

网络上的计算机之间是如何交换信息的呢?就像我们说话用某种语言一样,在网络上的各台计算机之间也有一种通信机制,使得不同的计算机之间必须使用相同的约定才能进行通信,这就是网络协议。所谓协议,就是指为了使网络中的不同设备能进行正常的数据通信,预先制定的一整套让通信双方相互了解和共同遵守的格式和约定。

协议组成的 3 个要素是语法、语义和同步。

1. **语法** 规定了进行网络通信时,数据的传输和存储格式,以及通信中需要哪些控制信息。

2. **语义** 规定了控制信息的具体内容,以及发送主机或接收主机所要完成的工作。

3. **同步** 规定计算机操作的执行顺序,以及通信过程中的速度匹配。

(二) 网络协议的分层

计算机通信是十分复杂的过程,通信双方可能存在硬件或软件差异。为减少协议设计和调试过程的复杂性,因此将网络协议按结构化的层次方式来进行组织,每层完成一定的功能,使得协议的设计、分析、编码和测试更容易完成。

以我们生活中的网络购物为例,假设公司 A 有货物要发给客户 B,公司 A 按照公司发货的规章,给货物加了一个说明以识别该货物,然后公司 A 把加了说明的货物交到快递收寄公司;快递收寄公司给货物包上包裹、加上标签,并决定将它交由哪辆货车运送,并将其交给搬运处;搬运处将包裹装上运输车;然后货物通过运输车运到目的地快递公司,目的地快递公司按照上述过程的逆过程一层一层去掉封装,每向上传递一层,该层的包装就被剥掉,绝不会出现把下层的包装交给上层的情况(例如把车厢连包裹一起交给目的地快递公司),直到客户 B 拿到货物。

在上述例子中,有几个特点:一是将一个复杂的任务分解成几个部门进行处理(分层),大大降低了每个部门的复杂性;二是每个部门都提供标准的服务,使不同部门之间易于合作(接口);三是只要提供服务的标准不变,每个部门内部的变化不影响其他部门(服务);四是每个部门的内部具体操作,其他部门不必了解(透明)。

网络协议的分层与上面的例子类似,不同的网络,协议分层的数量、各层的名称、内容和功能都不尽相同。网络协议中不同功能层之间的通信规范称为接口,层间的接口定义了较低层向较高层提供的操作或服务。

网络系统采用层次化的结构有以下优点:

1. 各层之间相互独立,高层不必关心低层的实现细节,做到各司其职。

2. 某个网络层次的变化不会对其他层次产生影响,因此每个网络层次的软件或设备可单独升级或改造。

3. 分层结构提供了标准接口,使软件开发商和设备生产商易于提供网络软件和网络设备。

4. 分层结构的适应性强,只要服务和接口不变,层内实现方法可任意优化。

(三) 网络体系结构

计算机网络层次模型和各层协议的集合定义为网络体系结构。常见的计算机网络体系结构有 OSI/RM、TCP/IP 等。

1. OSI/RM 网络体系结构　1984 年 ISO 提出了 OSI/RM 参考模型。OSI 通过分层把庞大而复杂的通信问题分解成了多个独立的、相对容易解决的局部问题。在 OSI 模型中,每一层只能使用其下一层所提供的服务,并且只能为上一层提供服务,各层相对独立,彼此不需要知道对方的实现细节,只需了解通过层间接口提供的服务。该参考模型将计算机网络体系结构划分为 7 个层次,分别为:物理层、数据链路层、网络层、传输层、会话层、表示层和应用层,如图 7-3 所示。

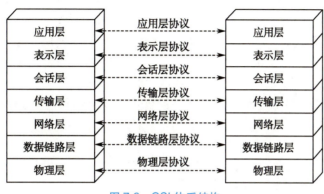

图 7-3　OSI 体系结构

（1）物理层:是 OSI 的最底层,其功能是为数据链路层提供物理连接。该层将信息以比特流的形式从一个系统经物理通道送往另一个系统,以实现两个系统间的比特流传送。

（2）数据链路层:主要功能是保证两个节点之间数据以帧为单位的无差错传输。

（3）网络层:用来实现两个主机间的连接,解决路由选择、流量控制、网络管理和网络互联等问题。网络层传输的信息以报文分组或包为单位。

（4）传输层:屏蔽由于通信子网技术的不同而带来的差异,在终端用户之间提供透明的数据传输,向上层提供可靠的端到端（进程—进程）的数据传输服务。传输层提供了流量控制、拥塞控制等功能,以保证服务质量。

（5）会话层:是负责维护两个通信系统之间的会话连接的建立、管理和释放,使它们能够按顺序正确完成数据交换。

（6）表示层:主要规定两个系统中交换信息的表示方式,包括数据格式变换、加密解密、压缩与恢复等。

（7）应用层:包含了许多广泛使用的协议,每一个协议规定应用程序如何使用网络,提供支持终端用户的各种应用,如电子邮件和文件传输服务等机制。

2. TCP/IP 网络体系结构　TCP/IP 体系结构是在 ARPARNET 分组交换网络、无线电分组网络上研究开发成功的。实际上,TCP/IP 体系结构已经成为全球计算机互联的主要体系结构。TCP/IP 体系结构将计算机网络体系结构划分为网络接口层、网际层、传输层和应用层 4 个层次。

（1）网络接口层:负责接收数据并通过网络传输,包含各种逻辑链路控制和媒介访问协议,例如各种局域网协议、广域网协议等。

（2）网际层:负责将源主机的报文分组发送到目的主机,主要功能包括:处理传输层提出的分组发送请求;处理网络接口层收到的数据;处理互连主机的路由选择、流量控制和网间差错等。主要协议包括 IP 协议、ARP 协议和 ICMP 协议等。

（3）传输层:负责提供两台主机中进程间的端到端数据传输服务。传输层由 TCP 和 UDP 两个协议组成,TCP 协议提供面向连接的可靠传输服务,UDP 协议提供无连接的不可靠传输服务。

（4）应用层：规定主机应用程序进程在通信时应当遵循的协议。由于 TCP/IP 协议提供的网络服务繁多，所以应用层提供了各种网络协议，常用的协议有：域名系统（DNS），主要用于 IP 地址与网络域名之间的解析；超文本传输协议（hypertext transfer protocol，HTTP），主要用于超文本数据传输；简单邮件传送协议（simple mail transfer protocol，SMTP），主要用于邮件发送；文件传输协议（file transfer protocol，FTP），主要用于网络文件传送；远程登录协议（telnet），主要用于网络远程管理等。

3. **一种建议的体系结构**　无论是 OSI 或 TCP/IP 参考模型与协议，都有它成功和不足的方面。OSI 参考模型由于要照顾各方面的因素，使得 OSI 参考模型变得大而全，效率很低。尽管这样，它的很多研究结果与方法，以及提出的概念对今后网络发展还是有重要的指导意义。TCP/IP 协议的应用广泛，但是它的参考模型的研究却很薄弱。综合 OSI 与 TCP/IP 参考模型的优点，提出了建议的一种层次参考模型，只包括 5 层的参考模型。它与 OSI 参考模型相比少了表示层与会话层，并用数据链路层与物理层代替 TCP/IP 参考模型的网络接口层，如图 7-4 所示。

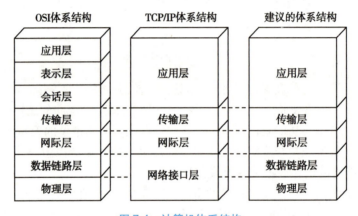

图 7-4　计算机体系结构

第二节　计算机网络的组成

计算机网络系统是由网络硬件和网络软件两部分组成。硬件对网络的性能起着决定性的作用，是网络运行的载体。网络软件是支持网络运行和开发网络资源的工具。

一、局域网的硬件

局域网的硬件主要包括：服务器、工作站、网络适配器和通信介质等。

1. **服务器**　服务器为局域网提供共享资源并对这些资源进行管理，一般由高性能计算机担任。根据具体功能的不同，可分为网站服务器、文件服务器、数据库服务器、打印服务器等。

2. **客户机**　客户机是直接面向网络用户的电脑，通常由 PC 机担任，用户通过客户机来访问服务器。局域网大多采用客户机/服务器（client/server，C/S）的工作模式，在 C/S 模式中，客户机运行客户程序，通过网络来提出需要服务的请求。

3. **网络适配器**　网络适配器又称为网卡，是工作在数据链路层上的设备。网卡通常集成在计算机主板上，服务器与客户机都需要通过网卡与传输介质相连接。在同一个局域网中，每块网卡都有一个唯一的 48 位二进制数编号,称为 MAC 地址(media access control address),通常用 12 位十六进制数表示(例如,F0-28-ED-3A-36-57)。

4. 网络传输介质　传输介质在很大程度上决定了网络的传输速率和传输的可靠性等。常用的传输介质可分为有线介质和无线介质,有线介质主要有同轴电缆、双绞线和光纤;无线介质有微波、无线电、激光和红外线等。目前,局域网中最常用的传输介质是双绞线,由 4 对相互缠绕的铜导线构成。双绞线又分为非屏蔽双绞线和屏蔽双绞线两大类,如图 7-5 所示。非屏蔽双绞线按照标准又分为 1~6 类,记为 UTP-X(例如,第 5 类非屏蔽双绞线记为 UTP-5),它们的主要区别是单位距离上的旋绞次数,目前被广泛使用的是 5 类和 6 类双绞线。

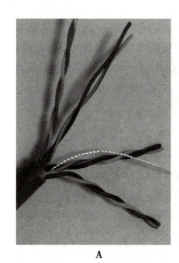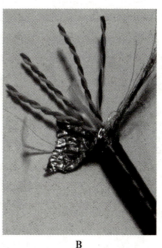

图 7-5　双绞线
A.非屏蔽双绞线;B.屏蔽双绞线

二、网络互联设备

计算机与计算机或客户机与服务器连接时,除了需要传输介质以外,还需要各种网络互连设备,如网卡、交换机、路由器等设备。以下按 OSI 模型的不同层次对网络互连设备进行介绍。

(一) 物理层网络设备

物理层设备主要实现设备的物理连接与电信号匹配,完成比特流的传输。

1. 中继器　中继器是进行信号放大和整形的网络设备。信号在网络中传输时,因为传输介质的阻抗会使信号逐渐减弱,甚至衰减失真。中继器的主要功能是将收到的信号重新整理,使其恢复原来的波形和强度,继续进行传送,延伸信号传输距离。

2. 集线器　集线器实际上是一种多端口中继器,能够将多台计算机连接在一起,从而构成一个计算机局域网。由于集线器采用共享带宽的方式进行数据传输,且没有隔离和过滤功能,通常以广播方式传输数据,极易造成网络广播风暴。因此,目前组网基本淘汰了集线器的使用,改为使用交换机进行局域网组网。

(二) 数据链路层网络设备

1. 网桥　网桥是一种数据链路层设备,主要用于连接两个拓扑结构和网络协议相同的计算机网络。网桥的主要功能是进行帧转发、过滤和路径学习。

2. 交换机　交换机相当于是一个多端口的网桥,各个网络段由网桥连接,交换可以并行工作,可以隔离冲突域。传统的交换机工作在计算机网络协议层次结构的数据链路层,多个交换机端口之间可以并行地进行帧交换。交换机的特点是交换部件采用硬件实现,可以获得很高的数据交换速率。交换机是交换式局域网和虚拟局域网的基础连接设备,可以分为非模块化交换机和模块化交换机,如图7-6所示。非模块化交换机端口是固定的;模块化交换机的端口可以根据需要,选择不同的扣板来安装不同的端口,这样选择起来更灵活。

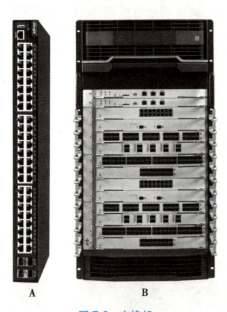

图7-6　交换机
A.非模块化交换机;B.模块化交换机

(三) 网络层网络设备

路由器是工作在网络层上的设备,能够连接多个不同的网络,以实现更大范围内的信息传输,从而构成一个更大的网络。路由器是网络互联的主要设备,作为不同网络之间互相连接的枢纽。路由器的处理速度是网络通信的主要瓶颈之一,其可靠性直接影响着网络互联的质量。因此,在网络互联研究领域中,路由器技术始终处于核心地位。

路由器主要包括网络连接、通信协议转换、数据包转发、路由信息维护等功能。

三、网络操作系统

网络操作系统是使网络中各计算机能够方便而有效地共享网络资源,为网络用户提供所需各种服务的计算机操作系统。通常的操作系统具有文件管理、设备管理和存储器管理等功能,而网络操作系统除了具有上述功能外,还能够提供高效、可靠的网络通信能力及多种网络服务。

目前,用得最广泛的网络操作系统主要有 Windows Server、Linux、UNIX 等。

(一) Windows Server

Windows Server 是由 Microsoft 公司推出的网络操作系统,Windows Server 提供了广泛的应用程序开发工具,同时具有使用和管理方便等优点。用户能够利用其提供的网络功能,可以轻松建立 Web 服务器、邮件服务器、文件服务器等,还可以设置各种网络安全策略,提高服务器和局域网的安全。Windows Server 操作系统在小型局域网配置中最为常见,一般用在中低档服务器中,高端服务器通常采用 UNIX、LINUX 等非 Windows 操作系统。

(二) UNIX

UNIX 操作系统是由贝尔实验室开发出来的,是比较成熟的多用户、多任务的网络操作系统。UNIX 操作系统因其开放性、可移植性、多用户多任务以及稳定性等特点,加上本身强大的网络通信功能,被广泛应用在重要行业中。但是,由于 UNIX 只能运行在少数几家厂商制造的硬件平台上,所以在硬件的兼容性方面不够好。

(三) Linux

Linux 是一套免费使用和自由传播的类 UNIX 操作系统,是一个基于 POSIX 和 UNIX 的多用户、多任务、支持多线程和多 CPU 的操作系统。它能运行主要的 UNIX 工具软件、应用程序和网络协议。它支持 32 位和 64 位硬件。Linux 继承了 UNIX 以网络为核心的设计思想,是一个性能稳定的多用户网络操作系统。

Linux 是一款共享或免费软件产品,用户可以在 Internet 上免费下载使用。虽然市场上也有个别 Linux 版本出售,但只是象征性地付给厂家一些低廉的制作费。和其他网络操作系统相比,Linux 操作系统具有源代码开放、支持多种硬件平台、功能强大、支持多种通信协议、支持多种文件系统等特点。

第三节 Internet 简介

20 世纪 80 年代末,在网络领域最引人注目的就是 Internet 的飞速发展。这种连接人与人的信息科技让信息传递的成本更低,可以不受空间、区域进行传递。Internet 的成功和发展,已经影响到了人们生活的各个方面。Internet 并不是科技本身,它是一种信息技术,是科技的一部分。现在 Internet 让人与人、人与信息之间可以互相交流,进入高速发展的时代,进而发展出融合传统企业的"互联网+",不仅连接着人与人,进而连接家居,变得可控,更能高品质的生活。

一、Internet 的产生与发展

(一) Internet 的产生与发展

Internet 的前身是美国国防部高级计划研究局建立的 ARPANET,最初 ARPANET 只是一个单个的分组交换网,首先用于军事连接,后将 4 所大学主要的计算机连接起来。20 世纪 70 年代中期,ARPA 开始研究多种网络互联的技术,1983 年 TCP/IP 协议正式成为 ARPANET 的标准协议。

目前 Internet 已经成为世界上规模最大和增长最快的计算机网络。20 世纪 90 年代,由欧洲原子能研究组织开发的万维网(World Wide Web,WWW)被广泛应用在 Internet 上,大大方便了广大非计算机专业人员对网络的使用,成为因特网应用人数指数级增长的主要推动力。

(二) 接入 Internet 的中国网

1987 年,中国科学院高能物理研究所通过国际网络线路接入 Internet;1994 年中国正式加入 Internet 国际组织。我国在 Internet 网络基础设施建设方面进行了大规模投入,建设了由光缆、微波和卫星通信所构成的全国骨干网,为 Internet 在我国的普及打下了良好的基础。接入 Internet 的骨干网络主要有:

1. 中国公用计算机互联网(CHINANET,即中国电信网)。
2. 中国移动互联网(CMNET)。
3. 中国联通互联网(UNINET)。
4. 中国教育和科研计算机网(CERNET)。

截至 2018 年 6 月,中国网民规模达 8.02 亿,普及率为 57.7%,中国手机网民规模达 7.88 亿,网民通过手机接入互联网的比例高达 98.3%。

二、Internet 的 IP 地址与域名

(一) IP 地址与子网掩码

1. 标准分类的 IP 地址 如同每台电话都有一个电话号码,所有接入 Internet 的计算机都必须有一个唯一的编号来标识其身份,这个编号称为 IP 地址。目前,被广泛使用的是 IP 协议的第 4 个版本(记为 IPv4),IPv4 规定 IP 地址长 32 位,由于二进制使用不便,通常采用"点分十进制"记录,即每字节转换为一个 0~255 之间的十进制数,之间用"."分隔,记为 X. X. X. X。

标准分类的 IP 地址采用两级结构,由网络号和主机号组成,记为:IP 地址∶=|<网络号>,<主机号>|。其中,网络号代表在 Internet 中的一个物理网络,主机号代表在这个网络中的一台主机。

IP 地址按网络规模大小分成 A~E 共 5 种类型,以 IP 地址最高字节的前几位来区分各类。其中 A、B、C 三类网络地址用于通常的网络通信。

(1)A 类地址:A 类 IP 地址的最高位为 0,后续 7 位为网络号,后 24 位为主机号。A 类地址覆盖范围为:0.0.0.0~127.255.255.255。由于网络号全为 0 的地址,以及网络号第一位为 0,其他 7 位为 1 的 A 类地址留作特殊用途,因此,可以使用的 A 类网络只有 126 个。类似地,主机地址全为 0 或全为 1 也具有特殊的意义,所以每个 A 类网络最多可容纳 2^{24}-2 台主机。

(2)B 类地址:B 类 IP 地址的最高两位为 10,后续 14 位为网络号,后 16 位为主机号。B 类地址覆盖范围为:128.0.0.0~191.255.255.255。共有 2^{14}-1 个 B 类网络,每个 B 类网络最多可容纳 2^{16}-2 台主机。

(3)C 类地址:C 类 IP 地址的最高三位为 110,后续 21 位为网络号,最后 8 位为主机号。C 类地址覆盖范围为:192.0.0.0~223.255.255.255。共有 2^{21}-1 个 C 类网络,每个 C 类网络最多可容纳 254 台主机。

2. 子网掩码　为了便于定位计算机,判断目的主机是否与本主机属于同一网络,提出了子网掩码的概念。子网掩码也采用 32 位模式,与 IP 地址配合使用。IP 地址中网络号对应的位置定义为 1,主机号对应的位置定义为 0,构成子网掩码。通过子网掩码与 IP 地址的逻辑"与"运算,可以计算出主机的网络地址。

显然,A 类地址的子网络掩码应该是 255.0.0.0,B 类地址的子网掩码是 255.255.0.0,C 类网络的子网掩码一定是 255.255.255.0。

例如,主机 A 的 IP 址为 202.158.126.10,子网掩码是 255.255.255.0。主机 A 向 IP 地址为 202.158.126.1 的主机 B 发送数据前,首先会计算两台主是否在同一网络,计算方法如下所示:

A:202.158.126.10	11001010	10011110	01111110	00001010
B:202.158.126.1	11001010	10011110	01111110	00000001
255.255.255.0	11111111	11111111	11111111	00000000
AND 后结果(A)	11001010	10011110	01111110	00000000
	(202)	(158)	(126)	(0)
AND 后结果(B)	11001010	10011110	01111110	00000000
	(202)	(158)	(126)	(0)

因此,判断这两台主机属于同一个网络 202.158.126.0,可以直接通信。如果两台主机不属于同一网络,则无法直接通信,必须通过网关进行通信。

(二) Internet 的域名地址

由于 IP 地址难以理解和记忆,人们构造了域名和 DNS。DNS 是因特网的一项核心服务,它作为可以将域名和 IP 地址相互映射的一个分布式数据库,能够使人更方便地访问互联网,而不用去记住能够被机器直接读取的 IP 地址数串。

域名系统的域名空间采用层次结构,类似 Windows 的文件管理,可看作是一个树状结构,域名系统不区分树内节点和叶子节点,而统称为节点,不同节点可以使用相同的标记。域名的写法类似于点分十进制的 IP 地址的写法,用圆点分隔各级域名,域的层次次序从右到左,分别称为顶级域名、二级域名、三级域名等。

典型的域名结构为:主机名 . 单位名 . 机构名 . 国家名。

域名由因特网域名与地址管理机构(the internet corporation for assigned names and numbers,ICANN)管理,为了保证域名系统的通用性,ICANN 规定了一些通用标准,分为区域名和类型名两类,表 7-1 列出了部分域名代码。

表 7-1　部分顶级域名

代码	国家地区	代码	含义
cn	中国	edu	教育机构
hk	中国香港	gov	政府部门
ca	加拿大	org	非盈利机构
uk	英国	com	商业机构
jp	日本	info	信息服务
us	美国	arts	文化娱乐
au	澳大利亚	int	国际机构

例如：域名地址 www.163.com 代表网易公司(163.com)的 WWW 服务器。

（三）IPv6

IPv6 是英文"Internet Protocol Version 6"（互联网协议第 6 版）的缩写，是互联网工程任务组设计的用于替代 IPv4 的下一代 IP 协议，其地址数量号称可以为全世界的每一粒沙子编上一个地址。

由于 IPv4 最大的问题在于网络地址资源有限，严重制约了互联网的应用和发展。IPv6 的使用，不仅能解决网络地址资源数量的问题，也解决了多种接入设备连入互联网的障碍。

1. **IPv6 的表示方法**　IPv6 的地址长度为 128 位，是 IPv4 地址长度的 4 倍。于是 IPv4 点分十进制格式不再适用，采用十六进制表示。IPv6 地址有 3 种表示方法。

（1）冒分十六进制表示法：格式为 X:X:X:X:X:X:X:X，其中每个 X 表示地址中的 16 位，以十六进制表示。例如：

2001:0DB8:0000:0023:0008:0800:200C:417A，这种表示法中，每个 X 的前导 0 可以省略，记为:2001:DB8:0:23:8:800:200C:417A。

（2）0 位压缩表示法：在某些情况下，一个 IPv6 地址中间可能包含很长的一段 0，可以把连续的一段 0 压缩为":："。但为保证地址解析的唯一性，地址中":："只能出现一次。例如0:0:0:0:0:0:0:1→::1。

（3）内嵌 IPv4 地址表示法：为了实现 IPv4-IPv6 互通，IPv4 地址会嵌入 IPv6 地址中，此时地址常表示为,X:X:X:X:X:X:d.d.d.d。例如,::192.168.0.1。

2. **IPv6 的特点**　与 IPV4 相比，IPV6 具有以下几个优势：

（1）IPv6 具有更大的地址空间。

（2）IPv6 使用更小的路由表。

（3）IPv6 加入了对自动配置的支持。

（4）IPv6 具有更高的安全性。

（5）更好的头部格式。

三、Internet 提供的信息服务

使用 Internet 就是使用其所提供的各种服务。通过这些服务，可以获取分布于 Internet 上的各种资源，包括自然科学、社会科学、教育、交通、医学及军事等各个领域。同时，用户也可以通过 Internet 提供的服务发布自己的信息，用户发布的信息也将构成网络资源的一部分。

Internet 提供的服务主要有文件传输、万维网、电子邮件和远程登录等。

（一）文件传输

文件传输是将文件从一个计算机系统传到另一个计算机系统。由于网络中各个计算机的文件系统往往不相同，因此，要建立全网公用的文件传输规则，称作文件传输协议。网络上存在着大量的共享文件，获得这些文件的主要方式是文件传输。

（二）万维网

万维网是融合信息检索技术与超文本技术而形成的使用简单、功能强大的全球信息系统。它将文本、图像、文件和其他资源以超文本的形式提供给访问者，是 Internet 上最方便和最受欢迎的信息浏览方式。

万维网使用超链接的方式，方便地从 Internet 的一个站点访问另一个站点。超链接内嵌在文本或图像中，通过已定义好的关键字和图形，只要单击某个图标或某段文字，就可以自动连上相对应的其他文件。

在万维网上，任何信息资源都有统一并且唯一的地址，称为统一资源定位符（uniform resource locator，URL）。

URL 由三部分组成：资源类型、存放资源的主机域名、资源文件名。URL 的一般语法格式为：

protocol：//hostname｜IP［:port］/path/file

例如：http：//news.163.com/20/0118/08/F35MM3F6000189FH.html

（三）电子邮件（E-mail）

电子邮件是 Internet 最重要的服务功能之一。Internet 用户可以向 Internet 上的任何人发送和接收任何数据类型的信息，发送的电子邮件可以在几秒到几分钟内送往分布在世界各地的邮件服务器中，那些拥有电子信箱的收件人可以随时取阅。这些邮件可以是文本、图片及声音等。此外，还可以通过电子邮件订阅各种电子新闻杂志，它们将定时投递到用户的电子信箱中。

（四）远程登录

远程登录可以使用户通过 Internet 登录进入远距离的另一联网主机，成为那台主机的终端。这使用户可以方便地操纵网络中的其他主机。通过远程登录，本地计算机便能与网络上另一远程计算机取得"联系"，并进行程序交互。进行远程登录的用户称为本地用户，本地用户登录进入的系统称为远地系统。

四、移动互联网

移动互联网是以移动网络作为接入网络的互联网及服务，包括移动终端、移动网络和应用服务三个要素。移动互联网包含两方面的含义：一方面，移动互联网是移动通信网络与互联网的融合，用户以移动终端接入无线移动通信网络（4G 网络、5G 网络、WLAN 等）、无线局域网等方式访问互联网；另一方面，移动互联网还产生了大量新型的应用，这些应用与终端的可移动、可定位和随身携带等特性相结合，为用户提供个性化的、位置相关的服务。

移动互联网接入方式主要有卫星通信网络、无线局域网、无线个域网和蜂窝网络（4G/5G 网络）等。

1. **卫星通信网络**　卫星通信的优点是通信区域大、距离远、频段宽、容量大、可靠性高、质量好、噪声小、可移动性强、不容易受自然灾害影响。缺点是存在传输时延大、回声大、费用高等问题。

2. **无线局域网**　无线局域网是指以无线或无线与有线相结合的方式构成的局域网，如 Wi-Fi。

3. **无线个域网**　无线个域网是采用红外、蓝牙等技术构成的覆盖范围更小的局域网。

4. 蜂窝网络 蜂窝移动通信系统由移动站、基站子系统、网络子系统组成,采用蜂窝网络(4G/5G)作为无线组网方式,通过无线信道将移动终端和网络设备进行连接。

五、家庭接入宽带网络

Internet 的接入方式主要有非对称数字用户环路(asymmetric digital subscriber line,ADSL)、线缆调制解调器(cable-modem)、光纤到 x(fiber to the x,FTTx)等技术,目前,最流行的是光纤到户(fiber to the home,FTTH)。

(一) FTTH

FTTH 是一种光纤通信的传输方法,是直接把光纤接到用户的家中。光纤通信具有频带宽、容量大、单位带宽成本低、可承载高质量视频、绿色环保等特点,FTTH 接入方式比现有的xDSL 宽带接入方式更适合一些已经出现或即将出现的宽带业务和应用,这些新业务和新应用,包括电视电话会议、可视电话、视频点播、IPTV、网上游戏、远程教育和远程医疗等。

另一方面,光纤到户不仅能提供更大的通信带宽,且能让多个运营商通过一根光纤平等接入到用户,这既可以让用户拥有真正自主选择网络运营商的权力,也可以避免重复建设所造成的资源浪费。

(二) 家庭接入网络的设置

无论采用何种接入技术,家庭宽带一般情况下需要使用以太网上的点对点协议(point-to-point protocol over ethernet,PPPoE)拨号上网,这个过程可以直接在电脑上进行设置,当然也可以设置到家庭使用的路由器中。

下面以 Win7 系统为例,介绍家庭宽带拨号的设置过程。

1. 单击"开始→控制面板→网络和共享中心→设置新的连接或网络"。

2. 选择"连接到 Internet→下一步→宽带(PPPoE)(R)",输入 ISP 供应商提供的用户账号和密码,单击"连接"拨号上网,如图 7-7 所示。

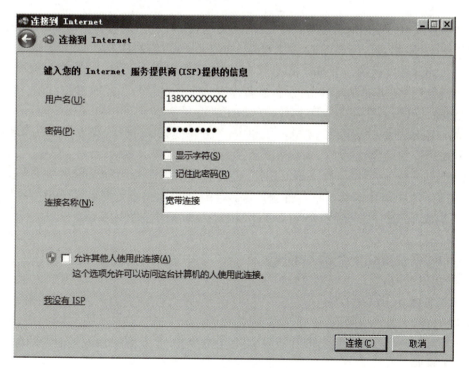

图 7-7 连接到 Internet

第四节　电　子　邮　件

一、什么是电子邮件

电子邮件是一种用电子手段提供信息交换的通信方式,是 Internet 应用最广的服务。通过网络的 E-mail 系统,用户可以以低廉的价格、快速的方式,与世界上任何网络用户联系。

E-mail 可以是文字、图像、声音等多种形式。同时,用户可以得到大量免费的新闻、专题邮件,并实现轻松的信息搜索。E-mail 的存在极大地方便了人与人之间的沟通与交流,促进了社会的发展。

Internet 存在一些用来提供 E-mail 服务的服务器,E-mail 在 Internet 上发送和接收的原理与日常生活信件邮寄类似。当我们发送 E-mail 时,这封邮件是由邮件发送服务器发出,并根据收信人的地址判断对方的邮件接收服务器而将这封信发送到该服务器上,收信人收取邮件也只能访问这个服务器才能完成。电子邮件的传输是通过电子邮件简单传输协议(SMTP)这一系统软件来完成的。

E-mail 地址的格式由三部分组成,记为:用户@邮件服务器域名。第一部分代表用户信箱的账号;第二部分"@"是分隔符;第三部分是用户信箱的邮件接收服务器域名。

二、电子邮件的设置

用户使用 E-mail 收发邮件,首先需选择一个邮件服务商注册邮箱用户,常用的邮箱主要有:163(网易)、126(网易)、sina(新浪)、Outlook mail(微软)、MSN mail(微软)、QQ mail(腾讯)。

注册用户既可以使用网页版方式收发邮件,又可以使用专门的软件(Foxmail、OutLook Express 等)进行邮件收发。下面以 FoxMail 为例,介绍 E-mail 的设置方法。

1. Foxmail 主要组成　用 Foxmail 收发邮件前,要在程序中设置一个邮件账号,设置账号的过程包括设置用户邮件地址、邮件服务器名称等。Foxmail 主要使用收件箱、草稿箱、已发送邮件、已删除邮件等文件夹对邮件进行管理,如图 7-8A 所示。

2. 邮件账号设置　右键在已有账号上单击,打开快捷菜单,选择"设置",如图 7-8B 所示,弹出"系统设置"对话框。

"设置"选项卡下,可以修改 E-mail 用户地址、密码、用户显示名称,如图 7-8C 所示。

"服务器"选项卡下,输入 pop 收件服务器名称和 smtp 发件服务器名称,如图 7-9 所示。

如果添加新的邮件账号,可以单击"新建"按钮,后续操作与上述步骤类似。

三、电子邮件的发送与接收

1. 撰写新邮件　单击工具栏上的"写邮件"按钮,弹出写邮件窗口,输入邮件相关内容,包括收件人地址、抄送地址、主题、邮件内容等。

如果同一封邮件还需要发送给其他人,可以在"抄送"文本框中输入其他人的邮件地址,多个抄送地址间用分号分隔。

如需发送文件,可以单击工具栏上的"附件"按钮,将所需发送的文件作为附件插入到邮

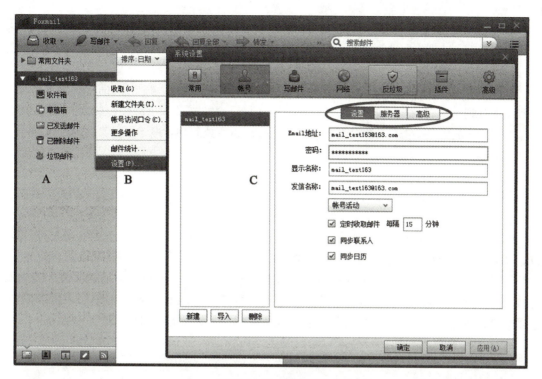

图 7-8 Foxmail 界面

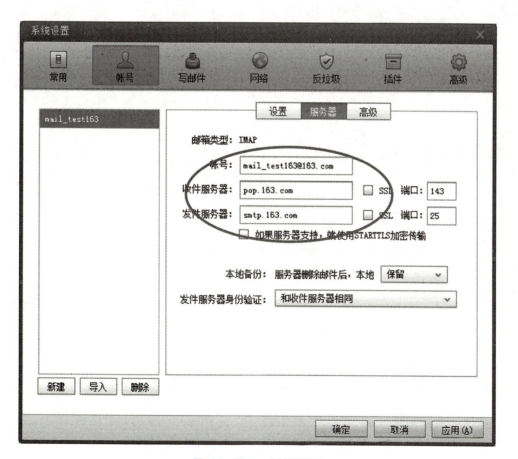

图 7-9 Foxmail 账号设置

件中。

2. 发送邮件 新邮件撰写完成后,点击工具栏上的【保存】按钮,邮件被保存到"草稿箱";单击工具栏上的【发送】按钮,如果计算机能够连接到 Internet,邮件就会直接发送出去,同时保存到"已发送邮件"。

3. 接收邮件 单击工具栏上的【接收】按钮,Foxmail 就会接收新邮件,即将邮件服务器上的邮件下载到本地,保存在"收件箱"中,单击"收件箱"中的邮件即可阅读内容。

对于选中的邮件,单击工具栏上的【删除】按钮,即可执行删除操作,删除后的邮件将会移入"已删除邮件"。

四、邮件与事务日程管理

Foxmail 还具有事务日程管理功能,把日程添加进去后,它会及时提醒用户日程安排,使我们能够高效地记录(管理)工作事务,以此提升工作效率。

如图 7-10 所示,单击左下角的日历标志"1",窗口会弹出一个日历界面;接着点击需要设定的日子,选择工具栏上的"新建事务"按钮,弹出"事务"窗口;最后在窗口中输入事务内容,包括主题、时间、地点、提醒时间和具体内容;输入完成后点击"保存"即可。

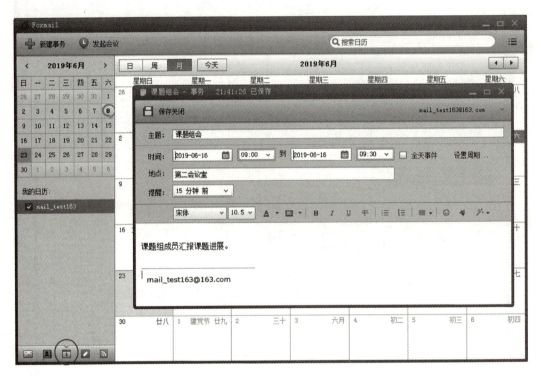

图 7-10 Foxmail 日程管理

如果事务将需要一天时间,可勾选"全天事件",这样默认将会及早进行提醒。

如果事务是周期性事务可选择"设置周期",在弹出的"设置周期"对话框中进行周期性设置。

第五节　网络安全与计算机病毒

随着信息技术的发展,计算机网络已经深入到人们生活的各个领域。然而,网络的开放性、国际性和自由性,在为人们带来获取信息便捷的时候,也给黑客盗取信息和计算机病毒的传播带来了可乘之机。计算机和网络的安全性及计算机病毒防治等诸多问题,也必须得到重视并采取有效的措施加以解决。

一、网络安全概念

网络安全是指网络系统的硬件、软件及其系统中的数据受到保护,不因偶然的或者恶意的原因而遭受到破坏、更改、泄露,系统连续可靠正常地运行,网络服务不中断。

(一)网络不安全的因素

对计算机信息构成不安全的因素很多,其中包括人为的因素、自然的因素和偶发的因素。其中,人为因素是指,一些不法之徒利用计算机网络存在的漏洞,或者潜入计算机房,盗用计算机系统资源,非法获取重要数据、篡改系统数据、破坏硬件设备、编制计算机病毒。人为因素是对计算机信息网络安全威胁最大的因素。计算机网络不安全因素主要表现在以下几个方面:

1. **保密性** 信息不泄露给非授权用户、实体或过程,或供其利用的特性。

2. **完整性** 数据未经授权不能进行改变的特性。即信息在存储或传输过程中保持不被修改、不被破坏和丢失的特性。

3. **可用性** 可被授权实体访问并按需求使用的特性。即当需要时能否存取所需的信息。例如网络环境下拒绝服务、破坏网络和有关系统的正常运行等都属于对可用性的攻击。

4. **可控性** 对信息的传播及内容具有控制能力。

5. **可审查性** 出现安全问题时提供依据与手段。

(二)网络安全面临的威胁

网络安全面临的主要威胁是来自外部的人为影响,这些威胁的主要表现有:非法授权访问、假冒合法用户、病毒破坏、线路窃听、黑客入侵、干扰系统正常运行、修改或删除数据等。

由于网络本身存在脆弱性,因此总有某些人或某些组织想方设法利用网络系统达到某种目的。

攻击者可以使用特殊技术对系统进行攻击,以便得到有针对性的信息。这些攻击又可分为被动攻击和主动攻击。

1. **被动攻击** 指攻击者只通过监听网络线路上的信息流而获得信息内容,通常把这类攻击称为截获。

2. **主动攻击** 指攻击者对传输中的信息或存储的信息进行各种非法处理,有选择地更改、插入、延迟、删除或复制这些信息。

主动攻击的主要类型有:

(1)篡改:攻击者未经授权而访问了信息资源,并篡改甚至完全伪造信息。这是对信息和数据完整性的威胁,例如,修改文件中的数据、改变程序功能、修改传输的报文内容,或者向网络用户发送虚假信息,在文件中插入伪造的记录。

(2)恶意程序:恶意程序种类繁多,比如各种类型的计算机病毒、木马程序、逻辑炸弹,以及后门入侵等。

(3)拒绝服务:攻击者向目标机器不停地发送大量分组,使目标机器无法提供正常服务,甚至完全瘫痪。

二、网络安全防范

计算机网络安全的对策,可以从以下几个方面进行防护:

1. 技术层面对策　对于技术方面,计算机网络安全技术主要有实时扫描技术、实时监测技术、防火墙、完整性保护技术、病毒情况分析报告技术和系统安全管理技术。综合起来,技术层面可以采取以下对策:

(1)网络访问控制。

(2)数据库的备份与恢复。

(3)应用密码技术。

(4)提高网络反病毒技术能力。

(5)研发并完善高安全的操作系统。

2. 管理层面对策　计算机网络的安全管理,包括对计算机用户的安全、建立相应的安全管理机构、不断完善和加强计算机的管理功能、加强计算机及网络的立法和执法力度等方面。加强计算机安全管理,加强用户的法律、法规和道德观念,提高计算机用户的安全意识,对防止计算机犯罪、抵制黑客攻击和防止计算机病毒干扰,是十分重要的措施。

三、国家网络安全法

2016 年 4 月 19 日,习近平总书记在网络安全和信息化工作座谈会上发表重要讲话,提出"安全是发展的前提,发展是安全的保障,安全和发展要同步推进。""坚持政策引导和依法管理并举""加快网络立法进程,完善依法监管措施,化解网络风险"。总书记的讲话为构建网络安全法律保障机制指明了方向,拓展了建设网络强国、提升网络空间国际治理能力的路径,是我国网络安全战略、顶层法律制度和具体规章制定的驱动力和催化剂。

为了维护公民合法利益,促进我国网络健康有序发展,维护国家信息安全和社会公共利益,保护个人、法人和其他组织的合法权益,国家颁发了一系列相关的法律法规。

四、计算机病毒防范

电脑病毒(computer virus)在《中华人民共和国计算机信息系统安全保护条例》中被明确定义,病毒指"编制者在计算机程序中插入的破坏计算机功能或者破坏数据,影响计算机使用并且能够自我复制的一组计算机指令或者程序代码"。与医学上的"病毒"不同,电脑病毒不是天然存在的,是某些人利用计算机软件和硬件所固有的脆弱性编制的一组指令集或程序代码。它是一种恶意软件,它在执行时通过修改其他计算机程序和插入自己的代码来复制自己。当复制成功时,受影响的区域就被称为"感染"了计算机病毒。病毒编写者利用社会工程骗局,安全漏洞的详细知识,编写恶意代码。

用生物学的类比来描述计算机病毒的生命周期,通常可以分为四个阶段:

1. 休眠阶段　病毒程序在此阶段处于空闲状态。病毒程序已成功访问目标用户的计算机或软件,但在此阶段,病毒不采取任何行动。

2. 繁殖阶段　即病毒繁殖和复制自己。病毒将自己的副本放入磁盘上的其他程序或某些系统区域。

3. 触发阶段　休眠病毒在被激活时进入该阶段,现在将执行其预期的功能。触发阶段可以由多种系统事件引起。

4. 执行阶段　这是病毒的实际工作阶段,在这里"有效载荷"将被释放。它可以是破坏性的,如删除磁盘上的文件,崩溃系统或损坏文件;它也可以是相对无害的,如弹出幽默或政治信息在屏幕上。

我们应该尽可能地规避电脑病毒危害,电脑使用过程中应注意下几点:

1. 使用新的计算机系统或软件时,先杀毒后使用。尽量不使用盗版或来历不明的软件。

2. 备份硬盘数据,经常对重要的数据进行备份。

3. 养成经常用杀毒软件检查硬盘和外接存储设备的良好习惯。

4. 杀毒软件应定期升级,一般间隔时间最好不超过一个星期。

5. 安装实时监控防病毒软件,一旦访问的信息或磁盘感染病毒,实时监控防病毒软件能够给出风险提示。当然这也不是一劳永逸的方法,防病毒软件不一定对所有的病毒都有效,而且病毒的更新速度也很快。

6. 随时注意电脑的各种异常现象,一旦发现,应立即用杀毒软件仔细检查。

7. 有些病毒的传播途径主要是通过电子邮件,被称为"邮件病毒"。它们一般是通过邮件中"附件"夹带的方法进行扩散,你运行了该附件中的病毒程序,就使你的电脑染毒。所以,不要轻易打开陌生人来信中的附件文件。

计算机的迅猛发展的确给我们的生活带来的很大的帮助,但是随之而来的病毒威胁不容小觑,其危害在当今技术发达的时代仍然可见一斑。在利用计算机的简便性的同时,还要注意计算机维护与安全,有效预防病毒威胁,学习安全防护知识,减少病毒攻击,使计算机不断发挥其造福人类作用。同时,每个人也都该担起维护网络安全的责任,共同营造一个良好的网络空间。

(张　建)

第八章　医学信息系统基础

医学信息学是一门医疗卫生科学和计算机科学相结合的交叉学科,以信息论、系统论、计算机科学技术为理论基础,主要研究医学信息的采集与获取、存储与传输、数据编码、生物医学信号处理、医学图形和图像、医学知识库、智能专家系统、计算机仿真和医药信息工程等,几乎涵盖医药卫生的所有领域。

医学信息学起源于美国。20世纪初,美国医学专家发起的医院标准化浪潮给医学信息技术的发展带来了机遇。20世纪50~60年代为初期探索阶段,以探讨基本概念和开展启蒙教育为主,研究应用集中在计算机存储和检索病历、临床数据、医药信息及相关文献等。20世纪70~80年代为系统开发阶段,这一阶段以医院信息系统为主要研究目标,出现了几种与医院信息系统完全集成的医学信息系统,比如以电子病例为核心的临床信息系统以及以知识为中心的医学文献服务信息系统等,医学信息学这一术语也正式形成。20世纪90年代至今为深入研究阶段,信息技术已经在数据通信,医疗质量评估,辅助决策和科学研究中的得到广泛应用,医学智能和专家系统成为研究重点。

我国医学信息学研究起步较晚,从20世纪70年代末80年代初开始,研究以医学图书情报为主,集中在医院信息系统,医学情报研究,医学信息资源建设、检索及服务等方向。近年来,我国乡镇级医院都已经基本完成了医院信息系统建设,大大提高了医院的工作效率和医疗服务质量;医学情报信息体系也得到了快速的发展,情报研究咨询正在向高深层次发展,为国家、地方及行业的重大计划提供了服务;医院图书馆网络建设和医学商业数据库配置逐步完善,部分医学图书馆的网络信息整合和服务研究接近世界先进水平,为科研、教学、医疗工作提供了重要的支持。

第一节　医院信息系统

一、医院信息系统基本概念

医院信息系统(hospital information system,HIS)是指利用计算机软硬件技术、网络通信技术等现代化手段,对医院及其所属各部门的人流、物流、财流进行综合管理,对在医疗活动各阶段产生的数据进行采集、存储、处理、提取、传输、汇总、加工成各种信息,从而为医院的整体运行提供全面的自动化的管理及各种服务的信息系统。医院信息系统是现代化医院建设中不可缺少的基础设施与支撑环境。

二、医院信息系统的组成及功能

（一）医院信息系统的组成

医院信息系统由硬件系统和软件系统两大部分组成。在硬件方面,主要指保障信息资源共享的计算机网络,包括高性能的中心计算机或服务器、大容量的存储设备、遍布医院各部门的用户终端设备以及数据通信线路等;在软件方面,主要指具有面向多用户和多种功能的计算机软件系统,包括系统软件、应用软件和软件开发工具等。

（二）医院信息系统主要功能

医院信息系统一般可分成三部分:一是满足医院管理要求的管理信息系统;二是满足医疗要求的临床信息系统;此外,许多医院还承担临床教学、科研、社会保健、医疗保险、远程医疗等任务,医院信息系统中也应设置相应的信息系统;各分系统又可划分为若干子系统。

1. **医院管理信息系统**　在医院信息系统中,医院行政管理子系统涉及医院各科室的行政管理,主要包括人事管理系统、财务管理系统、后勤管理系统、药库管理系统、医疗设备管理系统、门诊和手术及住院预约系统、患者住院管理系统等。

2. **临床诊疗管理系统**　此部分主要涉及医疗业务方面的信息处理,一般包括:门诊医生工作站、住院医生工作站、护士工作站、实验室(检验科)信息系统、医学影像系统(PACS)、手术室麻醉系统、电子病案管理系统、血库管理系统等。

3. **决策支持系统**　决策支持系统主要负责有关医疗业务质量等方面的处理,包括医疗质量评价系统、医疗质量控制系统等。

4. **其他辅助系统**　除了以上的管理信息系统、医疗相关业务处理系统,还有其他的辅助系统,如医疗情报检索系统、医疗数据库系统等。

第二节　电子病历系统

一、电子病历系统基本概念

（一）电子病历

2003 年,ISO/TC215 对电子病历(electronic health record,EHR)给出了较完整的定义:EHR是一个计算机可以处理,可安全存储和传输,能被多个授权用户访问,覆盖过去、现在和将来,与个体健康相关的信息库,具备独立于应用系统的标准化模型,目的是支持连续、高效、高质量的综合医疗保健。

2010 年,原卫生部发布了《电子病历基本规范(试行)》,它的制定和落实对加强当时我国医疗机构电子病历管理,规范电子病历临床使用,促进医疗机构信息化建设起到了积极作用。2017 年,为了适应新形势下电子病历的管理要求,国家卫生健康委员会同国家中医药管理局组织专家对《电子病历基本规范(试行)》进行了修订,并征求全国各省(区、市)意见,进一步修改完善,形成《电子病历应用管理规范(试行)》。同时废止《电子病历基本规范(试行)》和《中医电子病历基本规范(试行)》。

（二）电子病历系统概念和组成

根据《电子病历应用管理规范(试行)》的规定,电子病历系统是指医疗机构内部支持电子病历信息的采集、储存、访问和在线帮助,并围绕提高医疗质量、保障医疗安全、提高医疗效率而提供信息处理和智能化服务的计算机信息系统。

电子病历系统根据使用目的和对象不同可分为医生电子病历和护理电子病历。

1. 医生电子病历　医生电子病历系统涵盖病历编辑与管理、医嘱管理、临床路径管理、检查检验申请单等内容。不仅实现了统一界面操作,统一业务流程协作,还实现了统一数据管理。

(1)病历编辑与管理:覆盖各种医学文档的内容,主要包括病案首页、首次病程、病程记录、出院小结、住院记录、医嘱单、申请单、会诊单等。

(2)知识库查询:提供丰富的知识库功能,方便医生查阅相关的医疗知识,也可直接引用到病历。

(3)病历模板:电子病历系统提供模板格式,编辑简单,样式展现丰富,完全满足病历表现复杂的特性。

(4)病历打印输出功能:具有重打、套打及续打等功能,医生可以根据需要打印文档的任意部分,所有的打印提供详尽的打印日志。

(5)医嘱管理及合理用药:医嘱管理功能包括医嘱模板管理、新开医嘱、医嘱查询、停嘱管理等内容,合理用药包括药物相互作用检测、重复用药检测、药物禁忌证检测、药物剂量检测等。

2. 护理电子病历　护理电子病历能够协助护理人员对患者进行病情观察和实施护理措施的原始记载,包括体温单、生命体征记录单、出入量记录单、入院评估单、日常评估、护理评估、护理措施、护理记录、护理健康宣教表、病区护理交班簿等项目,并能够根据相应记录生成各类图表。

(1)科室交班记录:系统根据当前科室统计信息、患者诊疗信息,自动生成当前时段的科室交班记录。

(2)护理记录单:系统可以方便地填写患者的各类护理单。能根据医院要求,提供各类护理记录模板,包括一般护理记录、入院护理记录、出院护理记录、转入(转出)护理记录、术前(后)护理记录、手术护理记录、观察项目记录、微量血糖测试记录、危重患者护理记录、抢救补记、输血记录、各种特殊检查护理记录、健康教育、饮食指导等,填写方便,并能够打印存档。

(3)体温单录入:提供表单式体温单数据录入,系统自动根据体征数据生成体温单表。

(4)护理记录录入:系统支持结构化护理记录录入,录入完成后自动排版护理表格,样式可自由定制。

(5)科室通知:系统支持在科室通知内发布科室记事、注意事项、患者事件、通知之类的信息。

二、电子病历数据格式

(一) 电子病历系统的数据采集

在电子病历系统中,将收集汇总大量有关患者的主客观资料,这些资料与信息都将通过系统行完整、客观、准确地记录。同时,电子病历系统借助其对数据与信息的分类汇总与分析进行多种形式的数据与信息的组织,通过各种数据与信息的展现手段,将各类主客观资料按照方便数据利用、辅助了解患者实际病情状态、符合患者病情特点等原则进行数据展现。

按照我国的《医疗事故处理条例》,病历资料分为主观病历和客观病历。主观病历包括:

病程记录、三级查房记录和病历讨论（疑难、危重病历讨论、死亡病历讨论）。客观病历包括：门诊病历、住院志、体温单、医嘱单、化验单（检验报告）、医学影像检查资料、特殊检查同意书、手术同意书、手术及麻醉记录单、病理资料及护理记录。在条例中所规定的主观病历和客观病历以临床文档为单元进行限定与规定。

1. **客观资料的数据采集**　由医务人员测量观察的数据，简单的工具或者非数字化信息输出设备获得的临床数据需要人工录入到信息系统中。随着科学技术的发展，如带数字输出的血压计、体温计、数码设备等普及使用，此类数据正逐渐减少手工录入，但部分临床客观资料还需要通过数据填报的方式输入到信息系统之中。

通过仪器、设备或其他信息系统获得的客观资料，往往通过数字化接口或者自有的信息系统完成临床数据与信息的采集，电子病历系统只需要完成对这些数字类设备或信息系统数据接口的开发，定义好数据采集、数据映射接口就能完成临床数据的自动化采集。

2. **主观资料的数据录入**　主观资料数据的录入方式分为纯结构化数据录入与结构化文档录入两种。纯结构化数据录入方式，如诊断的录入，诊断本身已经完成了很好的信息建模，并且按照信息模型构建了纯结构化的方式进行诊断数据的输入与存储。并且由于诊断在临床数据中的决定性作用，信息化建设早期就将其作为研究的重点，具备了一套完整的信息模型。纯结构化的数据在结构化文档录入方式之中仍然能被使用。

结构化文档录入方式是指按照自然语言描述方式，将其中重点关注的临床数据元素节点按照结构化的方式进行录入，这种录入方式既保证了自然语言对临床情况描述的连贯性，也提供了对重点关注的临床数据的结构化，以方便随时对临床数据元素在自然语言描述中的提取。

（二）数据结构化与建模

电子病历中产生的大量信息如果只是进行简单的记录，其数据的可利用度比较差。只有通过对数据进行结构化分析并进行结构化存储，才能使通过各类信息系统保存下来的数据得到最大程度的利用。

结构化信息是指信息经过分析后，可分解成多个互相关联的组成部分，各组成部分间有明确的层次结构，通过数据库进行管理和维护，并有一定的操作规范。医学领域的自然语言描述必然涉及大量需要结构化的数据，如对症状体征、现病史、既往病史的描述等。

目前借助信息技术解决临床数据结构化问题，通常分为预结构化与后结构化两种类型。

预结构化类型是指通过预先设置好带有结构化数据元素的临床文档录入模板的方式，进行临床结构化数据的录入。这种结构化的方式能带来临床数据结构化数据的完整性以及临床数据质控的优势，但由于需要设置大量的预制临床文档结构化模板库，增加了系统实施前准备工作的复杂性。

后结构化类型是指先完成自然语言临床信息的录入，然后借助后台关键词或结构化临床数据元素知识库，自动分析文本中需要结构化的关键词，设置需要补充的结构化数据元素。这种结构化方式通常需要将文档块进行提前定义，符合临床结构化数据进行分割存储到数据库的设计模式，不需要预制模板，但是会带来临床数据结构化元素识别率低，临床数据录入质量低等一系列问题。

（三）数据加工与处理

电子病历系统通过各大临床信息系统，收集并产生了大量的临床数据。收集数据的目的不仅仅是完成对数据的存储，还需要完成数据在病情描述、病程进展动态描述中的利用，即为分析病情做数据加工。

电子病历中通过录入获取的原始数据进行一次或者多次演算后得到数据，称为数据的一次、二次加工。比如身高体重指数（BMI）是对同一时间或时间段获得的身高值与体重值进行运算的结果。

第三节 医学影像信息处理系统

一、医学影像信息系统的概述

（一）医学影像信息系统的概念

医学影像信息处理系统通常称为医学影像归档与传输系统（picture archiving and commu-nication system，PACS），它是医院信息系统的一个重要组成部分，主要的任务是把从不同地点各成像装置（如传统的 X 射线摄影装置、核医学成像装置、CT、MRI、B 超、各种数字放射摄影装置等）产生的图像经数字化（如原来是胶片等模拟图像）后，通过计算机网络送至中央数据管理系统（含数据库），再经计算机网络送至不同的显示工作站，供医生及其他相关医务人员调用。

PACS 系统的硬件结构由高性能服务器、大容量存储设备、高速网络、各种信息采集设备、各种诊断及应用工作站组成；软件主要有大型关系数据库和图像存储管理工具。系统的基本结构一般由系统管理、图像采集传输与存储和图像处理与辅助诊断应用三大部分构成，解决图像的存储和管理，数字化医学图像的高速传输，图像的数字化处理和重现，图像信息与其他信息的集成四个方面的问题。

（二）医学影像信息系统发展概况

随着现代医学的发展，医疗机构的诊疗工作越来越多依赖医学影像的检查，传统的医学影像管理方法给查找和调阅带来诸多困难，丢失影片和资料时有发生，已无法适应现代医院中对如此大量和大范围医学影像的管理要求。

PACS 的概念提出于 20 世纪 80 年代初。建立 PACS 的想法主要是由两个主要因素引起的：一是数字化影像设备，如 CT 设备等的产生使得医学影像能够直接从检查设备中获取；二是计算机技术的发展，使得大容量数字信息的存储、通信和显示都能够实现。

PACS 经历了从单机系统、科室级系统、全院级系统、集团化系统和区域共享系统 5 个发展阶段。医学影像在每个阶段都实现了信息资源的共享，共享范围由原来的单科室、逐步扩展到整个医院，未来希望能够实现在地区各医院之间，甚至在整个医疗体系之间的共享。目前，第三代 PACS 系统遵循 DICOM3.0、IHE、HL7 等国际标准，支持包括放射、超声、内镜、病理在内的所有已知的影像检查设备。

二、医学影像信息系统的组成

PACS 的系统构成主要包括图像采集、传输存储、处理、显示以及打印。

（一）图像采集

图像的采集可分为两种类型，一是静态图像，主要是单帧图片，例如腹部超声发现的结石图像；二是动态图像，为一段或多段连续的图像系列，如心脏超声可以采集一个或多个心动周期的图像。根据超声仪器的特点，决定了其图像采集的方式，目前大体有两种方式：数字图像和视频图像的采集。

数字图像直接通过网络实现图像采集。以超声仪器为例，该方式的前提：一是超声仪器为数字化超声仪；二是其图像支持国际医学图像标准，如 DICOM 或其他标准；三是开发支持对应格式的图像存储、显示等软件。该方式实现起来比较简单,只要超声仪通过网络与图像存储设备(如图像存储工作站)连接即可。

视频图像的采集是将超声仪器输出的视频信号通过计算机转化为数字信号。具体是通过图像采集卡将超声仪器的图像采集到工作站,然后保存到存储设备中。该方式目前基本满足于所有的仪器,实现的条件也比较成熟。

(二) 传输存储

图像的传输存储过程是将采集到的位于影像检查设备上的图像按一定的格式、一定的组织原则存储到物理介质上,如服务器、光盘等,以备使用。必须考虑的问题:存储格式、存储空间、存储介质等。

可以使用的存储格式为:TIF、TGA、GIF、PCX、BMP、AVI、MPEG、JPEG、DICOM。

图像压缩方法很多,但医学图像必须保证图像能完全还原为原图式样。也就是说,必须为无失真压缩(或称无损压缩)。目前几种实用标准为 ISO(国际标准化组织)和 ITU(国际电信联盟)制定的如下三种:JPEG、H. 261 以及 MPEG。

常用存储介质:

(1)硬磁盘:用于临时存储采集的图像或显示的图像,在图像采集工作站上或者专门的图像服务器上皆配备该设备。

(2)光盘存储器:CD、DVD 和蓝光光盘,一个单层的蓝光光碟的容量为 25GB 或是 27GB,双层容量为 46GB 或 54GB,而 4 层及 8 层与 16 层容量达 100GB、200GB 和 400GB。多张光盘可组成光盘塔、光盘阵,以实现更大量数据的存储。

(3)流磁带库。

(三) 显示

图像的显示必须满足以下条件:

(1)不依赖于硬件,也就是说通过软件实现图像显示。

(2)动态图像可以动态显示,也可以静态显示。

(3)图像方便地在工作站(如医生工作站)上显示,采集的图像能充分共享,以达到图像采集的目的。

(四) 处理

图像处理包括图像放大缩小、灰度增强、锐度调整、开窗以及漫游等,图像面积、周长、灰度等的测量。

(五) 打印

生成规范的包括图像的超声诊断报告单。图像打印时用户可以选择一到四幅图像,呈方阵排列,如果配备彩色激光或喷墨打印机,则可打印非常漂亮、艳丽、基本满足医学需要的报告单。

第四节　远程医疗

远程医疗(telemedicine)是基于医疗资源分布不均的现实提出来的,是伴随互联网信息技术发展的产物,为目前我国医疗行业所面临的困境提供了有效的解决途径。随着信息技术的飞速发展,远程医疗相关技术得到不断完善,加速了我国远程医疗技术的形成、成熟和创新,推动了我国远程医疗事业的发展。

一、远程医疗概述

（一）远程医疗的概念

远程医疗是利用现代通信技术、现代电子技术和计算机及网络技术手段,完成各种医学信息的远程采集、传输、处理、存储和查询,从而实现对远地对象的检测、监护、诊断、教育、信息传递和管理等,旨在为医疗资源相对匮乏的边远地区和基层提供医疗服务。目前,远程医疗技术已经从最初的电视监护、电话远程诊断发展到利用高速网络进行数字、图像、语音的综合传输,并且实现了实时的语音和高清晰图像的交流,为现代医学的应用提供了更广阔的发展空间。

（二）远程医疗的组成

远程医疗系统主要由以下三个部分组成。

1. 医疗服务的提供者　即医疗服务源所在地,一般位于大城市的医疗中心,具有丰富的医学资源和诊疗经验。

2. 远地寻求医疗服务的需求方　可以是当地不具备足够医疗能力或条件的医疗机构,也可以是家庭患者。

3. 联系两者的通信网络和诊疗装置　其中通信网络可以包括普通电话网、无线通信网以及通信卫星网等;医疗装置包括计算机软硬件、诊疗仪器等。

二、远程医疗相关技术

远程医疗是建立在现代通信技术的基础之上。通信技术、计算机技术和医疗保健技术构成了远程医疗的三大支撑技术。

（一）远程医疗通信技术

远程医疗的信息传输可以依靠地面和卫星两种方式。地面方式包括普通电话线、ISDN、帧中继和光纤线路等。卫星传输大多又和地面传输方式相结合,形成天地合一的远程医疗网络。

1. 互联网　互联网对远程医学的推动作用是巨大的,在远程医学的早期阶段,人们对其相关知识了解和活动参与都是非常有限的,但是随着互联网在世界范围内爆炸性的发展,使国际组织、国家机构、研究机构、民间组织以及个人都积极参与其中。尤其是在数据共享方面发挥了非常巨大的作用。

2. 无线网络技术　无线通信是人们梦寐以求的技术,有了它进行数据交换时就不必受时间和空间的限制。目前的无线通信技术有:GPRS、CDMA、蓝牙、RFID 无线射频、Wi-Fi 等技术。

目前,第四代移动通信技术(4G)的网络得到了广泛的应用,信号覆盖率高、设备使用简单,通过移动终端可连接地面网和卫星网,不受地理条件限制,适合用于缺少有线网络的场景,如山区、灾害、事故及战场救援等。4G 技术能够对多种通信业务进行融合,使得数据、语音、视频等大量信息通过高带宽的信道进行传送。4G 系统实现全球统一的标准,在各类媒体、移动终端及网络之间能进行"无缝连接",支持不同模式的无线通信,为跨国远程会诊提供了通信基础。4G 移动通信技术的应用为远程医疗带来了质的飞跃,能够高速传送医学影像、开展多声道(多话音)的电话或视频会议等移动多媒体业务和宽带数据业务,并且随着 4G 移动通信网络的广泛覆盖,移动健康监护系统也逐步走入社区和家庭。

第五代移动通信技术 5G,是最新一代蜂窝移动通信技术,是 4G(LTE-A、WiMAX)、3G(UMTS、LTE)和 2G(GSM)系统的延伸,通过利用互联网网络的特点来实现出更科学更完善的通信能力。5G 技术接近 100% 的高可靠性、移动速度快的特点，能够满足医疗信息大数据量、高清晰度、零时延的通信要求，将促进远程医疗、可穿戴医疗设备、VR 大规模医学应用的快速发展。

Wi-Fi（Wireless Fidelity）全称无线宽带。802.11b 有时也被错误地标为 Wi-Fi，实际上 Wi-Fi 是无线局域网联盟（WLANA）的一个商标，该商标仅保障使用该商标的商品互相之间可以合作，与标准本身实际上没有关系。但是后来人们逐渐习惯用 Wi-Fi 来称呼 802.11b 协议。IEEE（电子和电气工程师协会）802.11b 无线网络规范是 IEEE 802.11 网络规范的变种，最高带宽为 11Mbps，在信号较弱或有干扰的情况下，带宽可调整为 5.5Mbps、2Mbps 和 1Mbps，带宽的自动调整，有效地保障了网络的稳定性和可靠性。Wi-Fi 网络的覆盖不需要再为专门的医疗设备设置专用网络，增加了患者的移动范围，方便了便携式医疗设备和移动医疗设备的应用，可以实时快速地提供患者连续的监控检查信息。

蓝牙（bluetooth）技术是一种短距离无线电技术，蓝牙技术能够有效地简化掌上电脑、笔记本电脑和移动电话手机等移动通信终端设备之间的通信，也能够成功地简化以上这些设备与因特网之间的通信，从而使这些现代通信设备与因特网之间的数据传输变得更加迅速高效，为无线通信拓宽道路。目前蓝牙技术在远程医疗监护系统中应该较为广泛，监护终端（如可穿戴医疗设备）可以通过蓝牙技术将采集到的医疗数据实时发送到智能手机等终端设备上，进行存储、分析、打印或者上传医疗服务信息中心。

（二）远程医疗音视频技术

多媒体信息主要包括图像、声音和文本 3 大类。远程医疗过程中产生的图像、视频、音频等信号的信息量之大是以往传统的应用所不能承受的。因此除了提高信息传输系统中软硬件的性能外，还必须采用合理的数据压缩算法，以实现在有限的带宽中及时准确地传输大量的数据。在远程医疗系统中，主要应用了 PEG 压缩算法和 H.264 压缩算法。

H.264 是国际标准化组织（International Organization for Standardization ISO）和国际电信联盟（International Telecommunication Union，ITU）共同提出的继 MPEG4 之后的新一代数字视频压缩格式。H.264 是 TUT 以 H.26x 系列为名称命名的视频编解码技术标准之一。其编解码流程主要包括 5 个部分：帧间和帧内预测、变换和反变换、量化和反量化、环路滤波、编码。H.264 标准的主要目标是：与其他现有的视频编码标准相比，在相同的带宽下提供更加优秀的图像质量。

远程医学活动中对视频图像的要求，基于一般视频会议系统又高于一般视频会议系统，它不仅要完成语音和图像交互，更重要的是它对数据交互的能力要求较高。一般的视频会议系统只要能够出色地完成视频和音频的交互和少量数据的传输就能满足大多数电视会议的需要；但在远程医学应用中，视频会议系统的数据交互的能力就显得格外重要。

远程医学活动中的数据应用能否实现，不但取决于视频会议终端设备（CODEC）的能力，而且取决于多点控制单元（MCU）的能力。由于 T.120 协议不支持多点控制设备（MCU）多级联动的数据传输，因此在进行数据交互时，只能采取一级 MCU 的组网方式。目前大多数视频会议设备都支持 T.120 数据传输协议，可以完成白板交互应用程序共享的数据应用。现在，有的视频会议设备还支持新的快速 T.120 协议，这将使数据信号的传输速度大大提高。

（三）临场感技术

临场感是对一个不真实环境产生一种在场的错觉。临场感技术是指通过操作者操控（或穿戴）的多传感器系统将操作者的运动和位置信息实时检测并作为控制指令送到远地机器人控制器中，另一方面通过在远地机器人上安装的多传感器系统将机器人和环境以及两者的交互信息（包括视觉、听觉、力觉、触觉等的信息）实时地检测并反馈到本地，生成关于远地环境映射的虚拟现实环境，从而以自然和真实的方式直接反馈给操作者的感觉器官，使操作者产生身临其境的感受,从而有效地感知环境及控制机器人完成复杂的任务。

临场感主要可分为力觉临场感、触觉临场感、视觉临场感、听觉临场感、嗅觉临场感与味觉临场感等多种形式。

在远程医疗服务过程中,临场感遥操作机器人手术成为近年来的研究和应用的热点。世界上第一个远程手术是 2001 年在美国和法国之间完成的,一套名为 ZEUS 的系统由美国的医生操作,为远在法国的一个患者实施了腹腔镜胆囊切除手术。时延问题是临场感遥操作机器人控制所面临的最主要问题。时延造成了临场感遥操作机器人的不稳定和难以操作。虚拟现实技术是解决大时延遥操作问题的重要手段。虚拟现实是利用电脑模拟产生一个三维空间的虚拟世界,提供使用者关于视觉、听觉、触觉等感官的模拟,让使用者如同身临其境一般,可以及时、没有限制地观察三度空间内的事物。利用虚拟现实技术建立临场感机器人及其环境,准确地虚拟预测仿真图形,可以使操作者在良好的人机界面条件下进行遥操作,有效解决大时延对临场感机器人的稳定性和可操作性的影响。

临场感技术作为最具实用价值的科技技术,已成为当前远程医疗研究的前沿和热点。

三、远程医疗应用

根据远程医疗的临床应用,可分为远程监护、远程会诊、远程诊断、远程教育和远程咨询等。

(一) 远程监护

远程监护是指运用自动化设备、计算机技术、移动终端等媒介将院外患者的生物学信息传输至监控中心,由专业人员分析后及时通知患者及相关人员并提供相应的医疗服务,实现患者与医护人员共同参与疾病的管理。一般来说,远程监护系统中用户设备比较简单,容易操作,例如数字血压仪、数字体温表、心电图仪或者可穿戴医疗设备等。

患者通过数据线、无线 Wi-Fi 或者移动通信网络将自己的血压、脉率、血氧饱和度、体重等数据,以及自己的异常迹象上传到医院相应站点,由医师对数据进行分析,做出诊断后,再将信息返回给患者。远程监护设备特别受到心脏病患者的欢迎,能够早期监测到异常心电图数据,尽早采取干预措施,大大降低心血管病发作的风险,同时持续不间断的监测让他们减少了对病情突然恶化的担忧。手术后在家恢复的患者通过远程监护设备采集重要的生理参数,并周期地将数据送往医院站点,接收医师给出康复指导意见,患者还可以通过双向远程监护通信和医护人员进行实时对话,得到更加清楚和可靠的指导信息。对残疾和老年人家庭远程监护以提高他们的日常生活的独立性和质量,是远程监护的另一个重要内容。

(二) 远程会诊

远程会诊是参加会诊的专家对患者的医学图像和初步的诊断结果进行交互式讨论,目的是给远地医生提供参考意见,帮助远地医生得出正确的诊断结果。在这个过程中,需要具有双向的同步音频和视频信号的视频会议系统,以支持专家间语言的和非语言的实时对话的重要工具。

我国各级医院临床申请外院进行远程医疗会诊的通行做法分为申请、批准、准备、实施等步骤,如图 8-1 所示。

1. 患者资料准备

(1)患者在提出申请会诊前须先由主管医师准备好会诊所需各项资料,并根据病种的分类和专科情况有所侧重。

(2)会诊资料内容按病史文字、临床检查和医学影像等次序编排。

(3)申请会诊医生要明确提出会诊目的和要求。

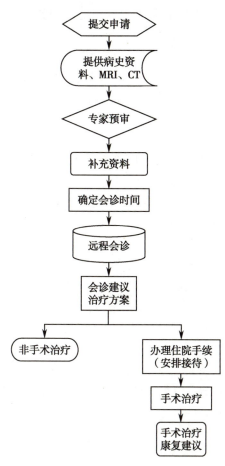

图 8-1　远程会诊流程图

2. 申请远程会诊　远程医疗会诊属院外异地会诊,通常应由主治医师根据临床需要向患者或患者家属建议,说明申请远程医疗会诊目的,征得患者或患者家属同意后,经科主任审签或经医务处(科)批准,由本单位远程医疗会诊站负责执行。本单位未设立远程医疗会诊站的,可通过当地其他医院有资质的远程医疗会诊站实施。远程医疗会诊中,医师需要向远程医疗会诊站递交会诊申请、病历摘要和有关的影像、图像等资料,再由远程医疗会诊站工作人员负责完成包括联系专家在内的远程会诊申请及远程病历的数字化制作工作。

3. 会诊前准备

(1)对申请会诊病历的预审:对于常规远程医疗会诊,为避免因会诊病例准备不充分,在有限的时间内不能获得预期会诊效果,会诊接受方工作人员对接到的申请会诊病历应进行初步预审,以保证所提供会诊资料的信息完整,质量可靠。急诊会诊往往因时间紧迫,远程电子病历常不能按规范要求进行准备,但重要的资料必须具备。

如发现会诊申请不规范或远程病历不规范的问题,应及时与申请方联系,提出补充或完善建议。申请方接到会诊建议后,应立即会同申请会诊医师完成远程病历的补充或完善。

(2)确定会诊专家和会诊时间:接受会诊申请的医院会诊中心在收到会诊申请及所需资料后,一般在 48h 内做出会诊安排,三个正常工作日内完成会诊,如因申请医院或患者坚持指定专家会诊而专家因故暂不能安排时间会诊时,申请医院或患者应考虑另选会诊医师或在病情许可时,预约等待。远程医疗会诊申请一旦被接受,会诊方人员应尽快与相关的会诊专家联系,以确定会诊时间。会诊时间一经确定,远程会诊时间与人员不得随意更改。

(3)做好资料的准备和设备的调试:会诊专家和会诊时间一经确定,会诊方应将该会诊列入远程医疗会诊执行计划表,并做好远程病历本地计算机存储。为方便会诊专家复习,应建立文件夹存储病历摘要 MicroSoft Word 文件,影像、图像 JPEG 文件,并打印包括病历摘要在内的制式化远程医疗会诊申请单,送交会诊专家。

申请方人员接到会诊通知后,应做好会诊前各项准备,包括通知申请会诊医师、患者与患者家属;检查系统设备,包括录像设备的准备等。如果是使用卫星通信作为远程会诊通信介质的工作站,必须预先完成卫星通信信道的使用权申请。

4. 执行远程会诊　远程医学工作人员有责任指导临床医师使用系统,并协助临床医师共同完成远程医疗会诊。

(1)接受会诊方工作人员应在正式会诊前 15min 将会诊病历摘要、影像、图像显示在桌面计算机上,供会诊专家或参加会诊的其他医师阅读。

(2)会议视频系统在远程会诊中是最重要的应用设备,双方工作人员应该按预定会诊时间提前连通建立视频通话,做好通信连接的准备工作。

(3)会诊主持人开始后,患者的主治医师汇报介绍简要病史、临床检查结果及当前所需会诊解决的主要几个问题。会诊专家直接询问患者主诉及症状,将与患者的主治医师及上级主任医师讨论分析病情。最后由会诊专家做出初步诊断、治疗方案。

(4)会诊结束后,会诊方工作人员应提供正式远程医疗会诊意见单,由会诊专家书写会诊意见。远程医疗会诊意见单经数字化扫描成 JPEG 文件,粘贴于专用会诊软件"会诊意见"栏,上传服务器。申请方工作人员于会诊结束后下载,并打印产生"远程治疗会诊意见单",送交申请会诊的经治医师存放于病历中,必要时可送交患者本人或患者家属。

(三)远程诊断

远程诊断是医生通过对远地患者的图像和其他信息进行分析作出诊断结果,即最后的诊断结论是由和患者处于不同地方的远地医生作出的。远程诊断对医学图像的要求较高,即要求经过远程医疗系统进行图像识别、压缩、处理和显示的医学图像不能有明显的失真。

远程诊断有同步(交互式)和异步两种形式。同步系统具有和远程会诊系统类似的视频会议和文件共享设备,但是要求更好的通信带宽和速度以支持交互式高质量图像和诊断结果的实时传输。异步的远程诊断系统基于存储转发机制,将患者的 X 片、CT 片、病理切片、心电图以及尿样、血液化验分析数据等的图像、视频、音频和文字诊疗信息组成多媒体电子邮件发送给专家,专家据此对患者的病情进行诊断,并将诊断结论发给相关的医护人员。

远程诊断系统对急救医学起到了非常重要的作用。面对突发性事件时,急救过程中可能遇到环境恶劣、路途遥远、伤情严重复杂、伤员多等众多困难。这些特点决定了它与平时的常规医疗模式不同,必须采取更快速高效的医疗模式,远程诊断正适应了这一需要。利用远程诊断系统专家能够提供及时、准确的医疗指导,对患者进行分类,做出伤情判别,危急患者先送抢救,轻伤患者留在当地处理,这样既合理使用了医疗资源,同时又为及时准确治疗赢得了时间。

(四)远程教育

远程教育系统采用视频的方式在通信网络上传输,其应用软件的功能灵活多样。

远程医疗系统不仅可以进行一对一或者多对一的远程会诊,同时还具有一点对多点广播功能,所以也适合远程医学教学的开展。比如,小医院的医生可以观看大医院著名医师的诊疗过程及手术实况的传播,场景真实、生动,如同身临其境,有利于医生素质地快速提高,而且大大缩短了教学双方的空间和时间距离。在这种多媒体远程教育系统中,使用的不仅仅是语言、文字和符号,还有图像、多媒体课件和视频信息,目的是使接受教育者通过多种感觉器官接受多种形式的信息,启动他们大脑的形象思维和逻辑思维,达到加深、加快理解的目的。

医疗卫生工作人员对各类医学信息的需求越来越大,利用远程教育系统,各个医院还可以共享病例个案、医学文献等资源,医疗卫生工作人员通过这个系统交流经验,互通有无。

(五)远程咨询

远程咨询系统的建立比较简单,可以设置热线电话,也可以建立医疗服务站点,提供给患者或者需要保健知识的人们。

远程咨询的内容包括在服务站点介绍医院装备设施、临床科室分类及特长,医师背景资料,病区情况,自我保健知识和常见疾病的预防、常用药的注意事项等。远程咨询系统便于大众了解健康知识,并对如何预防疾病提供咨询,还可以提供个性化服务等,便于患者足不出户就可以找到合适的医院和好的医师就诊,大大节省了患者的时间,尤其对出行不便的患者更加提供了方便。

第五节 移动医疗与医联体

健康医疗大数据涵盖人的整个生命周期,既包括个人健康,又涉及医药服务、疾病防控、健康保障、食品安全等养生保健等多方面数据的汇聚和聚合。当前进入了移动互联网时代，移动设备及物联网设备的普及使用，为移动医疗的应用带来条件基础。移动物联网产生了海量的健康医疗数据，这些健康医疗大数据对改进健康医疗服务模式，经济社会发展都有着重要的促进作用，是国家重要的基础性战略资源。健康医疗大数据的发展与应用将带来健康医疗模式的深刻变革，有利于提升健康医疗服务效率和质量，不断满足人民群众多层次、多样化的健康需求，为打造健康中国提供有力支撑。

一、可穿戴医疗概述

在"互联网+医疗"的大背景下智能手机、远程医疗、智慧医疗等新概念、新设备、新技术层出不穷，可穿戴医疗设备成为技术研发的热点。特别是进入 5G 时代，可穿戴医疗设备的应用将更加广阔。

（一）可穿戴医疗设备的定义

目前，可穿戴医疗设备（wearable devices）在国际上尚无较准确和完备的定义，国际公认的可穿戴设备认为具有如下特征："具有可移动性、可穿戴性、可持续性、简单操作性、可交互性"。可穿戴医疗设备是指把传感器、无线通信、多媒体等技术嵌入人们的眼镜、手表、手环、服饰及鞋袜等日常穿戴中，可以用紧体的佩戴方式测量各项体征。可穿戴医疗设备不但可以随时随地监测血糖、血压、心率、血氧含量、体温、呼吸频率等人体健康指标，还可用于各种疾病的治疗，如电离子透入贴片可以治疗头痛，智能眼镜可以帮助老年痴呆症患者唤起容易忘记的人和事，Google Glass 可以全程直播外科手术等。

（二）可穿戴设备的常见分类

目前市场上主要的可穿戴医疗设备形态各异，主要包括：智能眼镜、智能手表、智能腕带、智能跑鞋、智能戒指、智能臂环、智能腰带、智能头盔、智能纽扣等。其中，以手表、腕带最为常见，大多用于监测健康情况，如运动、睡眠、心率及周围环境相关参数等。此外，还有少数手环、腕带融入了先进技术，实现了基于光学传感器的血压水平与血液成分的监测。

按采集模式分类可以分为定时采集、需要时采集、不间断采集三种。这主要由用户需求与应用场景来决定。采集的数据主要有血压、心电、心率、呼吸、运动步数、卡路里等生理参数，血液、尿液、泪液、血红蛋白、白细胞等生化数据，身体各部位照片与便携式 B 超等影像数据。

按设备功能用途来分可分为健康监测、筛查、诊断、治疗、干预等多种。

（三）可穿戴医疗设备的特点

可穿戴医疗设备具有很多传统医疗设备所不具备的优势，首要特征是高速智能化、可移动性、无线化。传统的便携式医疗设备只能在接电状态下、固定的范围内正常运行，可穿戴医疗设备与其相比具有高度移动性，可在运转状态下实现便携，利用红外线、蓝牙、Wi-Fi、GPS 等技术手段使设备随患者任意移动，准确检测、记录、无线传输患者各项生理数据、生命体征和即时化验结果供医师参考。未来 10 年 5G 网络技术的应用覆盖，将极大改善传输效能，克服以往传输延迟、联通滞后的弊端，真正实现高速智能化以及动态监测，提供医疗诊断数据、远程病情监控。

二、可穿戴设备的临床应用

（一）各种慢性病监测

可穿戴医疗设备可以通过传感器采集人体的生理数据（如血糖、血压、心率、血氧含量、体温、呼吸频率等），并将数据无线传输至中央处理器（如小型手持式无线装置等，可在发生异常时发出警告信号），中央处理器再将数据发送至医疗中心，以便医生进行全面、专业、及时的分析和治疗。例如：血糖无创连续监测技术、血压无创连续监测技术、血氧无创连续监测技术。可穿戴医疗设备对血糖、血压、血氧等的监测数据不仅可以与智能手机相连，还可借助云存储技术将监测数据通过云端进行存储和分析，并和医院的病历系统和监控中心相连，有异常及时提供预警以及相应诊治意见。

（二）疾病治疗

可穿戴医疗设备除用于生命体征的检测外，还可用于疾病治疗。例如无创治疗技术，包括电疗、磁疗、超声疗法、透皮给药，都是近年来的研究热点，也是穿戴式治疗系统的重点发展方向。

（三）远程康复

不仅可以指导患者进行家庭康复，还可以扩大康复人群，减少就医压力，及时把控患者病情。

临床中常见的可穿戴医疗设备有连续血糖检测仪、心电图检测仪、脉搏血氧仪、血压检测仪、助听器、药物输送仪、除颤仪等。

国家政策对可穿戴医疗设备支持力度也在不断加大。伴随着"十三五"规划建议落地，"健康中国"正式上升到国家战略地位，"互联网+"将成为深化医改，推进"健康中国"建设的重要技术手段，同时也将有助于带动细分领域的可穿戴医疗设备进入快速发展期；与此同时，政策持续发力养老服务业，在此背景下，以老年慢性病为监控和管理对象的智能化诊疗设备、可穿戴医疗设备行业或将迎来发展春天。

三、移动医疗建设

如今移动医疗逐步被引入各个医院，给临床科室的工作流程带来了极大改变，推进了医院科室的工作，提高工作质量，创新出更优质的服务理念。医疗关乎健康，建设移动医疗的安全问题不容忽视。移动医疗建设应该遵循以下几个原则：

（一）顶层设计，资源共享

以构建全国移动医疗服务与监管体系为目标，从全局出发，统一规划，分层次、分阶段建设，政府主导，促进政策制定与落实，有效推动各级医疗机构间合作和医疗资源共享。

（二）统一标准，互联互通

依据已有或待发布的移动医疗标准规范建设或改造现有系统，摒除人为设置的技术限制与壁垒，建设开放体系，实现各级移动医疗系统之间信息、资源和业务的互联互通，为医疗资源全国范围内共享提供可靠条件。信息及系统安全是移动医疗系统的重要保障，必须方便实用、安全可靠。

（三）规范服务，强化监管

规范并优化现有移动医疗服务流程，不断扩大服务范围，并努力探索新的服务形式，逐渐形成"服务可及、管理规范、群众满意"的新的服务局面；建立并完善各级移动医疗系统建设及运营情况的政府监管机制，通过政策指引、行政监管等手段，确保各级移动医疗系统健康有序的发展。

（四）政府主导，多方参与

将移动医疗建设与管理任务纳入政府工作计划和考核指标中，设立专门的部门及人员负责相关工作，充分调动各方积极性，鼓励各种社会力量积极参与，引入市场运营机制，携手共同推进移动医疗的建设和应用。

（五）突出重点，建立示范

选择业务和基础较好的省份及医院重点建设移动医疗系统，有效缩短建设周期、减少重复投入和浪费。充分发挥其示范带头作用，为全国其他地区建设积累宝贵的经验，轻重缓急，逐步推进。

（六）稳步推进，鼓励创新

鼓励管理、机制、模式创新，积极探索建设经验，努力打造供全国参考的示范点、样板间，并将成功的建设模式向全国各省份及地区推广。各地区结合自身基础和定位，建设和完善现有系统，开展有重点有特色的移动医疗业务，最终形成全国统一的移动医疗服务与管理的新格局。

移动医疗可适用于智能医护、智能急救、社区病房、妇产保健、家庭保健、特种救援、养老院等各个医疗应用领域，其应用有助于提升医疗卫生管理与服务水平，引领医疗卫生领域相应技术革新，促进管理模式的创新，有利于医疗资源的合理有效配置。与传统医疗模式相比，移动医疗在空间与时间上均具备突出优势，通过移动医疗的应用，能实现用户和医院、医院和医院之间的信息远程传送与监控、医学救援、远程会诊、远程教育及交流等。随着我国移动互联网的迅速发展与普及，我国移动医疗市场必将具有十分广阔的前景。

四、医联体的建设

（一）概念

医联体是由不同级别、类别的医疗机构，通过纵向或横向医疗资源整合所形成的医疗机构联合组织。一般由一所三级医院联合若干所二级医院和社区卫生服务中心组成，目的是引导患者分层次就医。

（二）医联体的四种模式

根据《国务院办公厅关于推进医疗联合体建设和发展的指导意见》，医联体的四种模式分别为：城市医疗集团、县域医共体、跨区域专科联盟、远程医疗协作网。

1. **城市医疗集团** 以一家三级医院为牵头单位，联合若干城市二级医院、康复医院、护理院以及社区卫生服务中心，构建"1+X"医联体，纵向整合医疗资源，形成资源共享、分工协作的管理模式。

2. **县域医共体** 重点探索以"县医院为龙头，乡镇卫生院为枢纽，村卫生室为基础"的县乡一体化管理，并与乡村一体化有效衔接，充分发挥县医院的城乡纽带作用和县域龙头作用，形成县乡村医疗卫生机构分工协作机制，构建县乡村三级联动的县域医疗服务体系。

3. **跨区域专科联盟** 根据区域内医疗机构专科资源优势，以一所医疗机构特色专科为主，联合其他医疗机构相同专科技术力量，形成区域内若干特色专科中心，提升解决专科重大疾病的救治能力，形成补位发展模式。横向盘活现有医疗资源，突出专科特色。

4. **远程医疗协作网** 由牵头单位与基层、偏远和欠发达地区医疗机构建立远程医疗服务网络，提供远程医疗、远程教学、远程培训等服务，利用信息化手段促进资源纵向流动，提高优质医疗资源可及性和医疗服务整体效率。

（三）医联体的优势

我国存在卫生资源总量不足、结构不合理、分布不均衡、供给主体相对单一、基层服务能力薄弱等问题。医联体的建设有利于调整和优化医疗资源结构分布，促进医疗工作重心下移和资源下沉，提升医疗服务体系整体效能，更好地实施开展预约诊疗、双向转诊、远程医疗等服务，推进建立基层首诊、双向转诊、急慢分治、上下联动的分级诊疗模式，充分发挥各级医疗机构的功能，避免重复建设和重复服务，提高医疗卫生服务效率，为区域内居民提供疾病预防、诊断、治疗、康复、护理等一体化、连续性医疗服务(图 8-2)。

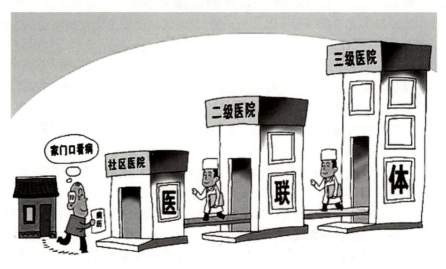

图 8-2　医联体内分级诊疗模式图

医联体的建设已成为国家新医改的发展方向之一,截至 2018 年,国家要求三级医院全部参与医联体建设,提出在全国县域内建设 500 个区域医共体,到 2020 年为止,所有二级医院和政府办基层医疗机构都要全部参与医联体建设。

(蔡永铭　谷凌雁)

第九章 程序设计基础

在前面的章节中,我们学习了一些常用软件的使用方法。这些软件虽然功能不同,但都是在程序(program)的控制下完成指定的任务。那么什么是程序,如何进行程序设计呢?程序设计(programming)是从实际问题出发,将解决实际问题的算法通过程序设计语言表达出来的创造性活动。程序设计能力是最重要的计算机应用能力之一。

Python 语言是当前最受欢迎的程序设计语言之一,具有简洁、优雅、易学易用和功能强大等特点,特别适合非计算机专业学生学习。因此,本章选择 Python 语言来介绍程序设计的基本方法,提高学生应用计算机分析和解决问题的能力,培养创新能力和计算思维能力,以便更好地服务于专业。

第一节 程序设计概述

一、程序设计的基本概念

(一)程序设计语言

程序是按照一定逻辑进行组织的指令序列的集合。编写程序需要使用程序设计语言,简称编程语言。编程语言从诞生起,经历了从机器语言、汇编语言到高级语言的发展过程。

机器语言直接使用二进制编码的机器指令来编写程序,机器语言程序能够直接被计算机硬件识别,具有运行速度快的优点,其缺点是编程效率极低。

汇编语言是使用助记符来表示机器指令的一种编程语言。使用汇编语言编写的程序称为汇编语言源程序。汇编语言源程序不能直接被计算机硬件识别,需要将其翻译为机器语言目标程序,才能被计算机硬件识别和执行,这种翻译过程称为汇编,通过汇编程序来完成。尽管汇编语言编程效率高于机器语言,但汇编语言和机器语言一样都直接操作计算机硬件,被称为低级语言,编程难度较大。

高级语言是接近人类自然语言的一种编程语言,其特点是编程效率高、简单易学,且程序的可读性和可维护性好。因此,在程序设计中广泛应用高级语言。

高级语言编写的程序称为高级语言源程序,源程序不能直接被计算机执行,需要将其翻译为机器指令才能执行,其翻译方式有两种:编译和解释。所谓编译,就是利用编译器将源程序的所有代码,一次性转换成可执行的目标程序。解释则是利用解释器对源程序逐条翻译和执行。程序的编译和解释执行过程如图 9-1 所示。

(二)算法与算法设计

1. 算法的概念 一个完整的程序通常包括代码和数据两部分,代码通过一定的算法(al-

241

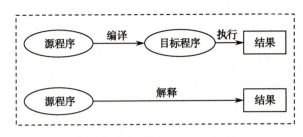

图 9-1　程序的编译和解释执行

gorithm)对数据进行加工处理。算法设计完成以后就不难编写出正确的程序。什么是算法呢? 算法就是解决一个问题的具体方法和步骤。

一个正确的算法通常具有以下特点:

(1)有限性:一个算法只能包含有限个操作步骤,并在有限的时间内完成。

(2)可行性:算法的每一个操作步骤能够在计算机上实现。

(3)确定性:算法的每个步骤都是明确的,其结果是确定的。

(4)输入:通常情况下,算法都具有输入。

(5)输出:算法的执行结果,通常情况下,算法都应该有输出。

2. 算法的设计

(1)三种基本结构:一个好的程序不但要求算法正确还要求算法具有良好的结构。结构化程序设计(structured programming)使用结构化算法(structured algorithm),将程序的控制结构分为三种基本结构:顺序结构、分支结构和循环结构。

1)顺序结构:按语句的先后顺序依次执行程序,如图 9-2A 所示,先执行语句块 A,再执行语句块 B。

2)分支结构:又称为选择结构,根据条件成立与否执行不同语句块。如图 9-2B 所示,如果条件 P 成立,执行语句块 A,否则执行语句块 B。

3)循环结构:在满足某个条件时重复不断地执行某个语句块,直到条件不满足时为止,如图 9-2C 所示。

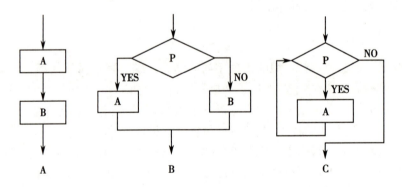

图 9-2　程序的三种基本结构

(2)结构化算法的设计原则:结构化算法设计的基本原则为自顶向下、逐步求精。所谓自顶向下、逐步求精,就是在解决一个复杂问题时,首先从全局出发,将一个复杂问题自上而下逐层分解为一系列简单的"功能模块",然后再对每一个"功能模块"逐步细化,最后设计出一个详尽的算法。

二、Python 概述

(一) Python 的产生和发展

Python 是一种简单易学而又功能强大的开源编程语言,它诞生于 1991 年,其作者是荷兰人 Guido van Rossum。

从诞生起,Python 经历了版本的不断更新,功能不断完善。Python 分为 Python 2. x 和 Python 3. x 两个系列,简称 Python 2 和 Python 3。Python 2 的第一个版本 Python 2.0 于 2000 年 10 月发布,直到 2010 年 7 月推出 Python 2.7,其主版本号不再升级。当前 Python 2 的最新版本为 2019 年 3 月发布的 Python 2.7.16。在 Python 3 方面,2008 年 12 月 Python 3.0.0 发布,经过不断升级,当前最新版本为 2019 年 7 月发布的 Python 3.7.4。由于 Python 3 在 Python 2 的基础上对语法进行了较大的改进,因此,Python 3 不兼容 Python 2。鉴于 Python 3 是 Python 发展的趋势,本书基于 Python 3 进行讲解。

(二) Python 的特点

Python 作为人工智能和大数据开发的最佳编程语言之一,已成为当前非常流行的编程语言,其主要特点有:

1. **开源免费**　Python 是一种开源免费软件,可以从 Python 官网自由下载后安装使用。

2. **语法简洁**　Python 是一种"简洁""优雅"的编程语言。Python 程序往往比其他语言编写的程序具有更少的代码量。

3. **可读性好**　Python 使用强制缩进的编程风格,程序排版非常规范,增强了程序的可读性。

4. **可移植性好**　Python 是一种解释型的脚本语言,Python 语言源程序可以不加修改地跨平台使用。

5. **可扩展性好**　Python 被称为"胶水性语言",提供了与其他语言的调用接口,能够轻松集成其他语言编写的程序模块,具有良好的扩展性。

6. **编程方式灵活**　Python 是面向对象的程序设计语言,同时也支持面向过程的编程方式。

7. **庞大的类库**　Python 不但具有丰富的标准库,而且还有庞大的第三方库,涵盖了程序设计的各个领域,提高了编程效率,降低了程序设计的门槛。

(三) Python 编程环境的搭建

1. **安装 Python**　Python 是一个开源的免费软件,可以在其官网上下载,如图 9-3 所示。

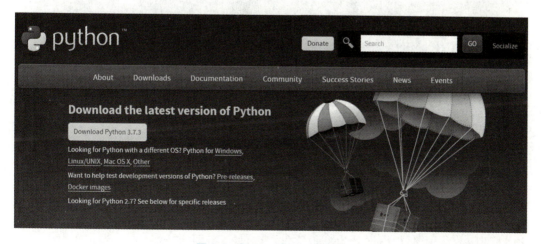

图 9-3　Python 官网下载页面

从图中可以看出,网站提供了 Window,Linux/Unix,Mac OS X 等不同操作系统的 Python 版本。用户可以根据操作系统的版本选择合适的 Python 版本,例如:若操作系统版本为 Windows (64-bit),则可以下载 Windows x86-64 executable installer,若操作系统版本为 Windows (32-bit),则应选择下载 Windows x86 executable installer。下面以 Python 3.6.5(64-bit)为例介绍

Python 的安装方法。

　　双击下载好的安装程序即可进入 Python 的安装界面,如图 9-4 所示。在该界面中,勾选图中"Add Path 3.6.5 to PATH",然后单击"Install NOW",即可完成 Python 的安装过程。Python 软件集成了 Python 解释器和 Python 集成开发环境(Python's integrated development environment,IDLE)。

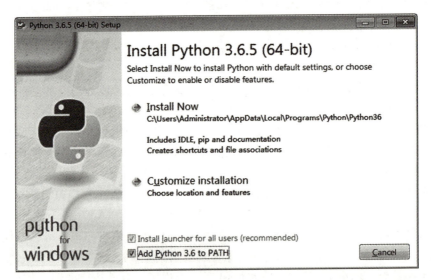

图 9-4　Python 的安装界面

2. Python 的启动和退出

　　(1)启动 Python 命令解释器:点击"开始→所有程序→Python 3.6→Python 3.6(64-bit)"即可打开 Python 解释器,出现 Python 命令行提示符>>>,如图 9-5 所示。在提示符下可以输入 Python 代码。

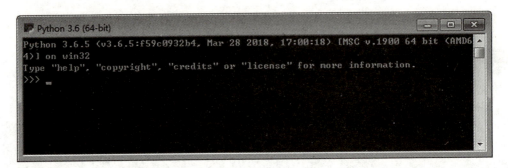

图 9-5　Python 解释器命令行

　　使用 Python 命令解释器只能逐条运行 Python 语句,若要编写完整的 Python 程序,可以使用 Python IDLE。

　　(2)启动 Python IDLE:点击"开始→所有程序→Python 3.6→IDLE(Python 3.6 64-bit)"打开 Python IDLE 命令窗口,出现 Python 命令行提示符>>>,如图 9-6 所示。在提示符下可以逐条运行 Python 语句,也可以通过"File-New File"新建程序文件。

　　Python IDLE 是 Python 集成的一个轻量级的集成开发环境,具有语法着色、自动缩进、语法提示等功能,如图 9-7 所示,并提供详细的帮助系统,如图 9-8 所示,适合初学者使用。

　　(3)退出 Python:在提示符下输入 exit()或 quit()即可。

3. Python 程序的运行方式　Python 程序的运行方式主要有两种:交互方式和程序方式。

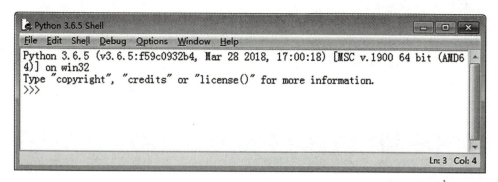

图 9-6 Python 集成开发环境

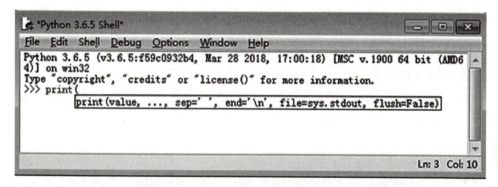

图 9-7 Python IDLE 的语法着色和提示功能

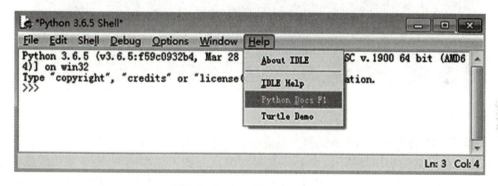

图 9-8 Python IDLE 帮助系统

（1）交互方式：在 Python 提示符下输入要执行的 Python 代码并回车。每输入一条代码，Python 马上返回该条代码的执行结果，如图 9-9 所示。这种"一问一答"的运行方式称为交互方式。交互方式的好处是代码输入后可以马上观察到相应的结果，便于发现代码的错误，缺点是效率低下，不能编写完整的程序。

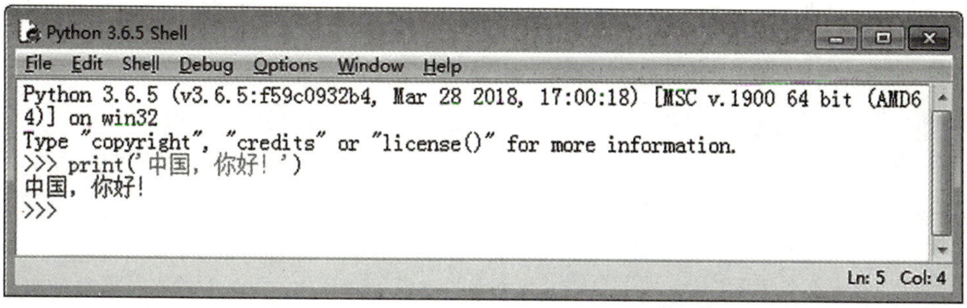

图 9-9 交互执行方式

245

（2）程序执行方式：利用文本编辑器将代码保存为 Python 源程序（默认扩展名为.py），然后直接执行该程序文件。在 Windows 下，程序执行方式通常有以下两种方法。

1）在 IDLE 中运行：如图 9-10 所示，点击"File-New File"打开程序编辑窗口，输入程序代码，输入完成后点击"File-Save"保存程序文件，然后点击"Run-Run Module"或者按下【F5】即可运行该程序文件。

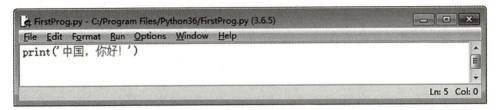

图 9-10　在 IDLE 中编辑程序

2）在操作系统提示符下运行程序：将图 9-10 所示的程序保存为：C:\FirstProg.py。若要在操作系统提示符下运行该程序，则点击"开始→所有程序→附件→命令提示符"进入操作系统提示符，然后输入"python c:\FirstProg.py"即可，如图 9-11 所示。

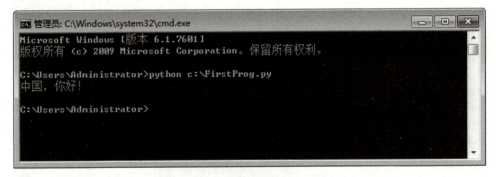

图 9-11　在操作系统提示符下运行程序

4. **第三方库的安装**　Python 的强大功能得益于它具有丰富的类库，以 Python 的自带模块和第三方库的形式供程序员使用。Python 启动时默认只调入基本模块，而其他功能放在标准模块中，需要使用时通过 import <模块名>导入后使用。而庞大的第三方库通过网站 https://pypi.org 维护。

要使用 Python 的某个第三方库，首先需要下载对应的软件包，然后安装并导入后才能使用。表 9-1 列出了一些常用的第三方库及其软件包安装方法。

表 9-1　常用的第三方库

名称	功能	安装命令
scipy	科学计算	pip install scipy
numpy	矩阵运算	pip install numpy
pandas	数据分析	pip install pandas
matplotlib	图形绘制	pip install matplotlib
requests	网页爬取	pip install requests
beautifulsoup	页面解析	pip install beautifulsoup
PIL	图像处理	pip install pillow

续表

名称	功能	安装命令
jieba	中文分词	pip install jieba
sklearn	机器学习	pip install sklearn
tensorflow	Google 的机器学习框架	pip install tensorflow
flask	轻量级 Web 开发框架	pip install falsk
django	Web 开发框架	pip install django
pygame	游戏开发	pip install pygame
pyinstaller	将源文件打包成可执行文件	pip install pyinstaller

安装 Python 第三方库的最简单方法是在操作系统提示符下输入 pip 命令在线安装。在安装的过程中,若要安装的库依赖于其他库,pip 命令也会自动一并安装。pip 命令的用法如下:

(1)pip install 库名 -i 网址:该命令的功能是从给定网址在线安装指定的第三方库。例如,使用以下命令:

pip install numpy

可从官网在线安装 numpy 库,如图 9-12 所示。

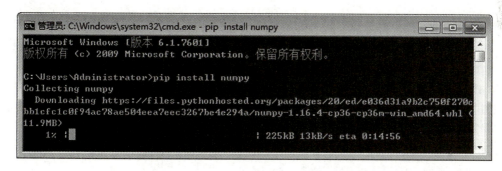

图 9-12　在线安装第三方库

从 https://pypi.org 安装第三方库速度较慢,为提高安装速度,可以选择从国内镜像网站在线安装。

若要在无网条件下安装第三方库,则可以先下载离线安装包,然后执行离线安装命令。例如,若要离线安装 numpy 库,则可先下载安装包 numpy-1.16.3-cp36-cp36m-win_amd64.whl,将其保存到本地硬盘(例如 D:\),然后在操作系统提示符下输入以下命令:

pip install d:\numpy-1.16.3-cp36-cp36m-win_amd64.whl

注意:下载后的文件不能更名,文件名中的"36"表示该软件包适用于 Python3.6 版本,"win_amd64"表示该软件包适用于 Windows(64-bit)。

(2)pip download 库名 -d 路径 -i 网址:该命令的功能是从给定网址下载指定的第三方库但暂不执行安装操作。

(3)pip list:显示已安装的第三方库。

(4)pip uninstall 库名:卸载指定的第三方库。

第二节　Python 的基础语法

首先,通过一个简单实例来对 Python 程序有一个初步认识。

例 9-1:输入边数,绘制一个边长为 100 的正多边形。

```python
# polygon. py
''' 程序的功能:绘制一个正多边形,边长为 100,从键盘输入边数 n,且 n 的值不能小于 3。'''
import turtle
n = int( input( "请输入多边形的边数:") )
if n<3:
    print( "边数不能小于 3!" )
else:
    for i in range( n) :
        turtle. fd( 100)
        turtle. left( 360/n)
    turtle. done( )
```

从上面的实例可以看出,一个 Python 程序通常由注释语句、库的导入、赋值语句、输入输出、函数调用和流程控制(包括分支语句和循环语句)等语法元素构成。

一、Python 程序的编程规范

1. **强制缩进**　Python 通过缩进来反应代码之间的层次关系。一个语句块所包含的多个连续语句必须具有相同的缩进,否则会出现语法错误。可以用 Tab 键或空格进行缩进,但二者不要混用。Python IDLE 具有自动缩进功能,默认缩进 4 个空格。

2. **注释**　程序中的说明性文本,通常用于对程序的功能或算法进行解释,提高程序的可读性和可维护性。在程序运行时,注释不会执行。在程序设计中合理添加注释是一个良好的编程习惯。

Python 程序中的注释有两种形式:

(1)单行注释:书写在"#"的后面。

(2)多行注释:书写在一对三引号之间。

3. **续行符**　在 Python 中,通常一行只书写一条语句。若要将多条语句书写在同一行,则语句之间应使用分号";"隔开。例如:

turtle. fd(100); turtle. left(360/n)

当一条语句太长在一行书写不完时,可以在行尾加上续行符"\",以便在下一行继续书写该条语句。例如:

print("Python is a simple and\

beautiful programming language. ")

4. **区分大小写**　Python 程序区分大小写,在编写程序时要特别注意不要混淆大小写。

5. **中英文**　Python 支持中文字符,但中文通常只出现在字符串或数据文件中。因此,Python 程序中的括号、逗号等表示语法要素的标点符号都要在英文状态下输入,否则会出现语法错误。

二、常量与变量

(一) 常量

常量(constant)是在程序运行过程中不发生改变的量。例如:

1. 12 和 81. 5 是数值型常量。

2. "Beijing"是字符串类型常量。

3. 布尔型常量,也称逻辑型常量,用于表示命题的真或假,有两个值:①True 表示逻辑真;②False 表示逻辑假。在 Python 中,True 存储为 1,False 存储为 0,属于整数类型的子类型。

(二) 变量

1. **变量**　变量(variable)是用于标识或引用对象的标识符。变量命名时应遵循以下规则:

(1)只能由字母、数字或下划线组成,且不能以数字开头。例如,a2 可以作为变量名,但 2a 不能作为变量名。

(2)变量名中不能出现空格。例如,Patient ID 为非法变量,而 Patient_ID 则为合法的变量。

(3)变量名区分大小写。例如,age 和 Age 是两个不同的变量。

(4)不能用 Python 的关键字作为变量名。Python 的关键字共有 33 个,在 Python 提示符下输入:import keyword; keyword. kwlist 这 2 条语句可以列出 Python 的关键字如下:

False,None,True,and,as,assert,break,class,continue,def,del,elif,else,except,finally,for, from,global,if,import,in,is,lambda,nonlocal,not,or,pass,raise,return,try,while,with,yield.

(5)变量命名不宜过长,尽量做到"见名知义"。

(6)用函数名作为变量名不会发生语法错误,但会导致函数丧失它原有的功能,直到 Python 关闭后重新启动。例如:

```
>>> abs(-3)            #abs 为绝对值函数,结果为 3
>>> abs=25             #将 abs 作为一个变量,不再是绝对值函数
>>> abs(-3)            #发生异常,重启 Python 后才能正常执行
```

2. 赋值语句

(1)赋值号"=":将"="右边的对象赋给左边的变量,建立变量和对象之间的引用关系。例如:

```
>>> x1 = 12.5          #将 12.5 赋给变量 x1
>>> x2 = "hello"       #将字符串"hello"赋给 x2
>>> x2 = x1            # x1 和 x2 引用同一个对象
>>> x1 is x2           #判断 x1 和 x2 是否引用同一个对象,结果为 True
```

在上面的例子中,当执行 x1 = 12.5 和 x2 = "hello" 这两个赋值语句后,变量的引用情况如图 9-13A 所示,当执行 x2 = x1 后,x1 和 x2 引用同一个对象,所以 x1 is x2 的结果为 True,如图 9-13B。

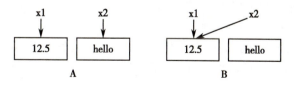

图 9-13　变量的赋值

需要注意的是,Python 中的函数也是对象,可以将函数名赋给变量。例如:

```
>>> f = abs           #将绝对值函数赋给 f
>>> abs(-3); f(-3)    #用两种方法求绝对值均可
```

(2)增量赋值:将运算符和赋值号结合起来实现先运算后赋值的操作,包括:+=、-=、* =、∕=、**=等。例如:

```
>>> x=2
>>> x+=5              #等价于 x=x+5
```

(3)同步赋值:将赋值号右边的多个值对应地赋给左边的多个变量。例如:

```
>>>a,b=1,2                    #将1,2分别赋给变量a和b
>>> a,b=b,a                   #交换a,b两个变量的值
```

实际上,使用这种赋值方式时,赋值语句两边的对象都是元组,即语句a,b=1,2的本质是(a,b)=(1,2)。有关元组的概念见本章第三节。

在Python中通过同步赋值操作只需要一个语句就完成了交换两个变量的值,而在其他编程语言中通常需要借助第三个变量才能实现,即:

```
>>>t=a; a=b; b=t
```

三、输入函数 input（ ）

该函数的功能是等待用户从键盘输入数据,函数的返回值为用户输入的内容,返回值类型为字符串,其格式为:

input([提示信息])

1. 执行时,首先在屏幕上显示提示信息,然后等待用户输入信息,并以字符串形式返回输入内容。

2. 上述格式中的中括号[ ]表示"提示信息"是可选项,在计算机书籍中描述语法格式时常用的一些符号及其含义如表9-2所示。

表9-2　语法格式描述中的常用符号及其含义

符号	含义
[ ]	[ ]中的内容为可选项
<>	<>中的内容为必选项
|	从|之前和之后的两项中选择一项
…	对前面的内容多次重复

需要注意的是,input( )函数的返回值是字符串类型,若要对返回值进行算术运算,可以使用float( )、int( )或eval( )函数进行类型转换。

四、输出函数 print（ ）

该函数的功能是按要求输出表达式的值,其格式为:

print(value,…,sep=" " ,end=" \n")

其中,value是要输出的数据,sep是在输出多个数据时,数据之间的分隔符,默认为空格,end表示数据输出完毕的结束符,默认为换行符。例如:

在图9-14中,语句print(1,2,3,end=" ")输出1,2,3时,数据之间采用空格分隔,输出后以空字符结尾,不换行;语句print(4,5,6,sep=";")输出4,5,6时,数据之间用分号分隔,输出后换行;语句print(7,8,9)输出7,8,9时,数据之间以空格进行分隔,输出结束后换行。

五、运算符和表达式

所谓表达式,就是通过运算符将常量、变量、函数等对象连接而成的式子。下面介绍算术运算符、关系运算符、逻辑运算符、成员测试运算符和对象身份比较运算符的用法。

（一）算术运算符

算术运算符的作用是进行算术运算,如表9-3所示。

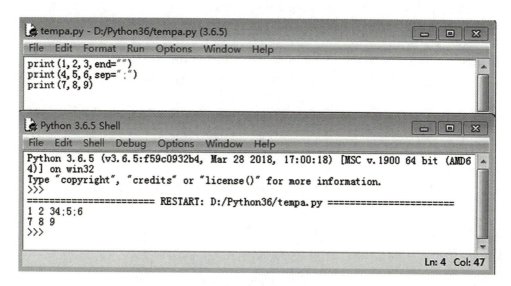

图 9-14　print 函数的用法

表 9-3　算术运算符

运算符	含义	优先级	举例
+	加号或正号	4	3+2 结果为 5
−	减号或负号	4	3-2 结果为 1
*	乘号	2	3*2 结果为 6
/	除号	2	3/2 结果为 1.5
**	乘方	1	2**3 结果为 8
//	整除	3	3//2 的结果为 1
%	求余数	3	3%2 结果为 1

（二）关系运算符

关系运算符的作用是对数据进行大小关系的比较,其结果为 True 或 False。Python 中的关系运算符如表 9-4 所示。

表 9-4　关系运算符

运算符	含义	举例
>	大于	5<3 结果为 False
>=	大于等于	5>=5 结果为 True
<	小于	"Li"<"Zhao" 结果为 True
<=	小于等于	True<=False 结果为 False
==	等于	True==1 结果为 True
!=	不等于	False!=0 结果为 False

注意:(1)字符的比较是按照字符的 Unicode 码的大小进行比较;(2)逻辑值 True 的值为 1,False 的值为 0,因此,True>False。

（三）逻辑运算符

逻辑运算包括 and(与)、or(或)、not(非),如表 9-5 所示。

表 9-5　逻辑运算符

运算符	用法	含义	优先级
and	x and y	当 x 和 y 均为 True 时,结果为 True,否则为 False	2
or	x or y	当 x 和 y 均为 False 时,结果为 False,否则为 True	2
not	not x	若 x 为 True,结果为 False,若 x 为 False,结果为 True	1

例如,判断变量 x 的值是否介于 60~80 之间的语句序列如下:

```
>>> x = 75
>>> 60<x<80                        #等价于(x>60) and (x<80),结果为 True。
```

（四）成员测试运算符

成员测试运算符用于测试一个对象是否是另一个对象的成员,包括 in 和 not in 两个运算符,如表 9-6 所示。

表 9-6　成员测试运算符

运算符	用法	含义
in	x in y	若 x 是 y 的成员,结果为 True,否则为 False
not in	x not in y	若 x 不是 y 的成员,结果为 True,否则为 False

例如,"sichuan" in "Sichuan University" 的结果为 False。

（五）对象身份比较运算符

对象身份比较运算符用于判断两个对象是否是同一个对象的引用,包括 is 和 is not 两个运算符,如表 9-7 所示。

表 9-7　对象身份比较运算符

运算符	用法	含义
is	x is y	若 x 和 y 引用同一个对象,结果为 True,否则为 False
is not	x is not y	若 x 和 y 不是引用同一个对象,结果为 True,否则为 False

例如,执行 x = 81.5;y = 81.5;z = x 这 3 个语句后,x is y 结果为 False,而 x is z 结果为 True。

需要注意的是,在上面介绍的几类运算中,运算优先级由高到低依次为:算术运算、成员测试或对象身份比较运算、关系运算、逻辑运算。当一个表达式中涉及多个运算符时,通过适当增加括号来提高程序的可读性是一种值得提倡的良好编程风格。

第三节　数 据 类 型

程序设计离不开数据,数据具有类型属性。在 Python 中,数据类型可分为基本类型和容器类型(也称组合类型)两大类,如图 9-15 所示。

容器类型数据由多个数据成员或数据元素构成,数据元素有顺序之分的称为序列,包括字符串、列表和元组。字典和集合中的元素都是无序的,故不属于序列。字典是 Python 中唯一的映射类型,它的数据元素由键和值两部分构成,称为键值对。利用字典可以通过键高效地查找到对应的值,因此,字典的键不允许重复。集合中不能有重复元素,分为可变集合和不可变集合两类。

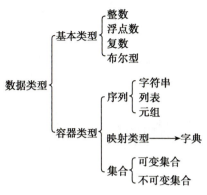

图 9-15　Python 的数据类型

一、数值型

（一）整数

整数（integer）有以下几种形式：

1. 十进制数　如 1,2,3 等。

2. 二进制数　以 0b 或 0B 作为前缀的整数，如 0b1011。

3. 八进制数　以 0o 或 0O 作为前缀的整数，如 0o27。

4. 十六进制数　以 0x 或 0X 作为前缀的整数，如 0x21,0x682D 等。

在 Python 中,整数类型数据没有位数限制,不会出现数据过大而溢出的现象。例如,在 Python 解释器中输入下面的表达式可以计算 2 的 10 000 次幂,结果有 3 011 位,而在其他编程语言中则会产生溢出。

>>>2 * *10000

（二）浮点数

浮点数（floating-point number）就是数学中的实数,由整数和小数两个部分构成,例如 1.35。当用科学计数法表示浮点数时,用字母 e 或 E 表示 10 的幂次,例如,2.3e3 的大小为 2 300.0。

需要注意的是,浮点数的大小有一定的范围限制,并具有一定的精度,在存储时可能产生舍入误差。因此,应避免对两个浮点数进行相等的比较。

（三）复数

复数（complex）由实部和虚部构成,在 Python 中,用 j 表示虚数单位。可以通过 real 和 imag 属性取得复数的实部和虚部,其类型为浮点型。例如：

>>>c1 = 3+4j

>>>print(c1. real,c1. imag)　#结果为 3.0　4.0

>>>type(x. real)　　　　　　#测试数据类型,结果为<class 'float'>

数值型数据常用的内置函数如表 9-8 所示。

表 9-8　数值型的常用内置函数

函数名	功能	举例
abs	取绝对值	abs(-3)结果为 3
pow	幂函数	pow(2,3)结果为 8
divmod	求商和余数	divmod(16,5)的结果为(3,1)
round	四舍五入	round(125.35,1)结果为 125.4
sum	求和	sum(1,2,3)结果为 6
max	求最大值	max(23,12,5)结果为 23
min	求最小值	min('a','b','c')结果为 'a'
float	将参数转换成浮点数	float("12.5")结果为 12.5
int	将参数转换成整数	int("12")结果为 12

二、序列

序列(sequence)是 Python 中的重要数据结构,包括字符串、列表和元组。此外,Python 的一些内置函数如 range()的返回值也是一种特殊序列。

(一) 字符串

字符串(str)是用定界符(包括单引号、双引号或三引号)引起来的 0 个或多个字符构成的一串文本。其中三引号就是 3 个连续的单引号。

1. 字符串的表示

(1)单引号和双引号只能表示单行字符串。例如:

>>> str1 = '中国北京'

(2)当单引号作为字符串中的一个字符时,应使用双引号作为定界符;当双引号作为字符串中的一个字符时,应使用单引号作为定界符。例如:

>>> str2 = "I am a teacher."

(3)表示多行字符串要用三引号。例如:

>>> str3 = '''Peking

University'''

>>> str3

'Peking\nUniversity'

>>> print(str3)

Peking

University

字符串中包含字符的个数称为字符串的长度。空格、水平制表符、垂直制表符、换行符等也是字符,称为空白字符;空白字符串含有若干空白字符,其长度不为 0。不包含任何字符的字符串称为空字符串,其长度为 0。

2. 转义字符　
Python 用转义字符来表示一些控制字符或特殊含义的字符。常见的转义字符如表 9-9 所示。

表 9-9　常用转义字符及其含义

字符	含义	字符	含义
\0	空字符	\"	双引号
\n	换行符	\'	单引号
\t	水平制表符	\\	\
\v	垂直制表符	\ooo	八进制数 ooo 对应的字符
\r	回车符	\xhh	十六进制数 hh 对应的字符

3. 原始字符串　
在 Python 中,当在表示字符串的引号前面加上字符"r"或"R"时,则取消字符"\"的转义功能,将其作为普通字符。例如:

>>> print('c:\windows\notepad.exe')　　　　#其中的"\n"表示换行符

c:\windows

otepad.exe

>>> print(r'c:\windows\notepad.exe')　　　　#其中的"\"表示普通字符

c:\windows\notepad.exe

4. 字符串的索引和切片　序列的一个重要特征就是构成序列的元素具有顺序,可以进行索引和切片操作。

（1）字符串的索引:字符串的索引操作就是从字符串中取出一个字符的操作,切片则是从字符串中取出多个字符。索引操作是切片操作的特殊形式。

在 Python 中,序列索引的编号方式有两种:从左到右,索引号从 0 开始依次递增;从右到左,索引号从 −1 开始依次递减,如图 9-16 所示。

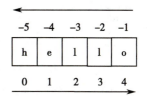

图 9-16　字符串的索引方式

（2）字符串切片:方法为 str[[begin]:[end]:[step]],其中,begin 为起始索引,end 为结束索引,step 为步长,切片范围包含 start 但不包含 end。例如:

```
>>> x = 'hello'
>>> x[0]                    #结果为 'h'
>>> x[-1]                   #结果为 'o'
>>> x[0:2]                  #结果为 'he',包含索引 0,不包含索引 2
>>> x[0:]                   #结果为 'hello',省略 end,切片到字符串末尾
>>> x[:]                    #结果为 'hello',省略 begin,从 0 开始切片
>>> x[::2]                  #结果为 'hlo',按步长进行切片
>>> x[::-1]                 #结果为 'olleh',步长为负,反向切片
>>> x[::-2]                 #结果为 'olh',反向间隔切片
```

需要注意的是,字符串是不可变对象,一旦创建就不能更改。例如:

```
>>> x = 'hello'
>>> x[0] = 'H'             #修改字符串对象的内容,系统将报错
>>> x = 'world'           #变量 x 原来引用 'hello',现在引用 'world'
```

5. 字符串的常用运算符(表 9-10)

表 9-10　字符串的常用运算符

用法	功能	举例
str1 + str2	连接 str1 和 str2	'中'+'国' 结果为 '中国'
str * n	将 str 重复 n 次	'ok' * 2 结果为 'okok'
x in s	若 x 是 s 的子串,结果为 True,否则为 False	'he' in 'hello' 结果为 True
x not in s	若 x 不是 s 的子串,结果为 True,否则为 False	'He' not in 'hello' 结果为 True

注意:字符串是不可变对象,字符串运算后不会改变原字符串的内容。

6. 常用内置函数(表 9-11)

表 9-11　字符串操作的常用内置函数

函数	功能	举例
len( )	字符串的长度	len('hello world')结果为 11
ord( )	返回字符的 Unicode 码	ord('A')结果为 65
chr( )	返回 Unicode 码对应的字符	chr(65)结果为 'A'
hex( )	返回整数的十六进制串表示	hex(11)结果为 '0xb'
oct( )	返回整数的八进制串表示	oct(11)结果为 '0o13'
str( )	其他类型转换成字符串	str(12)结果为 '12'

续表

函数	功能	举例
int( )	将数字字符串转换成整数	int('12')结果为 12
float( )	将数字字符串转换成浮点数	float('12.3')结果为 12.3
eval( )	将传入的字符串中的内容作为一个表达式并执行	eval('12')结果为 12
max( )	返回字符串中 Unicode 码最大的字符	max('hello world')结果为 'w'
min( )	返回字符串中 Unicode 码最小的字符	min('hello world')结果为 'e'

7. 字符串的方法　字符串的方法是字符串对象的内部函数。字符串是不可变对象,通过字符串的方法对字符串操作后将产生是一个新字符串,原字符串的内容不会发生变化。

（1）字符串的方法的调用格式为:s. <方法名>(参数)

其中,s 是待操作的字符串。字符串的常用方法如表 9-12 所示。

表 9-12　字符串的方法

方法	功能
s. capitalize( )	仅字符串 s 的首字符大写
s. center(width[,fillchar])	字符串 s 居中,width 为宽度,fillchar 为填充字符
s. count(sub[,start[,end]])	统计 sub 在 s[start:end]中出现的次数
s. endswith(suffix[,start[,end]])	判断 s[start:end]是否以 suffix 结尾
s. format( )	字符串的格式化
s. islower( )	判断字符串 s 中的字母是否为全小写
s. isupper( )	判断字符串 s 中的字母是否为全大写
s. isspace( )	判读字符串 s 是否为空白串
s. join(iterable)	用 s 将可迭代对象的元素连接成字符串
s. lower( )	将字符串 s 小写
s. replace(old,new[,count])	将字符串 s 中的 old 替换为 new,进行 count 次替换,省略 count 时,全部替换
s. split(sep=None,maxsplit=−1)	用 sep 作为分隔符将 s 切分成一个列表,进行 maxsplit 次切分,默认完全切分
s. startswith(prefix[,start[,end]])	判断 s[start,end]是否以 prefix 开头
s. strip([chars])	去掉字符串 s 首尾的 chars,默认去掉空白字符(包括换行符)
s. upper( )	将字符串 s 大写

例 9-2:字符串的常用操作。

```
>>> int('12.3')          #出错,只能转换为浮点数
>>> int(12.3)            #结果 12
>>> eval('12.3')         #结果为 12.3
>>> eval('[1,2,3]')      #结果为[1,2,3]
>>> eval('1,2,3')        #结果为(1,2,3)
>>> eval('2>=1')         #结果为 True
>>>s='hello world'
```

```
>>>s. capitalize( )            #结果为'Hello world',而 s 的值不变
>>> s. center(15,'*')          #结果为'**hello world**'
>>> s. count('o')              #结果为 2
>>> s. startswith('hell')      #结果为 True
>>> s. endswith('d')           #结果为 True
>>> s. islower( )              #结果为 True
>>> s. isspace( )              #结果为 False
>>> s. upper( )                #结果为'HELLO WORLD'
>>> s. replace('world','Python')  #结果为'hello Python'
>>>'      hello world        '. strip( )  #结果为'hello world'
>>> words = s. split( )        #words 为一个列表['hello','world']
>>>','. join(words)            #结果为'hello,world'
```

（2）字符串的格式化方法 format( )

格式为:字符串 . format(参数表)

功能:将字符串中的占位符(用大括号{}表示)替换为参数表中的对应参数,返回替换后的新字符串。占位符的格式为:{参数索引号[:[[fill]align][sign][width][group][. precision][type]]},含义如表 9-13 所示。

表 9-13　字符串格式化方法中的常用格式说明符

符号	含义
参数索引号	若"{}"中指定了参数索引号,则系统用索引号指定的参数替换占位符,否则根据位置对应关系用参数替换占位符
:	格式说明符的开始标记
fill	若数据的实际位数小于指定宽度,则用 fill 作为填充字符
align	对齐方式,"<"表示左对齐,">"表示右对齐,"^"表示居中
sign	"+"表示显示正负号;"-"表示只显示负号;空格表示正数显示空格,负数显示负号
width	数据显示位数
group	千分位分隔符
precision	小数位数
type	s 表示字符串,b 表示二进制,o 表示八进制,x/X 表示十六进制,e/E 表示用指数表示,f/F 表示用浮点数表示,%表示用百分数表示

例 9-3:字符串的格式化方法。

```
>>> print('{}的省会是{}'. format('四川','成都'))
四川的省会是成都
>>> print('{1}的省会是{0}'. format('成都','四川'))
四川的省会是成都
>>> print("{}乘以{}的结果为{}". format(123. 56,8,123. 56*18))
123. 56 乘以 8 的结果为 222 4. 08
>>>"{0}乘以{1}的结果为{2:*>+10,. 1f}". format(123. 56,8,123. 56*18)
'123. 56 乘以 8 的结果为 **+2,224. 1'
>>>"{}乘以{}的结果为{:*>+10,. 1f}". format(123. 56,8,123. 56*18)
'123. 56 乘以 8 的结果为 **+2,224. 1'
```

（二）列表

列表(list)是 Python 中的一种非常重要的数据类型。列表属于序列类型,可以进行索引和切片操作。列表中的元素可以是任意类型的对象。例如数值型、字符串、列表等,甚至可以是自定义数据类型,并且列表中的各元素可以为不同类型。列表是可变对象,创建之后还可以进行增加、删除或更换其中的元素等操作。因此,列表是 Python 中使用最灵活的数据类型。在 Python 中,用中括号[ ]表示列表。

1. 列表的创建 可以通过[ ]或 list( )函数创建列表。例如:

```
>>> list1 = [ ]                          #创建空列表
>>> list2 = list( )                      #创建空列表
>>> list3 = [ "1" ,"Zhang" ,85,79]        #列表中各元素的类型可以不同
>>> list4 = [[88,95],[83,78],[77,69],[93,72]]   #二维列表
>>> list5 = list((10,20,30))             #将元组转换为列表,元组的概念稍后介绍
>>> list({10,20,30})                     #将集合转换为列表,集合的概念稍后介绍
>>> list(range(5))                       #将 range 对象转换为列表[0,1,2,3,4]
>>> list(range(1,10,2))                  #将 range 对象转换为列表[1,3,5,7,9]
```

2. 列表的操作 列表的常用操作包括连接、重复、求长度、成员运算、身份比较运算、索引和切片、反转、排序,其操作方法与字符串类似。

例 9-4:列表的基本操作。

```
>>> list1 = [10,20,30]
>>> print(len(list1))                    #结果为 3
>>> print(max(list1),min(list1))         #结果为 30 10
>>> print(list1 * 2)                     #结果为[10,20,30,10,20,30]
>>> print(10 in list1)                   #结果为 True
>>> list2 = [40,50,60]
>>> print(list1+list2)                   #结果为[10,20,30,40,50,60]
>>> student = ['1','Zhanghua','male',18]
>>> student[1]                           #结果为 'Zhanghua'
>>> student[0:-1]                        #结果为['1','Zhanghua','male']
>>> student[1][0:5]                      #结果为 'Zhang'
>>> student[1] = 'Lihua'                 #student 为['1',' Lihua','male',18]
>>> student[1:3] = [ ]                   #student 为['1',18]
>>> stu = student                        #stu 和 student 引用同一个列表
>>> student[1] = 19                      #student 为['1',19]
>>> print(stu)                           #stu 也为['1',19]
```

用 reversed( )函数可以返回列表中的元素反转后的结果,用 sorted( )函数可以返回对列表中的元素排序后的结果,这两个函数都不是对列表自身的操作,因此,操作后列表自身不会变化,而是将操作结果以一个可迭代的新对象返回,通过 list 可以将新对象转换成列表。例如:

```
>>>list3 = [85,62,90,72,68]
>>>print(list(reversed(list3)))          #结果为[68,72,90,62,85]
>>>print(sorted(list3))                  #结果为[62,68,72,85,90]
```

3. 列表的方法 列表是可变对象,列表创建以后还可以对其进行修改。因此,列表的方法是对列表自身的操作。列表的主要方法如下:

　　(1)append(obj)方法:在列表的尾部添加一个元素obj。该方法一次只能添加一个元素。例如:

```
>>> student = ['1','Zhanghua']
>>> student. append('male')              #结果为['1','Zhanghua','male']
>>> student. append(93,88)               #错误,一次只能添加一个元素
>>> student. append([93,88])             #结果为['1','Zhanghua','male',[93,88]]
```

　　(2)extend(iterable)方法:将可迭代对象iterable中的元素追加到另一个列表的尾部,实现两个序列的连接操作。例如:

```
>>> list1 = [1,2,3]
>>> list1. extend([4,5,6])
>>> print(list1)                         #结果为[1,2,3,4,5,6]
```

　　(3)insert(index,obj)方法:在列表的index前面插入元素obj。例如:

```
>>> list1 = [1,2,3]
>>> list1. insert(2,10)
>>> print(list1)                         #结果为[1,2,10,3]
```

　　(4)pop([index])方法:删除列表中索引号为index的元素,并返回它的值,若没有指定索引,则删除末尾元素。

　　(5)remove(value)方法:删除列表中的指定元素value,若元素不存在则产生异常。

　　(6)del list[index]:删除列表中索引为index的元素。例如:

```
>>> list1 = [1,2,3,4,5]
>>> list1. pop()                         #删除并返回最后一个元素5
>>> list1. pop(0)                        #删除并返回第一个元素1
>>> list1. remove(2)                     #删除元素2
>>> print(list1)                         #结果为[3,4]
>>> del list1[0]                         #执行后list1为[4]
```

　　(7)count(value)方法:统计列表中指定元素value出现的次数。例如:

```
>>> [1,2,1,3]. count(1)                  #结果为2
```

　　(8)index(x)方法:返回x在列表中的索引。例如:

```
>>> list1 = [1,2,3,4,5]
>>> list1. index(3)                      #结果为2
```

　　(9)reverse()方法:反转列表中元素的顺序。例如:

```
>>> list1 = [1,2,3,4,5]
>>> list1. reverse()
>>> print(list1)                         #结果为[5,4,3,2,1]
```

　　(10)sort(key=None,reverse=False)方法:对列表中的元素排序,并对列表自身进行修改。其中,reverse表示是否进行降序排列,默认为升序排列;key为排序准则,其用法为:

　　1)默认值为None,表示根据各元素值的大小进行排序。

　　2)该参数若指定为一个函数名,则用指定的函数作用于列表的每一个元素,然后根据作用后的函数值进行排序。

　　需要注意的是,序列对象也可以用Python的内置函数sorted()进行排序,排序后原序列不变,排序结果形成一个新对象。

　　例9-5:列表方法sort()和Python内置函数sorted()的用法。

```
>>> words = ['python','programming','is','simple']
```

```
>>> print(list(sorted(words,key=len,reverse=True)))
>>> print(words)                                    #结果为['python','programming','is','simple']
>>> words. sort(key=len,reverse=True)
>>> print(words)                                    #结果为['programming','python','simple','is']
```

(11) list[[start]:[end]:[step]]:索引和切片操作,用法与字符串的索引和切片类似。

（三）元组

元组(tuple)也是一种序列,具有序列的共有操作,但与列表不同的是,元组是不可变对象,一旦创建就不能对其更改。元组用( )表示,其中的各元素之间用逗号分隔,括号可以省略。

1. 元组的创建　可以用( )或 tuple( )函数来创建元组。例如:

```
>>>tuple1=( )
>>>tuple2=(100,200,300)
>>>tuple3=100,200,300
```

需要注意的是,当元组中只有一个元素时,元素后面必须加上逗号。例如:

```
>>>tuple4=(100,)                        #也可以写成 tuple4=100,
>>>tuple5=tuple('hello')                #tuple5 为('h','e','l','l','o')
>>>tuple6=tuple([100,200,300])          #tuple6 为(100,200,300)
>>>tuple(range(5))                      #结果为(0,1,2,3,4)
>>>tuple({100,200,300})                 #结果为(100,200,300)
```

2. 元组的操作　元组是序列,可以进行序列的共有操作,用法与列表类似。但由于元组是不可变对象,因此,不能对元组进行增加、删除、修改元素等操作。

(1) 索引和切片:用法同字符串和列表。例如:

```
>>>tuple1=(12,83,25,25,46)
>>>tuple1[::2]                          #结果为(12,25,46)
>>>tuple1[-1]=96                        #出错,元组为不可变对象,一旦创建则不可修改
```

(2) index(x)方法:用法同字符串和列表。例如:

```
>>>tuple1. index(83)                    #结果为1
```

(3) count(x)方法:用法同字符串和列表。例如:

```
>>>tuple1. count(25)                    #结果为2
```

(4) sorted( )函数:用法同字符串和列表,对元组排序将产生一个新对象,新对象为一个可迭代对象,原来的元组不发生变化。例如:

```
>>> age=(99,21,35,47,83])
>>> list(sorted(age,reverse=True))      #结果为[99,83,47,35,21]
```

(5) list( )函数:将元组转换成列表。例如 list((1,2,3))的结果为[1,2,3]

(6) set( )函数:将元组转换成集合。例如 set((1,2,3))的结果为{1,2,3}

(7) str( )函数:将元组转换成字符串。例如 str((1,2,3))的结果为'(1,2,3)'

（四）特殊序列

1. range 对象　range 对象是由 Python 的内置函数 range( )产生的一个整数范围,可视为一个不可变序列。Python 不会直接生成 range 对象中的所有元素,避免了直接存储所有元素带来的内存开销。这是 range 对象与普通整数序列的主要区别。

range 对象通常用在遍历循环结构中用于控制循环次数。使用 list( )函数可以将 range 对象转换成普通列表。

range( )函数的格式如下:

（1）range（start，end，step＝1）：产生一个整数序列，其中 start 为整数序列的起始值，end 为整数序列的终值，包含起始值但不包含终值；step 为步长，默认为1。

（2）range（end）：产生一个整数序列，序列起始值为0，终值为 end，包含0但不包含 end。

下面给出几个实例来说明 range（）函数的用法。

```
>>> range(10)                    #结果为range(0,10)
>>> list(range(10))              #结果为[0,1,2,3,4,5,6,7,8,9]
>>> list(range(1,10,2))          #结果为[1,3,5,7,9]
>>> list(range(10,1,-2))         #结果为[10,8,6,4,2]
```

2. **列表推导式**　列表推导式是通过表达式来创建列表的一种特殊方法。下面给出几个列表推导式的实例。

```
>>> [x**2 for x in [0,1,2]]                     #结果为[0,1,4]
>>> [x**2 for x in range(3)]                    #结果为[0,1,4]
>>> [x**2 for x in range(3) if x%2==0]          #结果为[0,4]
>>> [x**2 if x%2==0 else -x**2 for x in range(3)]   #结果为[0,-1,4]
>>> [i+j for i in 'ab' for j in 'cd']           #结果为['ac','ad','bc','bd']
```

3. **生成器**　使用列表推导式创建列表时，系统将直接生成列表中的全部元素。若将方括号改成圆括号，则列表推导式就变成了生成器。生成器定义了一种数据生成算法，但并不马上生成所有元素，而是在实际使用数据时才逐个生成，可以节省内存开销，提高运行速度。因此，在大数据环境下尽量使用生成器而不是推导式。例如：

```
>>> (x**2 for x in range(10))
<generator object <genexpr> at 0x0000000002EF8BF8>
>>> list((x**2 for x in range(10)))
[0,1,4,9,16,25,36,49,64,81]
```

除了上面的方法定义生成器外，还可以使用生成器函数来定义生成器，感兴趣的读者可参考相关书籍。

三、字典

字典（dict）是 Python 中唯一的映射类型，它是以键值对（key：value）的形式来进行数据组织以便快速进行数据定位的一种数据类型。Python 用｛｝表示字典，其中的元素为键值对。字典具有以下特点：字典中的键具有唯一性，通过键可以索引对应的值；字典中的键只能是不可变对象，包括数字、字符串和元组，不能是列表；字典的值可以是任意数据类型；字典中的数据元素没有顺序。

（一）字典的创建

字典可以通过｛｝或 dict（）函数来创建，例如：

```
>>> dt1={}
>>> dt2={'a':1,'b':2}
>>>dict(a=1,b=2)
>>>dict((['a',1],['b',2]))
>>>dict([['a',1],['b',2]])
>>>dict([('a',1),('b',2)])
>>>dict((('a',1),('b',2)))
```

（二）字典的操作

1. dict[k]　访问字典中的数据元素,若字典中不存在键 k 则产生异常。例如:

```
>>> dt1 = {}                         #创建一个空字典
>>> dt1['a'] = 10                    #向字典中增加一个键值对
>>> dt1['a'] = 100                   #修改字典中的键值对
```

2. dict.get(k[,d])　若字典中存在键 k,则返回 dict[k],否则返回 d。例如:

```
>>> dt1 = {'a':1,'b':2}
>>> dt1.get('a',0)                   #返回值为 1
>>> dt1.get('c',0)                   #返回值为 0
>>> dt1['c']                         #出现异常
```

需要注意的是,当字典中不存在键 k 时,dict[k]将产生异常,因此,对字典的访问建议使用 dict.get(k[,d])方法。

3. dict.keys()　返回由字典中全部键构成的可迭代对象。

4. dict.values()　返回由字典中的全部值构成的可迭代对象。

5. dict.items()　返回由字典中的全部键值对构成的可迭代对象,其中的每个元素为二元组。

上面三个方法的返回对象均为可迭代对象,可以用 list 将返回的结果转换成列表,也可以用 for 循环对返回的结果进行遍历。例如:

```
>>> dt1 = {'a': 1,'b':2}
>>> dt1.keys()                       #结果为 dict_keys(['a','b'])
>>> list(dt1.keys())                 #结果为列表['a','b']
>>> dt1.values()                     #结果为 dict_values([1,2])
>>> list(dt1.values())               #结果为列表[1,2]
>>> dt1.items()                      #结果为 dict_items([('a',1),('b',2)])
>>> list(dt1.items())                #结果为列表[('a',1),('b',2)]
```

6. dict.pop(k[,d])　从字典中删除键 k 并返回该键对应的值,若字典中不存在键 k,则返回 d,若没有指定 d,则产生异常。

7. dict.popitem()　从字典中删除一个键值对并以二元组(key,value)的形式返回该键值对。若字典为空字典,则产生异常。

8. del dict[k]　删除字典中的键 k。

9. dict.clear()　清空字典。

四、集合

Python 中的集合(set)是由不可变对象组成的一种无序的数据类型,集合用{}表示。具有以下特点:

1. 集合中的元素只能是不可变对象,包括数值,字符串或元组。列表不能作为集合的元素。

2. 集合中的元素具有唯一性。可以用 set()函数将列表或元组转换成集合达到去重的目的。

3. 集合中的元素具有无序性。

4. 集合中的各元素可以是不同的类型。

集合分为可变集合和不可变集合两类,不可变集合是不可变对象,用 frozenset()函数创建,一旦创建就不能更改。

（一）集合的创建

集合可以通过{}或 set 函数来创建。例如:

>>> s1 = set( )	#创建空集
>>> {1,2,2,3}	#集合中无重复元素,结果为{1,2,3}
>>> s2 = {1,2,'hello',(3,4)}	#集合中的元素可以为不同类型
>>> s3 = {1,2,[3,4]}	#错误,列表不能作为集合中的元素
>>>set('hello')	#字符串转换成集合,结果为{'l','h','o','e'}
>>> set([1,2,3,2])	#列表转换成集合,结果为{1,2,3}
>>> set((1,2,3,2))	#元组转换成集合,结果为{1,2,3}
>>>frozenset({1,2,3})	#结果为 frozenset({1,2,3})

（二）集合的操作

1. 集合的运算　Python 中集合的运算与数学中的概念类似,常用运算符如表 9-14 所示。

表 9-14　集合的运算符

运算符	功能	运算符	功能
in	属于	>	包含
not in	不属于	>=	真包含
==	集合相等	&	交集
!=	集合不相等	|	并集
<	真包含于	–	差集
<=	包含于		

2. 集合的方法　集合之间的运算也可以通过集合的方法来实现,集合的常用方法如表 9-15 所示,其中带有"＊"的方法是可变集合特有的,不可变集合没有这些方法。

表 9-15　集合的主要方法

方法	功能
s. issubset(t)	判断 s 是否为 t 的子集
s. issuperset(t)	判断 t 是否为 s 的子集
s. union(t)	s 和 t 的并集
s. intersection(t)	s 和 t 的交集
s. difference(t)	s 和 t 的差集
s. copy( )	复制集合 s 后的副本
s. add(element) ＊	在 s 中增加元素 element
s. remove(element) ＊	删除 s 中的元素 element,若不存在此元素则产生异常
s. discard(element) ＊	删除 s 中的元素 element,若不存在此元素则忽略
s. pop( ) ＊	删除 s 中的一个元素,并返回该元素
s. clear( ) ＊	清空集合中的所有元素
s. update(t) ＊	修改 s,使其为 s 和 t 的并集
s. intersection_update(t) ＊	修改 s,使其为 s 和 t 的交集

下面对 Python 中数据类型的特点和相互转换做一个总结,如表 9-16 和表 9-17 所示。

表 9-16　Python 数据类型的特点

类型	构成元素	重复元素	有序性	是否可变	索引	切片
字符串	字符	允许	有序	不可变	能	能
列表	任意类型	允许	有序	可变	能	能
元组	任意类型	允许	有序	不可变	能	能
字典	键值对	不允许	无序	可变	能	不能
集合	不可变对象	不允许	无序	有可变集合和不可变集合之分	不能	不能

表 9-17　数据类型间的转换函数

类型	整数	浮点数	复数	布尔值	字符串	列表	元组	字典	集合
整数		float	complex	bool	str				
浮点数	int		complex	bool	str				
复数				bool	str				
布尔值					str				
字符串	int	float		bool	str	list	tuple		set
列表				bool	str		tuple	dict	set
元组				bool	str	list		dict	set
字典				bool	str	list	tuple		set
集合				bool	str	list	tuple	dict	

第四节　控制结构

结构化程序设计的三种基本结构是:顺序结构、分支结构和循环结构。顺序结构按照代码的先后顺序依次执行,本节主要介绍分支结构和循环结构。

一、分支结构

分支结构是根据条件判断的结果来控制程序执行不同分支的一种程序流程控制结构。在 Python 中,通过 if 语句来实现分支结构。

（一）单分支语句

单分支语句的基本格式为:

if　条件表达式:

　　<语句块>

其中,条件表达式的值有两种情况:True 表示逻辑真,即条件成立,False 表示逻辑假,即条件不成立。在 Python 中,条件表达式为 0 或空值(如空字符串、空列表、空元组等)也视为 False,而非 0 或非空值视为 True。

<语句块>可以包含一条或多条语句,其中的语句在逻辑上是一个整体,必须具有相同的

缩进。

程序执行时,首先计算条件表达式的值,若结果为 True,则执行语句块中的语句,否则不执行。程序的执行流程如图 9-17 所示。

例 9-6: 从键盘输入学生成绩,若成绩高于或等于 60 分,则输出"通过!"。程序代码为:

score＝eval(input("请输入分数:"))

if score＞＝60:

　　print("通过!")

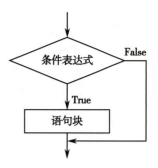

图 9-17　单分支语句流程图

上述程序虽然能够正确运行,但是当输入的成绩低于 60 分时,程序不会输出任何信息。事实上,无论条件是否满足都应该有输出才是一个好的程序,即当条件判断的结果为 True 时执行某个语句块,而条件判断的结果为 False 时,则执行另外一个语句块,这就是双分支结构。

(二)　双分支语句

双分支语句的格式为:

if　条件表达式:

　　<语句块 1>

else:

　　<语句块 2>

程序执行时,首先计算条件表达式的值,若结果为 True,则执行语句块 1 中的语句,否则执行语句块 2 中的语句。程序的执行流程如图 9-18 所示。

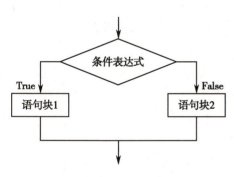

图 9-18　双分支语句流程图

例 9-7: 从键盘输入学生成绩,若成绩高于或等于 60 分,则输出"通过!",否则输出"未通过!"。程序代码为:

　　score＝eval(input("请输入分数:"))

　　if score＞＝60:

　　　　print("通过!")

　　else:

　　　　print("未通过!")

(三)　多分支语句

多分支语句的格式为:

if　条件表达式 1:

　　<语句块 1>

elif　条件表达式 2:

　　<语句块 2>

…

elif　条件表达式 n:

　　<语句块 n>

else:

　　<语句块 n+1>

程序执行时,依次计算各条件表达式的值,若某个条件表达式的结果为 True,则执行该条件表达式对应的语句块,若所有条件表达式的结果均为 False,则执行 else 子句对应的语句块。程序的执行流程如图 9-19 所示。

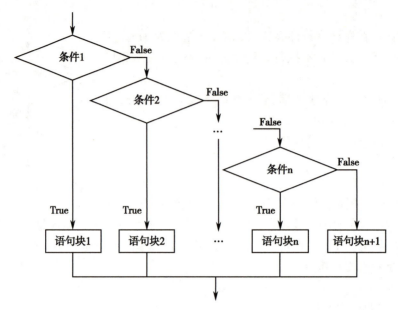

图 9-19　多分支语句流程图

例 9-8:从键盘输入学生的成绩,根据表 9-18 所示的评定标准输出学生成绩等级。

表 9-18　学生成绩等级评定标准

分数	0≤分数<60	60≤分数<70	70≤分数<90	分数≥ 90
等级	没通过	通过	良好	优秀

该问题的分支情况超过两种,适合使用多分支语句来编程,程序代码如下:

```
score＝eval(input("请输入分数:"))
if score<0 or score>100:
    print("成绩输入有误!")
elif 0<＝score<60:
    print("没通过")
elif score<70:
    print("通过")
elif score<90:
    print("良好")
else:
    print("优秀")
```

(四) if 语句的嵌套

一个 if 语句中可以嵌入另外一个 if 语句,称为 if 语句的嵌套。例如:

```
if 表达式 1:
    if 表达式 2
        <语句块 2_1>
    else:
        <语句块 2_2>
else:
    if 表达式 3
```

```
                <语句块 3_1>
        else：
                <语句块 3_2>
```

程序执行时,首先计算表达式 1 的值,若结果为 True,则执行内嵌的 if 语句,否则,执行 else 子句内嵌的 if 语句。

例 9-9：用 if 语句嵌套改写成绩等级评定程序。程序代码如下：

```
score＝eval(input("请输入分数："))
if score<0 or score>100：
    print("成绩输入有误!")
else：
        if 0<＝score<60：
                print("没通过")
        else：
                if score<70：
                    print("通过")
                else：
                        if score<90：
                            print("良好")
                        else：
                            print("优秀")
```

在 if 语句的嵌套使用时,要特别注意程序的缩进,否则可能出现 else 子句与 if 子句的错误匹配,导致程序逻辑错误。if 语句在嵌套层次较多时,会导致程序的可读性降低,因此,在实际编程中,若能用多分支语句实现,则尽量减少使用深层的 if 语句嵌套。

在实际编程时,如果一个程序较复杂,我们往往先写出程序的总体框架,然后再去细化具体的代码。Python 提供了空语句 pass 来实现语法占位,避免程序结构不完整而出现语法错误。例如,上面的嵌套程序可以先写成如下形式：

```
if  表达式 1：
        pass
else：
        pass
```

然后再将注意力集中到 pass 部分的书写。

(五) 条件表达式

格式:<表达式 1> if <条件> else <表达式 2>
该语句的功能是根据条件判断的结果返回不同的值,用法如下：

1. 在赋值语句中使用　根据条件表达式的运算结果实现不同的赋值。例如：

```
x＝eval(input("请输入一个数"))
message＝"非负数" if x>＝0 else "负数"
```

提示:条件表达式在赋值语句中使用时,只能将条件表达式作为一个整体放在赋值语句的右边,else 子句中不能出现赋值号,否则会出现语法错误。例如,上例中的赋值语句不能写成：

```
message＝"非负数" if x>＝0 else message＝"负数"
```

2. 条件表达式的<表达式 1>和<表达式 2>可以是函数调用　根据条件表达式的运算结果完成不同的功能。例如：

```
x＝eval(input("请输入一个数"))
```

print("非负数") if x>=0 else print("负数")

二、循环结构

在程序设计中,循环结构用于重复执行一个语句块,这段被重复执行的语句块称为循环体。Python 中包括两种循环结构:for 循环和 while 循环。

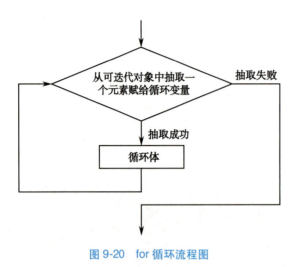

图 9-20 for 循环流程图

当所有的元素都被抽完,则退出循环。程序运行流程如图 9-20 所示。

(一) for 语句

for 循环是一种遍历循环,其基本格式为:

for 循环变量 in 可迭代对象:
　　循环体

其中,可迭代对象是一种可以逐个抽取元素的对象,即遍历对象中的元素。在 Python 中,字符串、列表、元组、集合、range 对象、字典的键或值、文件的行或生成器均是可迭代的。

程序执行时,从可迭代对象中逐个抽取元素,并将抽取的元素赋给循环变量,每抽取到一个元素,就执行一次循环体,

例 9-10:计算 n!
```
fact = 1
n = eval(input("请输入正整数 n:"))
for i in range(1,n+1):
    fact = fact * i
print("{}! = {}".format(n,fact))
```
思考题:计算 1! +3! +5! +…+99!

例 9-11:遍历字符串,将字符串反序输出。
```
string = input("请输入一个字符串:")
result = ""
for ch in string:
    result = ch + result
print(result)
```
思考题:如何用 Python 内置函数 reversed()或字符串的切片来编写该程序?

例 9-12:遍历列表,求最大值。
```
import random
random.seed(123)
score = []
for i in range(10):
    score.append(random.randint(0,100))
print(score)
max = score[0]
for num in score:
```

```
        if max<num：
            max＝num
print("最大值为{}".format(max))
```

上述程序也可以用索引的方法遍历列表,代码如下:

```
import random
random.seed(123)
score＝[ ]
for i in range(10)：
    score.append(random.randint(0,100))
print(score)
max＝score[0]
for i in range(10)：
    if max<score[i]：
        max＝score[i]
print("最大值为{}".format(max))
```

思考:如何找出最大值对应的索引号?

例 9-13:遍历字典,计算 10 名学生的平均分。

```
import random
random.seed(123)
student＝{"No"+str(i):random.randint(0,100) for i in range(1,11)}
print(list(student.values()))
average＝0
for no in student：
    average＝average+student[no]
print("平均分为{}".format(average/10))
```

上述程序也可以用字典的 values()方法遍历字典,遍历方法如下:

```
for score in student.values()：
    average＝average+score
```

例 9-14:遍历文件的行,统计并输出文本文件中每行的字符个数。

```
f＝open('c:/abc.txt','r')              #以只读方式打开文本文件
for line in f：                        #遍历文件的行
    line＝line.strip('\n')             #去掉末尾的换行符
    print(len(line))
f.close()
```

说明:运行程序前应先建立文件 abc.txt。有关文件的操作方法将在第六节中介绍。

(二) while 语句

while 语句的基本格式为:

```
while    条件表达式：
        循环体
```

程序执行时,首先计算条件表达式的值,若结果为 True,则执行循环体,然后再次计算条件表达式的值,若仍为 True,则再次执行循环体,如此反复,直到条件表达式的值为 False 时退出循环。程序执行流程如图 9-21 所示。

例 9-15:用辗转相除法求两个正整数的最大公约数。

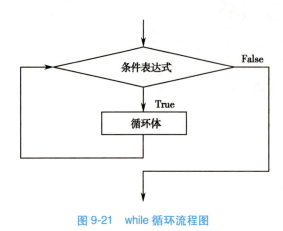

图 9-21　while 循环流程图

求最大公约数的辗转相除法为:设这两个数中较大的数为 m,较小的数为 n,先计算 m 除以 n 的余数 r,若 r 不等于 0,则重复执行以下操作:将 n 赋给 m,将 r 赋给 n,计算新的余数 r,直到 r 等于 0 时退出循环,此时的 n 就是所求的最大公约数。程序代码如下:

```
m,n=eval(input("请输入两个正整数,以英文逗号分隔:"))
s="{}和{}的最大公约数为:".format(m,n)
m,n=max(m,n),min(m,n)
r=m % n
while r! =0:
    m,n=n,r
    r=m % n
print(s,n)
```

(三)　continue 和 break 语句

在实际的程序设计问题中,有时候需要提前结束某轮循环,进入到下一轮循环或者提前退出本层循环。为达到此目的,Python 提供了 continue 语句和 break 语句。

1. **continue 语句**　作用是跳过位于 continue 后面的语句,提前结束本轮循环,将程序流程转移到循环的开始处,进入下一轮循环。

2. **break 语句**　作用是退出本层循环。

例 9-16:求满足不等式 1+2+3…+i>10000 的最小整数 i。

```
s=0
i=1
while True:
    s=s+i
    if s>10000:
        print("满足 1+2+3…+i>10000 的最小整数 i 为{}".format(i))
        break
    i=i+1
```

(四)　循环结构中的 else 子句

在 Python 中,else 除了用在 if 语句中,在循环结构中也可以出现 else。使用时,else 子句应放在 while 或 for 语句的尾部。当循环从正常出口退出循环,则循环结束时自动执行 else 子句中的语句块。若在循环中通过 break 语句等非正常出口退出,则循环退出时不会执行 else 子句中的语句块。

例 9-17:素数判断程序。

```
x=eval(input("请输入一个正整数:"))
for i in range(2,x):
    if x % i==0:
        print("{}不是素数".format(x))
        break
else:
```

```
        print("||是素数".format(x))
```

（五）循环的嵌套

在程序设计中,一个循环结构里面又嵌入了另外一个循环结构,称为循环的嵌套或多重循环。例如,下面是由两个 for 循环构成的双重循环。

```
for   外层循环变量 in 可迭代对象 1：
    [语句块 1]
    for 内层循环变量 in 可迭代对象 2：
        <语句块 2>
```

除了 for 循环可以嵌套以外,while 循环也可以嵌套使用,for 循环和 while 循环之间还可以相互嵌套。

例 9-18： 若一个三位数等于它的各位数字的立方和,则这个数就是水仙花数,下面的程序的功能是找出所有的三位水仙花数。

```
for i in range(0,10)：             #i 表示个位数字
    for j in range(0,10)：         #j 表示十位数字
        for k in range(1,10)：     #k 表示百位数字
            if i**3+j**3+k**3==i+j*10+k*100：
                print(i+j*10+k*100)
```

例 9-19： 利用双重循环在屏幕上输出如图 9-22 所示的图形。

```
        *                    for i in range(1,6)：
       ***                       print(""*(10-i),end="")
      *****                      for j in range(1,2*i)：
     *******                         print(" * ",end="")
    *********                    print()
```

图 9-22　利用双重循环输出图形

三、异常处理

异常(exception)是程序运行过程中出现的错误。例如,在进行除法运算时除数为 0,程序在打开文件时,需要打开的文件不存在,等等。这些错误往往难以完全避免,为提高程序的健壮性,Python 提供了用于异常处理的语句。其基本格式为：

```
try：
    <语句块 1>
except [异常类型]：
    <语句块 2>
else：
    <语句块 3>
finally：
    <语句块 4>
```

程序执行时,首先执行语句块 1,在执行过程中若出现异常,则先执行语句块 2 再执行语句块 4,若在执行语句块 1 的过程中没有出现异常,则先执行语句块 3 再执行语句块 4。程序流程如图 9-23 所示。

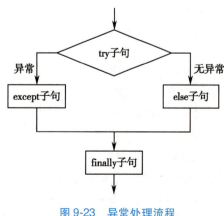

图 9-23　异常处理流程

271

上述异常处理语句中,可以有多个 except 子句,每个 except 子句分别捕获和处理所指定的异常。当 except 子句中缺省异常类型时,则 except 子句可以捕获和处理 try 子句中的所有异常。例如,下面程序段的 except 子句捕获和处理了 try 子句中所有可能出现的异常。

例 9-20:异常处理语句的使用方法。

```
x=input("请输入被除数:")
y=input("请输入除数:")
try:
    x=eval(x)
    y=eval(y)
    print("{}除以{}的商为{}".format(x,y,x/y))
except:
    print("出现了某种错误!")
else:
    print("程序没有出现错误!")
finally:
    print("程序运行结束!")
```

第五节　函数与模块

一、函数的定义和调用

在实际问题中,常常将一个复杂的程序设计问题划分成多个相对简单的问题,每个简单问题对应一个功能相对独立的程序段,这些相对独立的程序段可以用函数来实现。

在 Python 中,函数可分为:Python 的内置函数、标准库函数、第三方库函数和用户自定义函数。内置函数可以直接使用,标准库函数封装在 Python 的标准模块中,使用前需要用 import 语句导入相应的标准库后才能使用,而第三方库函数则需要先安装第三方库,然后导入库后再使用。

库的导入有以下几种方法:

1. import <**库名**>　导入指定的库,导入后通过"<库名>. 函数名(参数)"的方式调用其中的函数。

2. from <**库名**> import <**函数名 | ***>　导入库中指定的函数或全部函数,导入后直接通过"函数名(参数)"的方式调用。

自定义函数应先定义后调用,下面介绍自定义函数的使用方法。

(一) 函数的定义

定义一个函数应使用 def 关键字,基本格式如下:

def 函数名([参数表]):

''' 文档字符串 '''

　语句块

　[return 　[返回值]]

其中,def 表示函数定义的开始,写在第一行,以冒号结束,函数名与变量的命名规则相同。函数体采用缩进的方式书写。文档字符串是关于该函数的说明信息,增强程序的可读性,使用 print(函数名 . __doc__)可以输出函数的文档字符串。参数表中的参数称为形式参数,简称形参,为可选项。return 语句为返回语句,是可选项。

(二) 函数的调用和返回

函数定义好以后并不会主动执行,需要通过调用才会执行函数定义中的代码。函数调用的格式为:函数名(实参表)

函数调用时主要完成以下任务:①将实参按一定的方式传递给形参;②将程序流程转移到函数,并执行函数体中的代码。

函数中的代码执行完毕后返回调用程序,将程序流程转移到函数调用处继续执行后续代码,同时将返回值作为函数结果返回调用程序。若 return 后的返回值有多个,则作为一个元组返回。

下面以计算圆的面积为例来说明函数的定义、调用和返回过程。

例 9-21:计算圆的面积。

```
import math                              #导入标准库 math
def CircleArea(r):
    area=math. pi * r * r
    return area
r=eval(input("r="))                      #为实参赋值
s=CircleArea(r)                          #调用函数
print("半径为{0:.2f}的圆的面积为{1:.2f}". format(r,s))
```

程序的调用过程如图 9-24 所示。

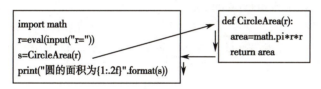

图 9-24　函数的调用过程

(三) lambda 函数

lambda 函数又称为匿名函数,即没有指定函数名的特殊函数,lambda 函数只有一条语句,其定义方法为:

lambda 参数表:表达式

其中,"参数表"是 lambda 函数的形参,"表达式"是函数的返回值。

由于 lambda 函数没有指定函数名,因此,lambda 函数通常用以下方式调用:①将 lambda 函数赋给一个变量,然后利用变量来调用;②作为其他函数的参数。其中使用最多的是第二种。下面通过例子来说明 lambda 函数的用法。

例 9-22:lambda 函数的用法。

```
>>> f=lambda x,y: x if x>=y else y          #定义 lambda 函数并将其赋给 f
>>> print(f(3,5))                           #调用 lambda 函数,结果为 5。
>>> student=[["张强",25],["李辉",20],["王敏",22]]
>>>student. sort(key=lambda x:x[1],reverse=True)    #lambda 函数作为其他函数的参数。
>>> print(student)
```

二、参数的传递

(一) 位置参数

在函数调用时,实参和形参之间的参数传递通常是按照位置对应关系进行传递的,这种参数称为位置参数。例如：

```
>>>def SubStr(vStr,vStart,vCount):
    print(vStr[vStart:vStart+vCount])
>>>SubStr("I love Python",7,6)                #结果为Python
```

（二）关键值参数

当一个函数的参数较多时,按位置传递参数很容易出现参数传递错误。为增加编程的灵活性,在函数调用时可以带上形参的名称,按照参数名称进行参数传递,这种参数称为关键值参数。例如:

```
def SubStr(vStr,vStart,vCount):
    print(vStr[vStart:vStart+vCount])
SubStr(vStart=7,vCount=6,vStr="I love Python")    #结果为Python
```

这样,在调用函数SubStr()时,我们只要知道该函数有3个参数,并将参数名带上就可以了,没有必要关心每个参数的具体位置。

（三）默认值参数

在定义函数时可以预先为参数设置一个值,即默认值,该参数就是默认值参数。当函数被调用时,如果不传递默认值参数,则默认值参数就取默认值,如果传递了默认值参数,默认值参数就取传递的值。例如:

```
def SubStr(vStr,vStart=0,vCount=6):
    print(vStr[vStart:vStart+vCount])
SubStr("I love Python",7)                    #结果为Python
```

在上面的程序中,没有传递默认值参数vCount,所以,vCount取默认值6,而vStart不取默认值0,而取值为7。

（四）可变长位置参数

在Python中,函数参数的个数可以是不确定的,称为可变长参数。在函数定义时,如果在参数名称前面加上一个星号"*",该参数就是一个可变长位置参数,表示由任意个数的参数组成的一个元组。

例9-23: 定义带有可变长位置参数的函数,实现学生信息打印。

```
def printInfo(num,name,*score):
    print("学号:{}".format(num))
    print("姓名:{}".format(name))
    total=0
    for x in score:
        total=total+x
    print("总分:{}".format(total))
printInfo(201901,"张晓华",93,85,90,81,88)        #第一种调用方式
score=(93,85,90,81,88)
printInfo(201901,"张晓华",*score)                #第二种调用方式
```

（五）可变长关键值参数

在Python中,可变长参数也可以使用可变长关键值参数。在函数定义时,如果在参数名称前面加上两个星号"**",则该参数就是一个可变长关键值参数,表示由任意个数的参数组成的一个字典。

例9-24: 定义带有可变长关键值参数的函数,实现学生信息打印。

```
def printInfo(num,name,**score):
```

```
        print("学号:{}".format(num))
        print("姓名:{}".format(name))
        for course in score:
            print("{}:{}".format(course,score[course]))
printInfo(201901,"张晓华",Math=93,Computer=85,Eglish=90)    #第一种调用方式
score={"Math":93,"computer":85,"English":90}
printInfo(201901,"张晓华",**score)                          #第二种调用方式
```

三、变量的作用域

变量可以在函数体内部定义,也可以在所有函数的外部定义,但这两种方式所得到的变量的可访问范围是不同的,这就是变量的作用域。

根据变量的作用域的不同,将变量分为全局变量和局部变量。在所有函数外部定义的变量称为全局变量,在所有程序代码中均可访问;在函数中定义的变量称为局部变量,只能在定义它的函数及其调用的函数中访问。

在函数中使用 global 语句声明的变量也为全局变量。

例 9-25:变量的作用域。

```
>>>def f():
        x=10                    #定义局部变量 x,本函数内可访问
        global z                #z 为全局变量
        z=10                    #修改全局变量 z 的值
        ls1.append(30)          #在 ls1 中增加元素 30,没有定义新变量
        ls2=[10,20]             #定义局部变量 ls2,本函数内可访问
        print("调用中 x={},y={},z={},ls1={},ls2={}".format(x,y,z,ls1,ls2))
>>> x,y,z=1,1,1                 #定义全局变量 x,y,z
>>> ls1=[1,2]                   #定义全局变量 ls1
>>> ls2=[1,2]                   #定义全局变量 ls2
>>> print("调用前 x={},y={},z={},ls1={},ls2={}".format(x,y,z,ls1,ls2))
                                #输出全局变量
>>> f()
>>> print("调用后 x={},y={},z={},ls1={},ls2={}".format(x,y,z,ls1,ls2))
                                #输出全局变量
```

上述代码执行结果为:

调用前 x=1,y=1,z=1,ls1=[1,2],ls2=[1,2]

调用中 x=10,y=1,z=10,ls1=[1,2,30],ls2=[10,20]

调用后 x=1,y=1,z=10,ls1=[1,2,30],ls2=[1,2]

四、模块

除了前面介绍的 Python 的基本模块中的一些功能外,Python 还提供了标准模块,下面介绍几个 Python 的标准模块。

(一) turtle

turtle 是 Python 的一个标准绘图库,使用简单,通过一些简单的函数就可以快速地完成图

形的绘制。turtle 的主要函数如表 9-19 所示。

表 9-19　turtle 的主要函数

函数	功能
setup(width, height, startx, starty)	设置画布宽度、高度、左边距和上边距
up()	抬起画笔
down()	落下画笔
pensize(width)	设置画笔粗细
pencolor()	设置画笔颜色
fd()	画笔前进
seth()	设置画笔方向
begin_fill()	开始填充
end_fill()	结束填充
fillcolor()	填充颜色
left()	画笔左转一定角度
right()	画笔右转一定角度
circle(r, extent=None)	画圆或弧线,r 为半径,extent 为弧线的圆心角度数,缺省时画圆。若 r>0,圆心在画笔的左侧,否则圆心在画笔的右侧

例 9-26：用 turtle 库绘制如图 9-25 所示的图形。

```
import turtle
#使用循环绘制长方形
for i in range(2):
    turtle.fd(200)
    turtle.left(90)
    turtle.fd(100)
    turtle.left(90)
turtle.right(90)
turtle.up()
turtle.fd(50)
turtle.left(90)
turtle.fd(50)
turtle.down()
turtle.circle(25)          #绘制左边的图形
turtle.up()
turtle.fd(100)
turtle.down()
turtle.circle(25)          #绘制右边的图形
turtle.hideturtle()
turtle.done()
```

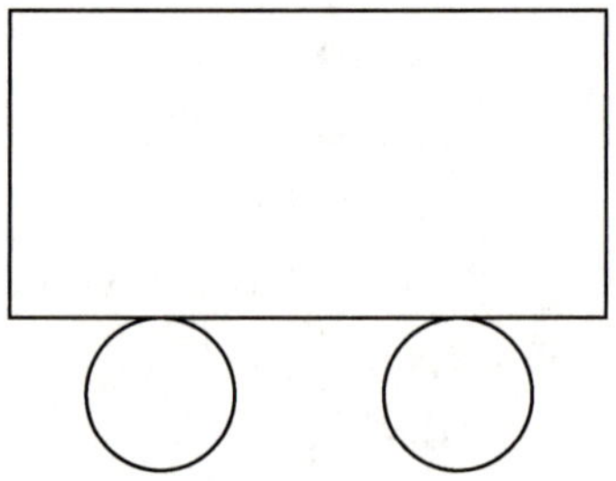

图 9-25　turtle 库绘制图形

（二）　math

math 是 Python 中用于数学计算的一个标准库,其中包含的数值常数和主要的函数如表 9-20 所示。

表 9-20　math 库的主要常数和函数

函数	功能
pi	数学常数 π 值
e	数学常数 e 值
inf	正无穷大
fabs(x)	求 x 的绝对值
fmod(x,y)	求 x 除以 y 的余数
fsum()	求和
ceil(x)	大于等于 x 的最小整数
floor(x)	小于等于 x 的最大整数
factorial(x)	求 x 的阶乘
gcd(x,y)	求 x 和 y 的最大公约数
trunc(x)	返回 x 的整数部分
pow(x,y)	返回 x 的 y 次幂
exp(x)	返回 e 的 x 次幂
sqrt(x)	返回 x 的算术平方根
log(x[,base])	计算 x 的对数,底数 base 缺省时,计算自然对数
degree(x)	将弧度值 x 转换成角度值
radians(x)	将角度值 x 转换成弧度值

(三) random

random 是 Python 中用于生成随机数的标准库,其主要函数如表 9-21 所示。

表 9-21　random 库的主要函数

函数	功能
seed(a=none)	初始化随机数生成器,默认为当前系统时间
random()	返回一个[0.0,1.0)之间的随机数
randint(a,b)	返回一个[a,b]之间的随机整数
randrange(start,stop,step)	返回[start,stop)范围内以 step 为步长的整数序列中的一个随机整数
uniform(a,b)	返回[a,b]随机浮点数
choise(seq)	从序列 seq 中随机抽取一个元素
choices(seq,weights=none,cum_weights=none,k=1)	从序列 seq 中按权重或累计权重随机返回 k 个元素
shuffle(seq)	将序列 seq 随机打乱
sample(seq,k)	从总体序列 seq 中随机抽取 k 个元素,返回类型为列表

例 9-27:math 库的常用函数。

```
>>> import random
>>> random. seed(123)
```

```
>>> random. random( )                          #结果为[0.0,1.0)之间的随机数
>>> random. uniform(2.5,5)                      #结果为[2.5,5]之间的随机数
>>> random. randrange(0,101,2)                  #从[0,101)范围内以2为步长的整数
                                                  序列中随机返回1个整数

>>> random. choice(['win','lose','draw'])        #从列表中随机返回1个元素
>>> deck = 'one two three four'. split( )
>>> random. shuffle(deck)                        #将序列元素随机打乱
>>> deck                                         #返回随机打乱后的结果
>>> random. sample([10,20,30,40,50],k=4)         #随机抽取4个元素
>>> random. choice(['red','black','green'])      #随机抽取1个元素
>>>random. choices(['red','black','green'],      #按权重随机抽取6个元素
    [18,18,2],k=6)
```

（四） datetime

datetime 库是 Python 中用于处理日期时间的标准库,其中包含处理日期和时间的多个类。表 9-22 列出了 datetime 类的常用函数,表 9-23 列出了 datetime 对象的常用属性,表 9-24 列出了 strftime( )方法中常用的格式控制符及其含义。

表 9-22   datetime 对象的创建

函数	含义
datetime( )	创建日期时间对象
now( )	当前日期和时间
today( )	当前日期

表 9-23   datetime 对象的常用属性

属性	含义
d. year	年
d. month	月
d. day	日
d. hour	时
d. minute	分
d. second	秒

表 9-24   strftime( )方法的常用格式控制符

控制符	含义	控制符	含义
a%	星期名称,缩写	y%	年份缩写,00~99
A%	星期名称	Y	年份,0001~9999
w%	星期,0~6	H%	小时,00~23
d%	日,01~31	I%	小时,01~12
b%	月份名称,缩写	p%	上下午,AM/am 或 PM/pm
B%	月份名称	M%	分钟,00~59
m%	月份,01~12	S%	秒钟,00~59

例 9-28: datetime 类的用法。

```
>>> from datetime import datetime
>>> datetime. now( )
datetime. datetime(2019,6,1,11,38,12,363031)
>>> datetime. today( )
datetime. datetime(2019,6,1,11,40,11,438041)
```

>>> d=datetime(2019,6,1,8,10,20)

>>> d

datetime. datetime(2019,6,1,8,10,20)

>>> d. strftime("%Y 年%m 月%d 日%H 时%M 分%S 秒")

'2019 年 06 月 01 日 08 时 10 分 20 秒 '

第六节　文　　件

在计算机中,文件是按照一定的形式组织并存储在计算机外部存储器中的数据集合。文件既是数据输入的重要来源,也是实现数据长期存储的手段。因此,文件操作是程序设计的主要内容之一。

一、文件的分类

按照信息存取方式的不同,文件可分为两类:文本文件和二进制文件。

文本文件仅用于存储纯文本信息,将文本通过指定的字符编码转换成二进制进行存储。二进制文件则没有统一的字符编码,直接存储二进制信息。

尽管文本文件和二进制文件都是存储的二进制信息,但是,计算机在处理这两类文件时是有差别的。在读取二进制文件时,文件被当成字节流,只能以字节为单位进行读取。在读取文本文件时,二进制信息通过字符编码被解析为字符,以字符为单位进行读取,如图9-26 所示。因此,在进行文本文件的读写时,必须指定正确的字符编码,否则可能出现文件无法打开或者乱码显示。

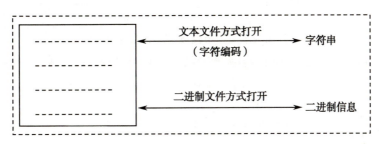

图 9-26　文本文件和二进制文件处理方式的区别

二、文件的操作

进行文件操作时,首先要打开文件,然后才能进行文件的读写操作,最后关闭文件。

（一）文件的打开

在 Python 中,使用 open( )函数打开文件,其格式为:

文件对象=open(文件名,[打开模式],[编码])

1."文件名"指出要打开的文件,当文件与程序文件处在同一文件夹时可以省略文件路径。

2."打开模式"指出对文件的操作模式,常见的打开模式如表9-25 所示。

3."编码"用于指定在处理文本文件时使用的字符编码。在处理中文时,常用的编码有UTF-8 码和 GBK 码。

表 9-25 文件的打开模式

打开模式	说明
r	只读模式,若文件不存在则出现异常,该模式为默认模式
w	只写模式,将覆盖文件原有内容,若文件不存在则新建文件
a	追加写模式,在文件尾部追加内容,若文件不存在则新建文件
+	与 r、w、a 连用,将只读或只写模式扩展为读写模式
t	以文本文件方式打开文件,该方式为默认方式
b	以二进制文件方式打开文件

例 9-29：使用不同模式打开文件。

```
>>> f1 = open('c:/abc.dat','wb')            #以覆盖写二进制文件的方式打开文
                                               件"c:/abc.dat"
>>> f2 = open('c:/abc.txt','r+',encoding='utf-8')    #以读写文本文件的方式打开文件
                                               "c:/abc.txt",字符编码为"UTF-8"
>>> f3 = open('c:/abc.txt','a')             #以追加写文本文件方式打开文件
                                               "c:/abc.txt",采用默认字符编码。
```

(二) 文件的读写操作

读文件就是将文件中存储的数据读入到变量中,以便程序处理;写文件就是将处理完毕的数据从变量存储到文件中永久保存。Python 通过文件对象的方法来实现对文件的读写,文件对象的主要读写方法如表 9-26 所示。

表 9-26 文件的读写方法

方法	含义
read(size=-1)	读入若干个字符或字节流,默认读入整个文件
readline(size=-1)	从文件中读入当前行中若干个字符或字节流,默认读入当前行全部字符
readlines(hint=-1)	将文件中的若干行读入到一个列表中,每一行作为一个列表元素,默认读入所有行
write(s)	将字符串或字节流写入文件
writelines(lines)	将列表 lines 中的所有元素依次写入到文件中

(三) 文件的关闭

文件对象 . close()

例 9-30：文件的读写方法。

```
>>> city = ['北京','上海','广州','深圳','杭州']
>>> f = open('c:/city1.txt','w')
>>> f.writelines(city)              #使用 writelines 方法
>>> f.close()
>>> f = open('c:/city1.txt','r')
>>> print(f.read())                 #结果为:北京上海广州深圳杭州
>>> f.close()
>>> f = open('c:/city2.txt','w')
>>> f.write(','.join(city))         #使用 write()方法
```

```
>>> f. close( )
>>> f = open('c:/city2. txt','r')
>>> newcity = f. readline( )                    #使用 readline( )方法
>>> newcity = newcity. strip( ). split(',')
>>> print( newcity )                            #结果为:['北京','上海','广州','深圳','杭州']
```

（四）文件指针的移动

在文件的操作中,系统通过文件指针来标记文件的当前读写位置,当文件以追加方式打开时,文件指针的初始位置为文件尾,其他情况下,文件指针的初始位置为文件头。在进行文件操作时,文件指针跟随读写过程自动向后移动。因此,在进行文件读写时,一定要确保文件指针指在正确的读写位置。

Python 通过文件对象的 seek( )方法来移动文件指针,其格式为:

seek(target, whence = 0)

其中:target 是相对于 whence 的偏移量;whence 表示参考位置:0 表示文件头,1 表示当前位置,2 表示文件尾。

例 9-31:文件指针的移动。

```
>>> f = open('c:/poem. txt','w+')
>>> f. write('窗前明月光,疑似地上霜。')
>>> print( f. read( ) )                         #文件指针已指到末尾,无结果输出
>>> f. seek(0)                                  #将文件指针移动到文件头
>>> print( f. read(5) )                         #读取 5 个字符,结果为:窗前明月光
```

（五）文件操作实例

例 9-32:数据文件 score1. csv 中存储了 10 名学生的相关信息,如图 9-27A 所示。编写程序将其按照成绩降序排列后输出到屏幕,并将排序结果保存到 score2. csv 中,如图 9-27B 所示。

姓名，性别，专业，成绩	姓名，性别，专业，成绩
陈小顺，男，临床，91	冉顺清，女，口腔，94
万小龙，男，麻醉，72	陈小顺，男，临床，91
杨登慧，女，口腔，87	杨登慧，女，口腔，87
童蕾洁，女，临床，84	童蕾洁，女，临床，84
冉顺清，女，口腔，94	万小龙，男，麻醉，72
A score1.csv	B score2.csv

图 9-27　数据文件的内容

本例给出的数据文件是 CSV 格式(Comma-Seperated Values,逗号分隔的文本文件),数据之间以逗号进行分隔,是最常用的数据文件格式之一,可以用 Excel 打开或记事本打开。下面介绍 CSV 格式文件处理的基本方法。

编程思路:①以"r"模式打开 score1. csv,以"w"模式打开 socre2. csv;②打开文件后,逐行遍历文件,使用字符串的 split( )方法将读入的行切分成一个列表;③定义一个列表存放数据,将步骤②中的列表追加到列表中;④使用列表的 sort( )方法对列表进行排序;⑤遍历列表,输出并写入排序后的结果。程序代码如下:

```
f1 = open("score1. csv","r")
f2 = open("score2. csv","w")
```

```
student = [ ]
for line in f1:                                              #对文件逐行遍历
    line = line. strip( ). split( "," )
    student. append( line)
f1. close( )
f2. write( "," . join( student[ 0] ) + "\n" )                #将标题行写入文件
print( "\t" . join( student[ 0] ) )                          #用制表符分隔输出标题行
del student[ 0]                                              #去掉标题行,只保留学生数据
student. sort( key = lambda x: float( x[ 3] ) , reverse = True)   #排序
for item in student:
    f2. write( "," . join( item) + "\n" )
    print( "\t" . join( item) )                              #用制表符分隔输出
```

例 9-33: 利用例 9-32 的数据文件,按专业分类统计各专业人数,并按专业人数降序输出到屏幕。

```
f = open( "score1. csv" ,"r" )
count = { }                                                  #定义字典保存键值对"专业及其
                                                               人数"

for student in f:                                            #对文件逐行遍历
    student = student. strip( ). split( "," )
    if "姓名" not in student:                                 #标题行不统计
        count[ student[ 2] ] = count. get( student[ 2] ,0) +1
f. close( )
items = list( count. items( ) )                              #将字典转换成列表
items. sort( key = lambda x: x[ 1] , reverse = True)          #按人数进行排序
print( "专业\t 人数" )
for item in items:
    print( "{}\t{}" . format( * item) )
```

(罗玉军)

参 考 文 献

［1］ 袁同山,阳小华.医学计算机应用.5版.北京:人民卫生出版社,2013.
［2］ 郑小玲.Excel 数据处理与分析实例教程.2版.北京:人民邮电出版社,2016.
［3］ 娄岩.虚拟现实与增强现实技术概论.北京:清华大学出版社,2016.
［4］ 王呼生,常沛.新编医学计算机信息应用.北京:中国铁道出版社,2016.
［5］ 谢希仁.计算机网络.7版.北京:电子工业出版社,2017.
［6］ 吴功宜,吴英.计算机网络.4版.北京:清华大学出版社.2017.
［7］ 赵杰.基于平台化技术的远程医疗服务系统研究.2版.北京:科学出版社,2017.
［8］ Donna Malvey.移动医疗:智能化医疗时代的来临.北京:机械工业出版社,2016.
［9］ 李小华. 移动医疗技术与应用.北京:人民卫生出版社,2015 年.
［10］ 胡建平.医院信息系统功能设计指导.北京:人民卫生出版社,2018.
［11］ 胡铮.电子病历系统.北京:科学出版社,2018.
［12］ 嵩天,礼欣,黄天羽.Python 语言程序设计基础.2版.北京:高等教育出版社,2017.
［13］ 张莉. Python 程序设计教程.北京:高等教育出版社,2018.
［14］ 祁瑞华,郑旭红.Python 程序设计.北京:清华大学出版社,2018.

中英文名词对照索引